罗有明
正骨医案

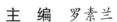

主　编　罗素兰

副主编　任志雄　栗政依

编　委　罗素兰　任志雄　栗政依　罗　伟　罗　勇

　　　　罗素霞　张　慧　李志远　李宏岩　郭风伟

　　　　王尚飞　姚沐佑　姜　昆　陈广辉　郭建茂

中国中医药出版社
·北京·

图书在版编目（CIP）数据

罗有明正骨医案 / 罗素兰主编 . —北京：中国中医药出版社，2019.2 （2022.6 重印）

ISBN 978-7-5132-5401-4

Ⅰ . ①罗… Ⅱ . ①罗… Ⅲ . ①正骨疗法—医案—汇编—中国—现代

Ⅳ . ① R274.2

中国版本图书馆 CIP 数据核字（2018）第 270667 号

中国中医药出版社出版

北京经济技术开发区科创十三街 31 号院二区 8 号楼

邮政编码 100176

传真 010-64405721

山东临沂新华印刷物流集团有限责任公司印刷

各地新华书店经销

开本 710×1000 1/16 印张 24 彩插 0.25 字数 384 千字

2019 年 2 月第 1 版 2022 年 6 月第 4 次印刷

书号 ISBN 978 - 7 - 5132 - 5401 - 4

定价 98.00 元

网址 www.cptcm.com

服 务 热 线 010-64405510

购 书 热 线 010-89535836

维 权 打 假 010-64405753

微信服务号 zgzyycbs

微商城网址 https://kdt.im/LIdUGr

官 方 微 博 http://e.weibo.com/cptcm

天猫旗舰店网址 https://zgzyycbs.tmall.com

如有印装质量问题请与本社出版部联系（010-64405510）

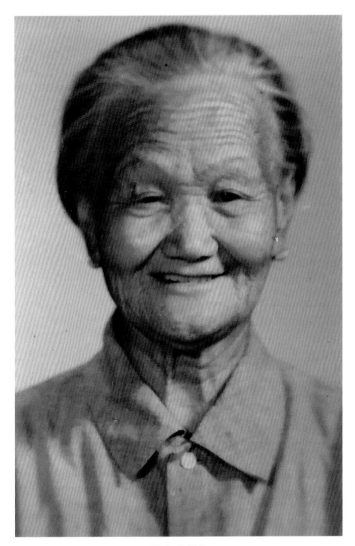

罗有明肖像

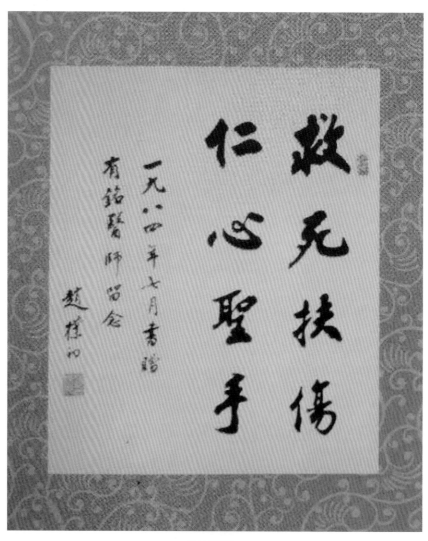

赵朴初题词

　　罗氏正骨法至今已有300余年历史，传承至以奶奶罗有明为代表的第五代传人这里，罗氏正骨法已从名不见经传的家传医术发展到名扬京城、享誉国内外的罗氏流派手法。

　　罗氏正骨法有其独到之处，周恩来总理认为，罗氏祖传正骨是国家的宝贵文化遗产。遵从周总理"多带徒，多传技，让罗氏祖传正骨发扬光大，更好地为全国人民造福"的指示，从奶奶罗有明开始，广收徒、多推广、重传承，将罗氏正骨法毫无保留地传于世人。在奶奶罗有明及父亲罗金殿的努力传承下，罗氏门徒已经遍布几十个国家和地区。但是传承工作不是一朝一夕就能完成的，需要几代人为之不懈地努力和奋斗。

　　在传承工作中，自己曾与父亲合作编纂《罗氏正骨法》等书，并在行医生涯中广收门徒，不断弘扬罗氏正骨法，将其传承作为毕生追求的事业。目前，罗氏正骨法已经传承至罗氏家族第八代传人。

随着奶奶和父亲先后辞世，我深感肩上责任重大，故在即将步入古稀之年再次扛起罗氏正骨法的传承大旗，亲自组织并带领弟子们搜集罗有明骨伤医院建院 30 年来的数千份医案，整理编纂成书，以供世人学习、参考。

本书共分骨折医案、脱位医案、筋伤医案、骨错缝医案及其他骨伤疾病医案五篇。其中骨折医案篇均为住院病历，记载翔实，涉及疾病 26 种，案例 173 个。其余篇多为门诊病历，因其多有遗失或由患者自己留存，故保留下来的病历较少。经过挖掘寻找，收集脱位疾病 12 种，案例 25 个；筋伤疾病 19 种，案例 121 个；错缝疾病 11 种，案例 43 个；其他疾病 3 种，案例 3 个。

由于时间仓促，水平有限，编写过程中难免有所遗漏及缺陷，请各位学者及同道不吝赐教。

最后，衷心感谢北京市中医管理局、航空总医院（特别是中医科）领导和同事对本书编写工作的支持与指导！

罗素兰

2018 年 3 月 28 日

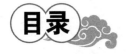

目录

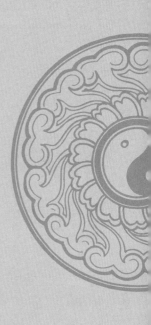

第一篇　骨折医案

第一章 上肢骨折

第一节 锁骨骨折

案 1. 左锁骨骨折（粉碎性骨折伴重叠移位）

曹某，男，49 岁，北京市白龙潭筹运处职工，工人。

【就诊经历】患者于 1985 年 9 月 23 日骑自行车不慎摔伤左肩部，当时左肩部肿胀、疼痛，左肩关节活动受限。1985 年 9 月 25 日就诊于北京朝阳罗有明中医骨伤科医院（以下简称"罗有明骨伤医院"）。

【查体】患者精神可，痛苦面容。低头含胸，左肩夯拉下垂，健手托持左上肢，左肩部瘀紫肿胀，左侧锁骨隆起、成角畸形，活动受限，可触及左锁骨断端及骨擦感。

【影像检查】X 线片示：左锁骨骨折移位（图 1-1-1）。

【诊断】左锁骨骨折。

【治疗】膝顶复位法。患者取坐位，双手叉腰，肩尽量外展。一助手立于患者背后，一足踏在凳子上，膝盖顶在双肩胛中间，双手从双腋下绕过，把托住肩关节前方，向背后缓缓拔伸托扳，至患者挺胸肩后伸外展位，以矫正骨折断端重叠移位，并使骨折远端凑接骨折近端后捺正，矫正错位。复位后，将

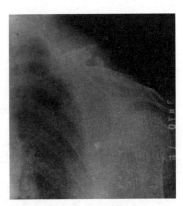

图 1-1-1 左侧锁骨骨折

一半月牙形的纸板垫在骨折部，纸板下垫棉垫，以防局部皮肤破损，并保持骨折复位后的状态，锁骨固定带或"8"字绷带或"肩挎8字"绷带固定。嘱患者绝对制动肩关节，保持外展位，口服活血化瘀药物。

【疗效】1985年9月29日患者诉：疼痛明显减轻。X线片示：骨折处对位、对线良好。患者要求出院，离院康复。

【按语】锁骨骨折整复时，应将肩关节充分外展背伸，使骨折断端重叠处分离。复位时医者双手要配合良好，协同工作，将骨折远端凑接捺正于骨折近端。复位后，须采用罗氏"后8字"和"肩挎8字"绷带固定。平时保持肩外展位，并绝对制动3周，以保证骨折处不移位。

案2. 左锁骨粉碎性骨折

王某，男，30岁，河北大厂县下店镇下店村村民，个体经营者。

【就诊经历】患者1998年8月22日骑摩托车与同行轿车发生剐蹭后摔倒，左肩部着地。当时左肩部麻木、胀痛，左上肢外展、上举等活动受限，随即被送至北京某医院就诊，摄X线片示：左锁骨中外1/3粉碎性骨折，向上成角畸形，予锁骨绷带固定并口服药物对症处理，嘱患者一个月后复查。患者回家后疼痛未见减轻，为求进一步治疗，1998年8月26日就诊于罗有明骨伤医院。

【查体】患者神志清楚，一般状况良好，左肩部肿胀畸形，局部瘀血紫黑，左上肢活动受限。罗有明采用罗氏拇指触诊检查发现，患者左锁骨中段压痛，可触及骨擦感及骨断端，左上臂麻木，患肢末梢血运及运动未见明显异常。

【影像检查】X线片示：左锁骨中外1/3粉碎性骨折，向上成角畸形（图1-1-2A）。

【诊断】左锁骨中外1/3粉碎性骨折。

【治疗】患者取坐位，一助手站于患者健侧，将患者头压向健侧并稳住，医者站于患者患侧，一手把住患者的患侧腋部向上后外方托扳，同时另一手拇食二指拿住锁骨骨折处捺正对位，两手协同将游离骨折片聚拢，使骨折复位。复位后，放置半月形纸板棉垫于骨折处，用锁骨固定带固定。

1998年8月27日查房，患者诉左手臂麻木，考虑与锁骨固定带固定过紧有关，重新调整固定带，患者诉麻木症状好转。

1998 年 9 月 5 查房，发现左锁骨骨折处对位欠佳，考虑固定期间固定带松动导致骨折再移位，重新予手法复位，并改锁骨固定带固定为"8"字绷带和肩挎"8"字绷带固定。

1998 年 9 月 14 日查房，患者一般情况良好，左肩肿痛消失，左手臂麻木消失。

【疗效】骨折对位对线可，患肢肿痛及麻木消失（图 1-1-2B）。

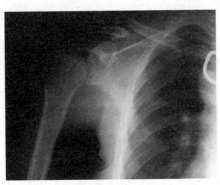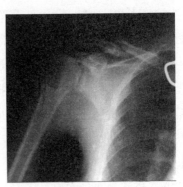

A.复位前　　　　　　　　　　　　　　B.复位后

图 1-1-2　左锁骨中外 1/3 粉碎性骨折

【按语】该患者因车祸致左锁骨粉碎性骨折，采用牵引托扳捺正手法复位不是很困难，但是固定较为困难，另因骨折为粉碎性，固定的难度增加。目前，锁骨骨折缺乏有效的外固定材料，锁骨固定带虽然使用较为简单，但固定过程中容易出现松动、固定失效的情况，"8"字绷带固定方式虽然相对复杂，但是固定牢靠，肩挎"8"字绷带固定同时限制部分胸式呼吸，可减轻疼痛，在现有的外固定中不失为最佳的固定方式。

案 3. 左锁骨骨折（重叠移位）1

王某，男，24 岁，北京市居民。

【就诊经历】患者 2002 年 8 月 23 日骑摩托车躲避行人不慎撞到垃圾桶上，左肩、左肘关节着地，当即感左肩部、左肘部疼痛。北京某医院摄 X 线片示：左锁骨骨折，予绷带"8"字固定，建议患者复查。患者经他人介绍，于 2002 年 8 月 27 日慕名来罗有明骨伤医院求诊，收入住院。

【查体】患者神志清，一般状况良好，左肩部肿胀畸形，皮肤瘀紫，活动受限，左肘关节可见皮肤擦伤，活动尚可。罗有明采用罗氏双拇指触诊法检查发现，左锁骨中外 1/3 压痛阳性，可触及骨擦感，局部肤温较高，患肢末梢血运及运动感觉未见明显异常。

【影像检查】X 线片示：左锁骨骨折，重叠移位（图 1-1-3A）。

【诊断】左锁骨骨折。

【治疗】患者取坐位，双手叉腰，肩尽量外展。一助手立于患者背后，足踏在凳子上，膝盖顶托双肩胛骨中间，双手从双腋下绕过，把住肩关节前方，向背后缓缓拔伸托扳至患者挺胸肩关节外展位，以矫正骨折断端重叠移位。医者立于患者前方，以双手拇、食、中三指分别捏住折骨远近端捺正，矫正错位。复位后用锁骨固定带或 "8" 字绷带固定。固定前剪一半月形纸板压在骨折部，以保持骨折复位后状态，为防止皮肤损伤纸板下可垫棉垫减轻压迫。

2002 年 9 月 3 日查房，患者一般状况良好，复查 X 线片示：骨折对位良好，骨痂未形成，患者因睡眠较差，要求提前出院。告知患者骨痂尚未形成，提前出院有骨折再移位风险，患者表示知情，随即出院。

【疗效】经手法复位后骨折对位良好（图 1-1-3B）。

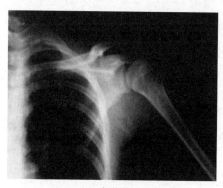 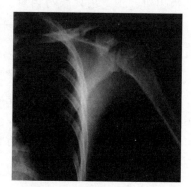

A.复位前　　　　　　　　　　　　　B.复位后

图 1-1-3　左锁骨骨折

【按语】锁骨骨折在临床中较为常见，因此锁骨骨折诊断并不困难，膝顶复位法也易操作，但是锁骨骨折后缺乏良好的外固定来维持骨折端的稳定性，骨折处加压垫锁骨固定带固定相对稳定。少部分锁骨骨折，固定过程中存在骨折再移位的可能，最终出现骨折畸形愈合，但功能大多不受影响，因此，无需追求外科手术方式来达到解剖复位。

案 4. 左锁骨骨折（重叠移位）2

张某，女，22 岁，山东五莲县，工人。

【就诊经历】患者于 1988 年 9 月 27 日骑自行车摔倒后肩部着地，当时肩部疼痛难忍，活动受限，随即去就近医院拍片诊断为"左锁骨骨折"，建议手术治疗，但患者坚持要保守治疗，故由同事陪同至罗有明骨伤医院就诊。

【检查】患者面容痛苦，呻吟不止，罗有明采用罗氏触诊手法检查发现，患者左肩关节肿胀，锁骨窝处变平，锁骨外 1/3 处压痛，可触及骨擦感及断端骨茬，左肩关节及上臂抬举活动受限，左锁骨重叠移位。

【影像检查】X 线片示：左锁骨骨折，断端重叠（图 1-1-4A）。

【诊断】左锁骨骨折。

【治疗】膝顶复位法。患者坐在凳子上，双手叉腰，尽量挺胸抬头，头偏向健侧。一助手立于患者后方，一足踏在凳子上，膝盖顶在患者的后胸背部，双手扳住双肩向后方徐徐扳伸。医者双手拇、食二指捏住骨折断端捏合对接，两手协调同步，手下出现骨擦感，骨凸处变平，锁骨长度恢复，患者疼痛减半。手法整复后，用可塑月牙形纸板（纸板下断端内侧加稳骨垫）"8"字绷带缠绕固定。嘱患者保持双肩外展挺胸位，给予活血化瘀药物，两周内半仰卧位休息。

【疗效】手法复位后，拍片检查见骨折处对位对线良好，患者疼痛明显减轻，继续治疗至痊愈（图 1-1-4B）。

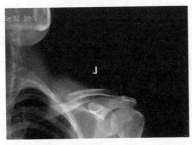
A.复位前

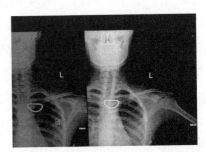
B.复位后

图 1-1-4　左锁骨骨折（重叠移位）

【按语】锁骨骨折后，采用罗氏正骨法的膝顶复位法，有利于将重叠的断端牵开，恢复锁骨的长度，骨折顺势捏合，复位较易。复位后，患者注意前2周需要半仰卧位休息，不能平卧或侧卧，否则可引起复位后的骨折不稳定，而发生再次移位，给患者带来痛苦。

第二节 肱骨头（颈）骨折

案 1. 左肱骨头粉碎性骨折

程某，男，45 岁，北京市第二电热厂，工人。

【就诊经历】患者 2000 年 11 月 11 日骑自行车时不慎摔倒，即感左肩关节疼痛、活动不利，遂至附近医院就诊，摄 X 片示：左肱骨头粉碎性骨折，建议手术治疗，患者拒绝。为求进一步保守治疗，患者 2000 年 11 月 13 日慕名就诊于罗有明骨伤医院。

【检查】患者神清，一般情况可，左手背部肿胀，左肩关节肿胀畸形，瘀血明显，活动受限。罗有明采用罗氏拇指触诊法检查发现：左肩部压痛阳性，可触及骨擦感，左上肢轴向叩击痛阳性，患肢桡动脉搏动可及，末梢血运及运动感觉未见明显异常。

【影像检查】X 线片示：左肱骨头粉碎性骨折（图 1–1–5A）。

【诊断】左肱骨头粉碎性骨折。

【治疗】患者取坐位，一助手站在患者患侧后方，用 1 米长纱布从患肢腋下穿出，适当用力上提，另一助手双手握住患肢前臂，两助手徐徐对抗牵拉。医者双手拿住骨折部位，双手拇指轻轻推压分离的骨折块，待骨折块聚拢后，余四指将骨折远端向外挤压，即复位。复位后复贴、捋顺患肢，用超肩关节夹板及大纱布固定后，悬吊患肢前臂于胸前。

11 月 16 日查房，患肢夹板固定良好，末梢血运循环良好，左手背肿胀疼痛明显，予罗氏骨伤擦剂外用后症状明显缓解。

11 月 24 日查房，患肢夹板固定良好，末梢血运循环良好，复查 X 线片见骨折对位良好（图1-1-5B）。患者一般情况良好，出院回家静养，静养期间继续口服活血化瘀药物并进行适当功能锻炼。

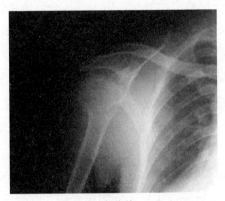
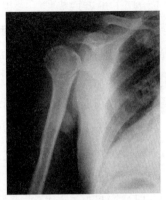

A.复位前　　　　　　　　　　　　　　　　B.复位后

图1-1-5　左肱骨头粉碎性骨折

【疗效】患者肿胀疼痛减轻明显，复查X线片示骨折对位良好，住院12天后出院回家静养。

【按语】肱骨头粉碎性骨折采用聚拢归挤法治疗，操作简单，疗效显著。此手法要在骨折重叠移位解除后进行，手法不宜过重。由于肱骨头粉碎性骨折复位后不稳定且固定困难，需要密切关注夹板固定松紧情况，避免夹板脱落及患肢血运障碍。此外，患肢需行适当功能锻炼，以避免后期创伤性关节炎的发生。

案2. 左肱骨外科颈骨折

刘某，男，33岁，北京市崇文区居民。

【就诊经历】患者2001年10月14日擦玻璃时不慎从二楼跌落摔伤左肩部，当即感左肩关节疼痛、活动不利，遂至积水潭医院就诊，X线片示：左肱骨外科颈骨折，建议手术治疗。患者因恐惧拒绝手术，为求保守治疗，2001年10月15日就诊于罗有明骨伤医院。

【检查】患者神清，一般情况可，左肩关节肿胀畸形，瘀血明显，活动受限。罗有明采用罗氏拇指触诊法检查发现：左肩部压痛阳性，可触及骨擦感，患肢桡动脉搏动可及，患肢末梢血运及运动感觉未见明显异常。

【影像检查】X线片示：左肱骨外科颈骨折（图1-1-6A）。

【诊断】左肱骨外科颈骨折。

【治疗】患者取坐位，一助手站在患者患侧后方，用1米长纱布从患肢腋下穿出，适当用力上提，另一助手双手握住患肢前臂，两助手徐徐对抗牵拉。医者双手拿住骨折部位，双手拇指轻轻推压分离的骨折块，待骨折块聚拢后，双手余四指将骨折远端向外挤压，双拇指与余四指对抗挤压，即复位。复位后复贴、捋顺患肢，用超肩关节夹板及大纱布固定，悬吊患肢前臂于胸前。

10月19日查房，患肢夹板固定良好，末梢血运良好，复查X线片见骨折对位良好（图1-1-6B）。

11月4日复查，X线片见骨折对位良好，骨折线稍模糊（图1-1-6C）。患者一般情况良好，出院回家静养。因骨痂尚未坚实，嘱患者切勿剧烈活动，但可行适当功能锻炼。

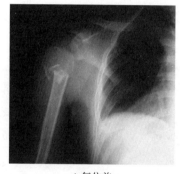 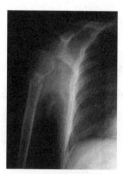 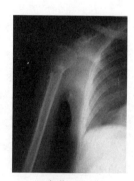

A.复位前　　　　　　　　　B.复位后　　　　　　　　C.复位后两周

图1-1-6　左肱骨外科颈骨折

【疗效】患者肿胀、疼痛消失，复查X线片示骨折对位良好，提前出院回家静养。

【按语】肱骨外科颈骨折采用牵拉捧拢归挤法可使凸者复平，陷者复起，以恢复其正常的解剖关系。注意复位要在骨折重叠移位解除后进行，手法不宜过重。夹板固定后期需要密切关注夹板的松紧情况，避免夹板脱落及患肢血运障碍。

案3. 右肱骨外科颈骨折伴肱骨大结节骨折

刘某，女，62岁，北京市丰台区居民。

【就诊经历】患者2001年2月10日看护小孩时不慎摔倒，右肩着地，右肩肿胀疼痛、活动受限，遂至北京某医院就诊，摄X线片示：右肱骨外科颈骨折伴大结节骨折，建议手术治疗，患者未同意。为求保守治疗，患者2001年2月11日就诊于罗有明骨伤医院。

【检查】患者神志清，一般状况良好，右上臂肿胀畸形，局部瘀青，活动受限，罗有明采用罗氏双拇指触诊检查发现，患者右肩部肿胀、压痛阳性，可触及骨棱感及骨擦感，右上肢桡动脉搏动可及，右上肢末梢血运及运动感觉未见明显异常。

【影像检查】X线片示：右肱骨外科颈骨折伴大结节骨折（图1-1-7A）。

【诊断】右肱骨外科颈骨折伴大结节骨折。

【治疗】患者取坐位，一助手站在患者患侧后方，用长纱布从患肢腋下穿出，适当用力上提，另一助手双手握住患肢前臂，两助手徐徐对抗牵拉。同时医者一手拿住骨折部位，拇指轻轻推压分离的骨折块促其聚拢，另一手置骨折远端由内向外挤压，双拇指与余四指对抗挤压，同时助手在拔伸下内收上臂，以矫正骨折远端向内的成角与侧方移位。复位后复贴、捋顺患肢，用超肩关节夹板及大纱布固定，悬吊患肢前臂于胸前，并口服活血化瘀消肿药物。

2001年2月13日，患者诉骨折处肿胀、疼痛均较前减轻，但睡眠较差，未诉其他不适症状，嘱患者行屈指握拳功能锻炼。

2001年2月19日，患者诉骨折处偶有疼痛，复查X线片见骨折处对位、对线良好。患者因睡眠较差，要求提前出院。告知患者提前出院风险，出院康复。

【疗效】右上臂肿胀、疼痛明显减轻，骨折处对位对线良好（图1-1-7B）。

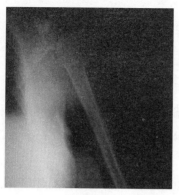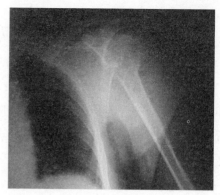

A.复位前　　　　　　　　　　　　　B.复位后

图 1-1-7　右肱骨外科颈骨折伴大结节骨折

【按语】肱骨外科颈位于肱骨大小结节与肱骨干交界处，常易发生骨折。该患者肱骨外科颈骨折伴肱骨大结节骨折，牵拉聚拢归挤法可有效治疗大结节分离移位，牵拉捧拢归挤法可使凸者复平，陷者复起，以恢复其正常的解剖关系，治疗肱骨外科颈骨折。注意复位时要在骨折重叠移位解除后进行，手法不宜过重，以免加重局部损伤和患者痛苦。

案 4. 左肱骨外科颈骨折伴左肩胛骨外侧缘骨折

满某，女，11 岁，北京市通州区甘棠大车庄居民。

【就诊经历】患者 2001 年 2 月 18 日玩耍时不慎摔倒，左肩着地，左肩疼痛、活动受限，由家人送往附近医院就诊，摄 X 线片示：左肱骨骨折，石膏固定，口服化瘀药物治疗。回家后患者左肩疼痛难忍，家人为求进一步治疗送其至罗有明骨伤医院就诊，收入住院。

【检查】患者神志清楚，一般状况良好，左上臂石膏固定，去除石膏见左肩部瘀血肿胀、活动受限。罗有明采用罗氏拇指触诊检查，发现左肩部及左肩胛骨外缘压痛，可触及骨擦感及骨突起，左上肢桡动脉搏动可及，患肢末梢血运及运动感觉未见明显异常。

【影像检查】X 线片示：左肱骨外科颈骨折伴左肩胛骨外缘骨折（图1-1-8A）。

【诊断】左肱骨外科颈骨折伴左肩胛骨外缘骨折。

【治疗】患者取坐位，一助手站于患者患侧后方，用长纱布从患肢腋下穿出，适当用力上提，另一助手双手握住患肢前臂，两助手徐徐对抗牵拉。同时医者双手拿住骨折部位，用双手拇指轻轻推压骨折近端，余四指将骨折远端向外挤压并外展患肢，双拇指与余四指呈对抗性挤压，即复位。复位后将顺患肢，用超肩关节夹板及大纱布固定，悬吊患肢前臂于胸前。

2001年2月25日查房，患者一般状况好，患肢肿胀、疼痛明显减轻，摄X线片示：骨折处对位、对线良好。嘱患者患肢适度功能锻炼。

2001年2月27日查房，患者一般状况良好，患者要求提前出院，嘱相关注意事项后出院。

【疗效】患肢肿胀、疼痛明显减轻，骨折对位、对线良好（图1-1-8B）。

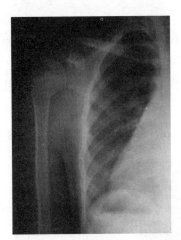 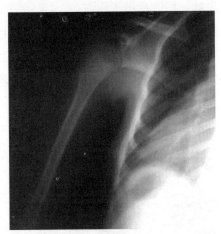

A.复位前　　　　　　　　　　　　　　　B.复位后

图1-1-8　左肱骨外科颈骨折伴左肩胛骨外缘骨折

【按语】患者摔伤致肱骨外科颈骨折，向内成角畸形，同时伴肩胛骨外缘骨折，因肩胛骨外缘骨折移位不明显，故未予特殊处理，仅行复贴、捋顺手法疏通局部气血，加速血液循环。此外，内收型肱骨外科颈骨折固定时需维持在外展位，勿使患肢做内收动作，以免骨折再移位。

案5. 左肱骨大结节粉碎性骨折

吴某，女，53岁，北京市朝阳区东坝乡七棵树村村民。

【就诊经历】患者2001年11月3日夜间走路不慎被绊倒，左肩着地，左肩疼痛、活动受限，2001年11月4日至罗有明骨伤医院就诊，收入住院。

【查体】患者神志清楚，一般状况良好，左肱骨上端前外侧瘀血肿胀，左肩关节外展、外旋活动受限。罗有明采用罗氏拇指触诊检查，发现患者左肱骨前外上侧肿胀、压痛，可触及骨擦感，患肢末梢血运及运动感觉未见明显异常。

【影像检查】X线片示：左肱骨大结节粉碎性骨折（图1-1-9A）。

【诊断】左肱骨大结节粉碎性骨折。

【治疗】患者取坐位，医者立于患侧，一助手握住患侧肘部，徐徐外展、外旋患肢，医者一手复贴患肩，拇指顺冈上肌、冈下肌走行自内向外推按至肩峰处，另一手拇指将大结节向外向下用力按压，促使骨折块聚拢复位；继而复贴、捋顺患肢，以疏通局部气血，加速骨折愈合；最后用超肘关节夹板固定患肢，屈肘悬吊于胸前。

2001年11月14日查房，患者一般状况良好，骨折处肿胀消退，复查X线片见骨折对位、对线可，嘱患者加强患肢功能锻炼。

2001年11月30日查房，患者一般状况良好，骨折对位良好，骨折线模糊，患者出院回家静养。

【疗效】骨折处肿胀消退，骨折对位良好，部分骨痂形成（图1-1-9B）。

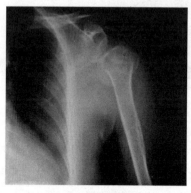 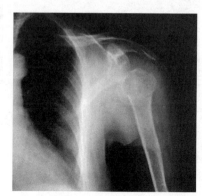

A.复位前　　　　　　　　　　　　　B.复位后

图1-1-9　左肱骨大结节粉碎性骨折

【按语】单纯肱骨大结节骨折没有明显移位的患者，通常仅需用石膏或夹板固定3～4周即可，若骨折粉碎或者移位明显，则需要进行手法复位。该患者肱骨大结节粉碎性骨折，但未见明显移位，治疗较为简单，罗氏正骨"捧拢挤压捋顺"手法不仅可使骨折复位，还能够通行患肢气血，加速局部肿胀的消退及骨折的愈合。

案 6. 右肱骨头粉碎性骨折

赵某，男，40 岁，山西省太原市汾西机四厂，工人。

【就诊经历】患者 1985 年 9 月 25 日不慎从高约 3 米处坠下，致伤右肩部，右肩关节皮下瘀血，肿胀畸形，伴活动受限，未予特殊处理，1985 年 9 月 28 日就诊于罗有明骨伤医院。

【查体】患者精神可，一般情况可，痛苦面容。右肩关节活动受限，右肱骨部位肿胀伴皮下瘀血、右肩骨块翻转 90° 成角畸形。触诊发现骨断端分离，局部压痛阳性，上肢纵轴叩击痛阳性。

【影像检查】X 线片示：右肱骨头粉碎性骨折。

【诊断】右肱骨头粉碎性骨折。

【治疗】患者端坐于椅子上，一助手用三角巾从腋下向左上方牵拉固定，另一助手握住右肘部向下呈对抗牵引，医者迅速复位断端，并将碎骨块捏正复位，掌心向内用外展固定架固定 4 ~ 5 周。嘱患者患肢绝对制动，并给予百宝丹内服。

【效果】1985 年 9 月 30 日，患者右肩关节疼痛略感缓解，X 线片示：骨折对位。嘱患者继续目前制动。

1985 年 10 月 29 日，患者疼痛明显减轻，拆除外固定可见肿胀消失，瘀血不明显。给予罗氏 1 号外洗药，嘱患者适当活动右肩关节。

1985 年 11 月 13 日，患者疼痛明显缓解，右肩关节活动可，出院康复。

【按语】根据罗氏正骨经验，对于肱骨头粉碎性骨折，手法复位后需用外展架固定 4 ~ 5 周；若手法复位不成功，可将患肢置于外展位牵引 3 ~ 4 周。拆除外固定后及早行肩关节功能锻炼。

第三节　肱骨干骨折

案 1. 右肱骨干骨折　右第 2 肋骨骨折

陈某，女，33 岁，北京市朝阳区，燃料厂工人。

【就诊经历】患者 1997 年 5 月 4 日晚发生车祸，随即意识模糊不清、休克，立即送往附近医院就诊，经抢救意识恢复。X线片检查示：右肱骨骨折，右侧第 2 肋骨骨折。医院建议手术治疗，患者拒绝。为求进一步治疗，患者 1997 年 5 月 6 日就诊于罗有明骨伤医院。

【检查】患者神志清楚，一般状况良好，右上臂瘀血肿胀、畸形，活动受限。罗有明采用罗氏拇指触诊法检查发现，患者右上臂中段压痛阳性，可触及骨棱感及骨擦感，右胸部第 2 肋骨压痛阳性，胸廓挤压试验阳性，右上肢桡动脉搏动可及，患肢末梢血运及运动感觉未见明显异常。

【影像检查】X线片示（自带）：右肱骨骨折，右侧第 2 肋骨骨折（图 1-1-10A）。

【诊断】右肱骨骨折；右第 2 肋骨骨折。

【治疗】患者取坐位，一助手站于患侧后方，双手握住患肢肱骨上部固定，医者坐于患者对侧，嘱患者屈肘，同时双手握住骨折远端顺势下拉（充分牵拉呈水平线），双手拇指在骨凸之处向内侧推按骨折近端，余手指将骨折远端向外侧端托迎合，当手下骨擦感明显时，说明骨折已大部分复位。复位后可触及凸者复平，陷者复起。然后复贴、捋顺患肢，进一步纠正残余移位，采用舒筋活血手法通行患肢气血，加速肿胀消退，促进骨折愈合。

患者肋骨骨折未见明显移位，用胸部软板外固定。

1997 年 5 月 17 日，复查 X 线片示：骨折处向外侧成角。手法纠正成角移位，摄 X 线片示：骨折对位对线良好。嘱患者加强患肢功能锻炼（图 1-1-10B）。

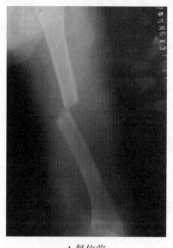
A.复位前

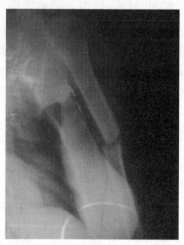
B.复位后

图 1-1-10　右肱骨骨折

1997年6月22日，患者一般状况良好，患肢肿胀消退，右胸部感觉未见异常。骨折处骨痂逐渐形成，拆除夹板，嘱患者加强右上肢功能锻炼。

【疗效】患者右肱骨骨折处骨痂形成，骨折愈合可，功能活动恢复。

【按语】肱骨骨折，早在春秋时代已有认识，如《左传》中有"折肱"的记载，《五十二病方·阴阳十一脉灸经》有"臑以折"的记载。罗氏正骨以古书为理论，实践中以牵拉推按、紧托迎合之法整复骨折，手法轻巧柔和，患者知痛骨已拢。复位后采用舒筋活血手法通行气血，以加速骨折愈合。

案2. 左桡骨中段斜形骨折　左肱骨干骨折合并桡神经损伤

郝某，男，19岁，南屯砖厂工人。

【就诊经历】患者1996年9月23日下午左上肢不慎被机器绞伤，受伤时左上肢处于外旋状态，伤后即感左上臂肿胀疼痛、活动受限，于民航某医院就诊，摄X线片示：左肱骨干中下1/3斜形骨折，断端分离1.5cm，肘关节间隙及鹰嘴位置改变。民航某医院予夹板固定，余治疗不详。患者自觉左前臂及腕掌部麻木胀痛，手指屈伸时疼痛明显伴活动受限，为求进一步治疗，1996年9月24日就诊于罗有明骨伤医院。

【检查】患者神清，面色苍白，表情痛苦，言语清晰，精神尚可，左腕背侧及左侧胸颈部多处皮肤擦伤，腕关节及肘关节活动受限。罗有明采用罗氏手法检查发现，患者左肱骨干中下1/3处压痛阳性，肘后三角关系轻度改变，左肱骨干纵轴叩击痛阳性，骨折处未及明显骨擦感，患肢末梢血运尚可；左前臂桡侧、拇食指感觉功能异常，拇指外展、背伸功能障碍；左前臂肿胀明显，活动受限，皮肤擦伤严重，存在骨折可能，待瘀肿消退后再行X线检查。

【影像检查】X线片示：左肱骨干中下1/3处斜形骨折，骨折断端分离移位约1.5cm，骨折远端轻度内旋；左肘关节间隙轻度改变，尺骨鹰嘴略向前突。

【诊断】左桡骨中段斜形骨折；左肱骨干骨折合并桡神经损伤。

【治疗】患者取坐位，一助手站于患者左侧，双手握住左上臂近端，另一助手握住左肘关节附近相对牵引，医者双手捧拢远近骨折端，相向归挤按压，手下触及凸者复平、陷者复起时，即已复位。肘关节屈曲90°，用夹板外固定，悬吊于前臂胸前（图1-1-11A）。

9月27日查房，换药见患者伤口处创面新鲜，鲜血渗出，局部肿胀消退，手指活动受限，考虑与左手背部及桡神经损伤有关，予抗炎消肿、营养神经等药物口服，嘱患者加强营养。

10月5日查房，患者诉左前臂疼痛不减，活动受限，查X线片示：左桡骨中段斜形骨折，骨折远端向内侧重叠移位。患者左前臂肿胀消退，采用罗氏正骨手法整复桡骨骨折，用前臂夹板结合分骨垫固定患肢，复查X线片：骨折对位对线可（图1-1-11B）。

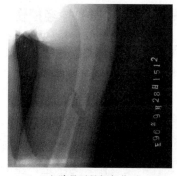 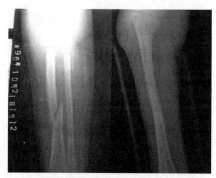

A.左肱骨干骨折复位后　　　　　　B.左桡骨斜行骨折复位后

图1-1-11　左上肢骨折

10月21日查房，患者症状较前明显好转，骨折对位良好，左手拇食二指虽麻木但可轻微活动，出院回家休养，嘱4周后门诊复诊。

【疗效】患者左桡骨中段斜形骨折、左肱骨干骨折合并桡神经损伤，经罗有明正骨整复治疗，肿胀疼痛消除，住院治疗28天，肱骨、桡骨骨折对位良好，功能活动改善明显。患者神经及肌肉损伤恢复欠佳，左手拇食二指麻木但可轻微活动，出院回家静养，4周后门诊复诊。

【按语】患者左上肢机器绞压伤，左桡骨干骨折、左肱骨干骨折合并桡神经损伤，经捧拢、归挤、按压等罗氏正骨特色手法治疗后，骨折情况恢复良好，但神经损伤恢复较慢，需长期进行功能锻炼，促进神经修复，恢复其功能活动。

案 3. 左肱骨下 1/3 螺旋形骨折

金某，女，43岁，黑龙江省密山市裴德镇德兴村村民。

【就诊经历】患者1997年7月1日下午下楼时不慎踩空摔伤左上臂，左上臂麻木、疼痛，活动受限。送往当地医院拍X线片示：左肱骨螺旋形骨折，急送北京某专科医院，建议手术治疗。患者保守治疗意愿强烈，1997年7月4日就诊于罗有明骨伤医院，收入住院。

【检查】患者神清，一般情况可。左上肢功能活动受限，左上臂瘀血肿胀，局部压痛明显，采用罗氏触诊可触及凸起畸形及骨擦感。

【影像检查】X线片示：左肱骨下 1/3 处螺旋形骨折，骨折近端向后外移位，骨折远端向前内侧移位，两骨断端相互重叠约2cm（图 1-1-12A）。

【诊断】左肱骨下 1/3 螺旋形骨折。

【治疗】患者取坐位，通过复贴手法将顺左上肢。一助手双手握住患者左上肢固定，另一助手外展、外旋对抗牵拉前臂尽量至中立位。医者站于患者左前方，双手稳住骨折部位，掌根贴在突出的一侧向相反方向挤压复位。用夹板、固定垫包扎固定，悬吊患肢前臂于胸前，口服活血化瘀药。

复位后复查X线片，并见骨折对位良好（图 1-1-12B）。

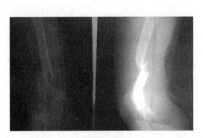 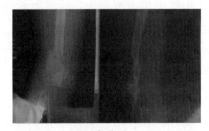

A.复位前　　　　　　　　　　　　　　B.复位后

图 1-1-12　左肱骨下 1/3 处螺旋形骨折

1997年7月12日，患者疼痛明显减轻，右上臂瘀血肿胀减轻，继续给予外固定。

1997年7月18日，患者疼痛明显缓解，右上臂瘀血肿胀不明显，病情稳定出院。

【按语】骨折后禁止将伤肢随意旋转或做无准备的抬举等动作，在没有弄清楚骨折类型时，禁止用反折手法进行复位，以免造成不必要的损伤。

第四节　肱骨髁上骨折

案1. 左肱骨髁上粉碎性骨折

白某，男，9岁，学生。

【就诊经历】患者1997年6月13日玩耍时不慎摔伤左肘关节，当时左肘部疼痛、肿胀，活动受限。急送至当地医院，行X线片检查示：左肱骨髁上粉碎性骨折，对症处理后返回家中。患者及家属为求进一步治疗，1997年6月14日就诊于罗有明骨伤医院，收入住院。

【查体】患者神清，痛苦面容，一般情况可。左肘关节及前臂瘀血肿胀，肘关节上方凹陷畸形，左肘关节功能丧活动失。触诊检查局部压痛明显，可扪及明显骨擦感。

【影像检查】X线片示：左肱骨髁上粉碎性骨折（图1-1-13A）。

【诊断】左肱骨髁上粉碎性骨折。

【治疗】患者取坐位，患肢肘关节屈曲，肩部外展。一助手站在患者背后固定左上臂，另一助手站在患者前方，双手握住前臂远端顺势缓缓下拉。医者站在伤肢一侧，在助手对抗性牵拉的同时，拇指将突起错位的远端向后挤压（嘱远端助手屈肘关节）复位。骨折复位后，屈肘（骨折前方加固定垫）用夹板包扎固定挎于胸前。嘱患者绝对制动，并予活血药物对症治疗。

1997年6月20日再次手法松解，22日患者诉左肘疼痛明显减轻。23日给予X线片检查，结果显示：骨折对位、对线良好（图1-1-13B）。

1997年7月2日患者肘关节瘀血肿胀消失，疼痛消失，左肘关节功能略恢复。查X线片骨折处对位良好。患者要求出院，返家静养。

【疗效】经手法整复、夹板固定后，患者左肘关节功能有所恢复，查X线片示骨折对位良好。

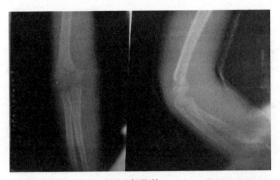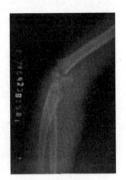

A.复位前　　　　　　　　　　　　　　　B.复位后

图 1-1-13　左肱骨髁上粉碎性骨折

【按语】该患者肱骨髁上骨折，断端前移。在助手屈肘牵拉同时，医者拇指推按挤压骨折远端复位。骨折整复后用加压垫加压，以防止断端移位。用绷带包扎固定，悬吊伤肢于胸前，45 天骨痂形成，即可进行功能锻炼。

案 2. 右肱骨髁上骨折

陈某，女，8 岁，学生。

【就诊经历】患者 1982 年 6 月 15 日玩耍时跌倒，右肘着地疼痛，右前臂不能屈伸。第二天就诊于罗有明骨伤医院。

【检查】患者右肘肿胀，畸形，皮下瘀血青紫。罗氏触诊检查发现，右肱骨远端后侧下陷畸形，触痛明显，伴骨擦感。

【诊断】右肱骨髁上骨折。

【治疗】患者取坐位，助手站在患者背后，双手握住肱骨上部固定，医者嘱患者屈肘同时，双手握住骨折处顺势下拉（拉法），牵拉同时拇指将突起错位的骨折端按压复平（按法）（图 1-1-14A），复位后，用夹板固定在屈肘位（图 1-1-14B）。

2 天后复查，X 线片提示：右侧肱骨髁上骨折，骨折线对位良好（图 1-1-14C，图 1-1-14D）。

【疗效】罗有明正骨治疗 1 次，患者肿胀、疼痛明显改善。2 天后复查 X 线片，骨折对位、对线良好。7 周后痊愈。

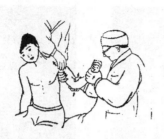
A.手法复位

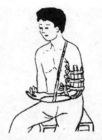
B.夹板固定

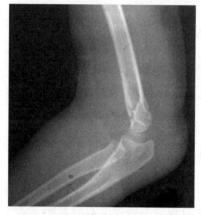
C.侧位片

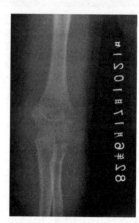
D.正位片

图 1-1-14　右侧肱骨髁上骨折

【按语】肱骨髁上骨折多为小儿跌仆摔倒所致。罗氏正骨治疗此类骨折，采用屈肘牵拉推按复位手法，操作简单，疗效显著。

案 3. 左肱骨髁上骨折　尺骨鹰嘴骨骺分离

郭某，男，11 岁，北京市朝阳区垂杨柳小学，学生。

【就诊经历】患者 1999 年 10 月 9 日下午 4 时，在学校楼道里不慎滑倒摔伤左肘部，左肘关节肿胀疼痛，活动受限。送至当地医院就诊，X 线片检查显示：左肱骨远端骨折，尺骨鹰嘴骺分离。未予特殊处理。患者及家属为求进一步治疗，1999 年 10 月 9 日下午 6 时就诊于罗有明骨伤医院。

【查体】患者神清，痛苦面容，一般情况可。左肘关节及上臂瘀血肿胀，左肘关节上方向前凸起畸形，左肘关节功能活动受限。罗氏触诊检查，触及左肱骨远端压痛阳性，并伴有骨擦感。

【影像检查】X线片示：左肱骨远端骨折，尺骨鹰嘴骨骺分离。

【诊断】左肱骨髁上骨折；尺骨鹰嘴骨骺分离。

【治疗】患者取坐位，一助手握患者上臂，另一助手握患侧腕部；医者一手环绕肘后对握住内外侧髁，另一手虎口卡压肘窝部（嘱两助手相对用力，在牵引同时将前臂旋转至旋后位），双手相对用力，推按归挤。助手继而在牵拉的同时屈肘，医者一手捏住鹰嘴部，掌根轻轻向前推，手下出现骨擦感或滑动感提示骨折复位。屈肘用夹板包扎固定，挎于胸前。嘱患者绝对制动，并给予抗炎、活血等药物对症治疗。

1999年10月10日，X线片检查显示：患者左肘关节骨折较入院有好转，骨折缝隙缩小，继续外固定（图1-1-15）。

1999年10月16日，患者疼痛好转，左手各指活动可，继续目前治疗。

1999年10月21日，患者症状稳定，左前臂及左手肿胀消失。继续用夹板固定，出院回家静养。

【疗效】患者骨折对位尚可，肿胀瘀血消失，手指活动自如。

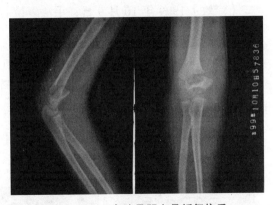

图1-1-15 左肱骨髁上骨折复位后

【按语】该患者肱骨远端骨折成角严重，手法复位后骨折对位较前改善，骨折缝隙缩小。骨折处神经血管复杂，如果强求骨折解剖对位对线，恐伤及上臂血管、神经，故不宜强求，应以肘关节功能恢复为主。

案4. 左肱骨髁上骨折伴肘关节脱位

韩某，男，10岁，北京市通州区牛堡屯中街村，学生。

【就诊经历】患者1999年10月9日上午11时爬墙玩耍时，不慎从约2m高的墙上摔下致伤左肘部。当时感左肘部麻木疼痛，肿胀畸形，左肘关节功能活动丧失。当天下午2时30分由家长陪同就诊于罗有明骨伤医院。

【查体】患者神清，痛苦面容，一般情况可。左肘关节凸起畸形、瘀血肿胀，不能自主活动。罗氏触诊检查，患者左肘部压痛阳性，皮下可触及骨折断端。左肘部骨性标志正常，桡动脉搏动减弱。

【影像检查】X线片示：左肱骨髁上骨折（骨折线由后上至前下外侧斜行，向前外方成角畸形，重叠位移），伴肱尺关节脱位（图1-1-16A）。

【诊断】左肱骨髁上骨折伴肘关节脱位。

【治疗】患者由家长抱在怀中与医者对坐；一助手握住患侧上臂，另一助手握住患者腕部；医者一手环握患者肘后，另一手虎口卡在肘窝处。两助手缓缓牵拉前臂至旋后位，医者双手相对用力推按归挤，助手在牵引的同时牵拉屈曲肘关节，当医者手下有骨擦感时，即已复位。复位后，用夹板外固定，将患肢悬吊在胸前，口服活血化瘀药及抗生素预防感染。嘱患者绝对制动。

【疗效】1999年10月9日，手法复位后X线片检查示骨折对位尚可（图1-1-16B）。

1999年10月13日，患者疼痛有所减轻，手指活动自如。打开外固定见伤肢瘀血、肿胀好转。手法捋顺气血，松解软组织，继续目前治疗。

1999年10月21日，患者伤处瘀血、肿胀消退，无明显疼痛，手指活动自如，桡动脉搏动良好。复查X线片：骨折对位对线良好（图1-1-16C）。患者家属要求出院，出院静养。

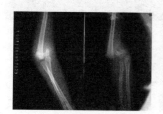 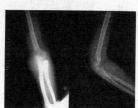 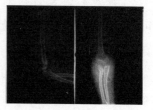

A.复位前　　　　　　　　B.复位后　　　　　　　C.复位后2周

图1-1-16　左肱骨髁上骨折伴肘关节脱位

【按语】该患者骨折移位严重，伴有关节脱位。采用罗氏三定点推按挤压屈肘法治疗，定点准确，整复得心，应手省力，患者痛苦少。手法复位后骨痂形成较慢，但功能恢复好，不易留有后遗症。治疗过程中要耐心仔细，固定后患者要绝对制动，防止骨折再次移位。

案 5. 左肱骨髁上骨折（内侧移位）

岳某，男，6 岁，学生。

【就诊经历】患者 1982 年 7 月 26 日摔伤左前臂，伤后左肘关节疼痛，不能屈伸，第二天就诊于罗有明骨伤医院。

【检查】患者左肘肿胀、畸形，皮下瘀血青紫。罗氏触诊：肱骨远端后侧下陷畸形，压痛阳性，伴骨擦感。

【影像检查】X 线片示：左侧肱骨髁上骨折（图 1-1-17A）。

【诊断】左肱骨髁上骨折。

【治疗】患者取坐位，助手站在患者背后，双手握住肱骨上部固定，医者一手握患肢前臂远端顺势牵拉（拉法）同时缓慢屈曲肘关节，另一手拇指将突起错位的骨折端按压复平（按法）复位（图 1-1-17B），屈肘位用夹板固定包扎（图 1-1-17C）。

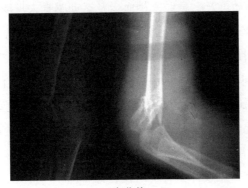

A.复位前

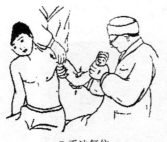

B.手法复位

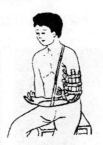

C.夹板固定

图 1-1-17　左肱骨髁上骨折

【疗效】罗有明正骨治疗一次后，患者肿胀、疼痛明显改善，复查X线片见骨折对位良好。

【按语】肱骨髁上骨折多为小儿跌仆摔倒所致。罗氏正骨治疗此类骨折，采用屈肘牵拉推按复位的手法治疗，操作简单，但是小儿多动，配合性、依从性较差，需要定期规律复诊，及时调整夹板固定松紧度，确保疗效。

案6. 左肱骨髁上骨折（后侧移位）

朱某，男，8岁，学生。

【就诊经历】患者2001年4月15日玩耍时不慎从床上跌落，左肘部着地。伤后左肘部疼痛、活动不利，由家人送至附近医院就诊，X线片示：左肱骨髁上骨折。患者为求进一步治疗，2001年4月15日就诊于罗有明骨伤医院。

【检查】患者神清，一般情况可，左肘关节肿胀畸形，瘀血明显，伴活动受限。罗有明采用罗氏拇指触诊法检查发现，左肘部压痛阳性，可触及骨擦感，患肢桡动脉搏动可及，患肢末梢血运及运动感觉未见明显异常。

【影像检查】X线片示：左肱骨髁上骨折（图1-1-18A）。

【诊断】左肱骨髁上骨折。

【治疗】患者取坐位，一助手站在患者后侧，双手握住伤肢肱骨上部固定，医者嘱患者屈肘，一手握前臂顺势牵拉，与助手对抗牵引，另一手拇指将突起错位的远近骨折端挤压复平复位。复位后保持肘关节屈曲，用石膏托固定（包扎时松紧度要适宜），悬吊患肢于胸前。

4月21日复查，X线片见骨折对位良好（图1-1-18B，图1-1-18C）。患者一般情况良好，患者母亲要求提前出院，回家静养。嘱患者切勿剧烈活动，患肢行适当功能锻炼，按时服药、定期复诊。

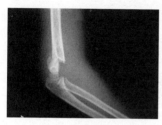 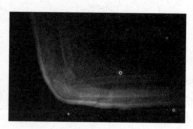 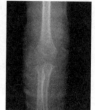

A.复位前　　　　　　　B.复位片侧位　　　　　　C.复位片正位

图1-1-18　左肱骨髁上骨折

【疗效】患者肿胀疼痛明显减轻，复查X线片示骨折对位良好，提前出院回家静养。

【按语】肱骨髁上骨折多见于儿童，有移位者可分为伸直型和屈曲型两种。该案例中骨折为伸直尺偏型骨折，即骨折远端向后移位，临床可见"肘后凸起"。肱骨髁上骨折整复时应尽量一次成功，避免反复多次揉捏，以免造成局部血管损伤。尺偏移位者，需在复位过程中完全纠正，以免日后遗留肘内翻畸形。

第五节 尺骨鹰嘴骨折

案1. 右尺骨鹰嘴粉碎性骨折

郝某，女，32岁，北郊农场工人。

【就诊经历】患者1994年9月14日不慎摔倒，右肘部着地。伤后右肘关节疼痛伴活动不利，未予特殊处理。患者右肘关节瘀血肿胀明显，疼痛未见缓解，右肘关节功能活动受限，为求进一步治疗，1994年9月19日就诊于罗有明骨伤医院。

【检查】患者神清，一般情况可，右肘关节肿胀畸形明显。罗有明采用罗氏检查法发现，患者右肘关节后侧可触及游离骨折块，右肘后侧有凹陷感及骨擦感，局部压痛阳性，患肢纵轴叩击痛阳性。

【影像检查】X线片示：右尺骨鹰嘴粉碎性骨折，移位约3cm。

【诊断】右尺骨鹰嘴粉碎性骨折。

【治疗】患者取坐位，一助手站在患者背后，双手握住患肢上臂近端固定，另一助手握住患肢前臂顺势牵拉（拉法）至旋后位；医者双手拇食中三指自远端聚拢推挤粉碎性骨折块，推按复平（按法）分离突起错位的骨折端，握前臂之手将肘关节徐徐伸直，并屈伸数次，使关节面平复。为避免骨折块再次移位，肘关节屈曲0°～20°位固定3周后，逐渐改为屈肘90°位固定1～2周。

9月21日查房，复查X线片示：右尺骨鹰嘴骨折移位约1.5cm，近端桡偏（图1-1-19A）。手法复位后，骨折对位良好，侧方移位矫正，继续外固定患肢。

10月16日查房，患者右肘关节活动度改善明显，右肘关节活动范围0°～90°。罗有明查体后予复贴、理筋等手法疏通患肢气血，并嘱患者继续加强功能锻炼，积极恢复患肢功能。

11月3日查房，患者右肘关节活动范围0°～110°。复查X线片示：右尺骨鹰嘴骨折线模糊，骨折对位良好（图1-1-19B）。患者一般情况良好，出院回家静养。静养期间继续口服活血化瘀药物并积极进行功能锻炼。

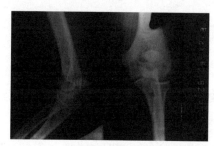 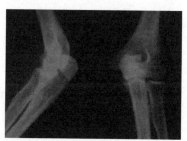

A.复位后   B.复位后45天

图1-1-19　右尺骨鹰嘴粉碎性骨折

【疗效】患者症状明显改善，复查X线片示骨折对位良好，侧方移位矫正，45天后痊愈出院静养。

【按语】尺骨鹰嘴骨折采用聚拢归挤法治疗，操作简单，疗效显著。骨折复位后，伤肢固定伸肘位3周，后改为屈肘位固定，可以有效防止肘关节筋肉粘连，避免创伤性关节炎的发生。

案2. 右尺骨鹰嘴陈旧性骨折后遗症

邵某，男，42岁，水利电力部对外公司工人。

【就诊经历】患者1985年4月28日从高空坠落，致使右肘关节损伤。损伤后肘关节疼痛，就诊于北京某医院，摄X线片显示：右尺骨鹰嘴骨折，予石膏固定并住院观察。1985年5月19日拆除石膏，患者右肘关节僵硬，功能活动受限。患者为求进一步治疗，1985年7月23日就诊于罗有明骨伤医院。

【检查】患者神清，一般状况良好，右肘部稍肿胀，伴肘关节活动受限。

罗有明采用罗氏拇指触诊法检查发现，患者右肘关节后侧压痛、肌肉僵硬，右肘关节功能活动约30°，右上肢桡动脉脉搏动可及，患肢末梢血运及运动感觉未见明显异常。

【影像检查】X线片示：右尺骨鹰嘴陈旧性骨折，骨折对位良好，愈合良好。

【诊断】右尺骨鹰嘴陈旧性骨折后遗症。

【治疗】患者坐位，医者双手复贴患者右肘关节处。一助手站于患者后侧双手握住上臂，医者站于患者前方，双手握住患者右前臂伸拉、屈曲肘关节，力度由小变大，循序渐进，以患者耐受为度，然后拨按肘关节周围韧带，减轻粘连（图1-1-20A，图1-1-20B）。

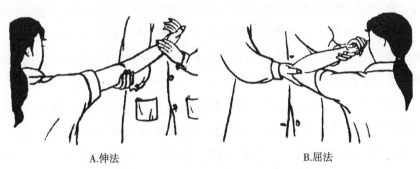

A.伸法　　　　　　　　　　　　　　B.屈法

图1-1-20　右尺骨鹰嘴陈旧性骨复位方法

【疗效】经3次门诊治疗后，患者肘关节活动范围30°～110°，肘关节活动改善明显。

【按语】肘关节损伤后多可导致关节僵硬、异位骨化等并发症。该患者尺骨鹰嘴陈旧性骨折，损伤时间较长，肘关节缺少必要的功能活动，后期出现肘关节僵硬等并发症。罗氏正骨复贴、推拨等手法可疏通局部气血，减轻肌肉粘连，改善肘关节活动功能。

案3. 左尺骨鹰嘴骨折1

王某，男，24岁，河北省承德市宽城县，服务员。

【就诊经历】患者1999年1月8日晚19时踩到冰上不慎滑倒，当时自觉短暂头晕，左前臂麻木、胀痛，伸展、抬举等活动受限，遂由同事送至当地医院，拍 X 线片示：左尺骨鹰嘴骨折，医院决定手术治疗。患者为求保守治疗，在同事陪同下于 1999 年 1 月 9 日到罗有明骨伤医院就诊。

【检查】患者神清，一般情况良好。左肘关节肿胀畸形，瘀血明显，左肘关节功能活动障碍。罗有明采用罗氏拇指触诊检查发现，左肘关节压痛阳性，肘关节后侧空虚，可触及骨棱感及骨擦感，患肢桡动脉搏动可及，患肢末梢血运及运动感觉未见明显异常。

【影像检查】X 线片示：左尺骨鹰嘴骨折（图 1-1-21A）。

【诊断】左尺骨鹰嘴骨折。

【治疗】患者取坐位，一助手站在伤肢外侧，双手固定上臂。医者站在患者前方，置肘关节于微屈、前臂旋后位，复贴手法疏通局部气血，继而一手拇、食、中三指分别放在鹰嘴的内外侧及后方，将骨折片向近端用力归挤；另一手握住左前臂下端缓慢牵引摇晃至骨擦感消失，然后缓缓伸直肘关节并屈伸数次将骨折复位。复位后患肢掌心向上，鹰嘴部用抱骨垫及超肘夹板固定于肘关节屈曲 20°～ 40°位。

1999 年 1 月 17 日查房，患者一般情况良好，左肘关节瘀血肿胀明显减轻，患肢疼痛不显，左手功能活动良好，复查 X 线片见骨折对位对线良好。

1999 年 2 月 24 日查房，患者一般情况良好，左肘关节肿痛不显，骨折对位对线良好，出院回家静养（图 1-1-21B）。

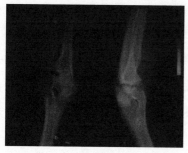 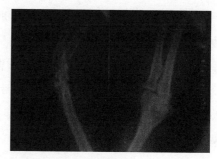

A.复位前   B.复位后

图 1-1-21　左尺骨鹰嘴骨折

【疗效】患者左肘关节肿痛不显，骨折对位对线良好。

【按语】尺骨鹰嘴骨折多因跌仆摔倒所致，罗氏正骨治疗此类骨折，采用拔伸归挤屈伸法的手法，操作简单，疗效显著。治疗过程中，不仅手法轻柔和缓，在患者尚未感觉疼痛的情况下，骨折已经复位，而且日后少有并发症发生。

案 4. 左尺骨鹰嘴骨折 2

王某，男，15 岁，北京市通州区徐辛庄镇中学，学生。

【就诊经历】患者 1998 年 4 月 3 日傍晚打球时不慎摔伤左肘关节，伤后左肘关节疼痛，活动受限。患者为求进一步治疗，1998 年 4 月 3 日晚，在家人陪同下就诊于罗有明骨伤医院。

【检查】患者神志清，一般状况良好，左肘部肿胀、瘀血，活动受限，未见明显畸形。罗有明采用罗氏拇指触诊检查发现，患者左肘关节后侧压痛阳性，可触及骨裂缝感，患肢桡动脉搏动可及，患肢末梢血运及运动感觉未见明显异常。

【影像检查】X 线片示：左尺骨鹰嘴骨折。

【诊断】左尺骨鹰嘴骨折。

【治疗】患者取坐位，一助手站在伤肢外侧，双手固定上臂，医者站在患者前方，首先采用复贴手法疏通局部气血，继而一手拇、食、中三指分别放在鹰嘴的内外侧及后方用力归挤，另一手握住前臂下端缓慢牵引拔伸，然后把肘关节缓缓伸直将骨折复位。复位后患肢掌心向上，鹰嘴部用抱骨垫及超肘夹板固定于肘关节屈曲 15°位。

1998 年 4 月 7 日，摄 X 线片：骨折对位对线可，患肢肿胀、疼痛较前减轻，予复贴手法疏通经络、活血止痛（图 1-1-22）。

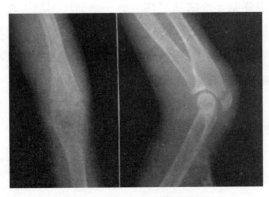

图 1-1-22　左尺骨鹰嘴骨折

1998 年 4 月 15 日，患者一般状况良好，骨折处肿胀、疼痛明显减轻，功能活动恢复，出院回家休养，定期复查。

【疗效】患者骨折对位对线良好，患肢肿胀、疼痛明显缓解，功能活动恢复。

【按语】尺骨鹰嘴骨折为关节内骨折，骨折多为横行分离骨折。罗氏"拔伸归挤后伸法"使骨折大部分复位后，继续采用捏、拿等手法使骨折完全对位，以保证关节面的平滑，避免日后创伤性关节炎的发生。罗氏正骨治疗骨折时，手法轻柔和缓，在患者尚未感觉疼痛的情况下，骨折已经复位。

案 5. 左尺骨鹰嘴撕脱性骨折

张某，男，12 岁，北京市海淀区育新花园，学生。

【就诊经历】患儿 2001 年 1 月 7 日下午 14 时左右打雪仗时不慎滑倒，左肘关节磕碰在台阶上，当时疼痛难忍，左上肢不能活动，当即去北京某医院骨科就诊。摄 X 线片示：左尺骨鹰嘴撕脱性骨折，建议手术治疗。患儿家长不同意，为求保守治疗随即就诊于罗有明骨伤医院。

【查体】患儿神清，精神可，一般状况良好。左前臂瘀血肿胀严重，活动受限。罗有明采用罗氏拇指触诊检查发现，患者肘后局部压痛阳性，可触及骨擦感，患肢末梢血运及运动感觉未见明显异常。

【影像检查】X 线片示：左尺骨鹰嘴撕脱性骨折（图 1-1-23A）。

【诊断】左尺骨鹰嘴撕脱性骨折。

【治疗】患儿取坐位，一助手站在伤肢外侧，双手固定上臂，医者站在患者前方，首先采用复贴手法疏通局部气血，继而一手拇、食、中三指将撕脱的骨折块用力归挤，另一手握住前臂下端缓慢牵引摇晃至骨擦感消失，然后把肘关节缓缓伸直并屈伸数次，将骨折复位。复位后患肢掌心向上，鹰嘴部用抱骨垫及超肘夹板固定于肘关节屈曲 20°～ 40°位。

2001 年 1 月 9 日查房，患儿一般情况良好，未诉不适，左肘关节夹板固定良好，患肢末梢血液循环正常。

2001 年 1 月 12 日查房，患儿一般情况良好，左肘关节肿胀减轻，压痛不显，患儿家长要求出院静养，予以出院（图 1-1-23B）。

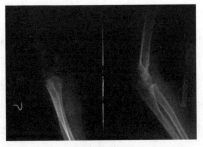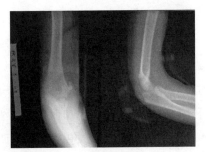

A.复位前　　　　　　　　　　　　B.复位后

图 1-1-23　左尺骨鹰嘴撕脱性骨折

【疗效】出院时左肘关节肿胀减轻，压痛不显。

【按语】该患儿尺骨鹰嘴撕脱性骨折，骨折块较小，复位虽易，固定较难，但是该骨折未涉及关节面，因此对复位要求不高。儿童骨骼塑性能力较强，在骨痂改造塑性过程中有很好的适应能力。骨折固定过程中应进行适当的功能锻炼，以免发生粘连，使肘关节屈伸活动受限。

第六节　前臂骨折（尺桡骨骨折）

案 1. 右尺骨上 1/3 骨折　尺骨鹰嘴骨折

高某，男，41 岁，天津市桑梓乡马道村村民，农民。

【就诊经历】患者 1998 年 5 月 4 日下午 3 点不慎被汽车撞伤右臂，当时昏迷 6 分钟，清醒后感到右臂剧痛，功能活动受限，被人送往当地医院。X线片检查诊断为：右尺骨上 1/3 骨折；尺骨鹰嘴部骨折，给予整复治疗及石膏外固定。患者及家属对治疗效果不满意，为求进一步诊治，1998 年 5 月 5 日就诊于罗有明骨伤医院。

【检查】患者神清，痛苦面容，一般情况可。右臂瘀血肿胀，局部压痛阳性，触诊发现尺骨上段及肘关节有明显骨擦感及轻度后凸畸形。

【影像检查】X 线片示：右尺骨上 1/3 骨折；尺骨鹰嘴部骨折（图 1-1-24A）。

【诊断】右尺骨上 1/3 骨折；尺骨鹰嘴骨折。

【治疗】患者取坐位，一助手固定右上肢上臂，另一助手双手握住患者右腕关节对抗牵拉，待牵拉一定程度后，医者双手握住骨折部位进行对位。骨折对位后用夹板包扎固定，屈肘挎于胸前。复位后 X 线片检查显示：骨折对位可。嘱患者绝对制动，口服抗生素及活血药物对症治疗。

1998 年 5 月 14 日，患者疼痛有所缓解，打开外固定，可见局部瘀血肿胀有所缓解。拍 X 线片示：骨折对位良好。复贴将顺右上肢气血，继续外固定。

1998 年 5 月 21 日，患者疼痛明显好转，右前臂及肘关节瘀血肿胀明显减退。X 线片提示：骨折对位良好，骨痂形成（图 1-1-24B），办理出院。

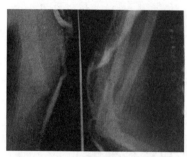 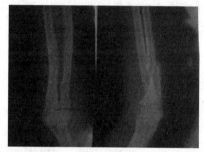

A.复位前　　　　　　　　　　B.复位后

图 1-1-24　右尺骨上 1/3 骨折、肘关节鹰嘴部骨折

【疗效】治疗后患者骨折处对位良好，上肢功能有所恢复，返家静养。

【按语】根据罗氏治疗上肢骨骨折经验，复位后用夹板固定。固定时屈肘，先将肘关节绷带包扎，再用夹板固定。固定时在骨折间隙的上下面加圆柱形分骨垫，以防止骨间隙改变。注意包扎固定松紧要适宜，然后将上肢悬吊在胸前。

案 2. 左尺桡骨中段骨折（同一平面骨折）

高某，男，16 岁，天津市蓟县白涧乡杜吉素村，学生。

【就诊经历】患者 1998 年 8 月 17 日晚 9 时骑车时不慎摔伤左前臂，当时左前臂疼痛、发木，伸展等功能活动受限。被老师送至当地医院，X 线片检查：左尺桡骨中段骨折伴移位。当地医院简单处理后建议转院治疗。患者 1998 年 8 月 18 日就诊于罗有明骨伤医院，收入住院。

【检查】患者神清，痛苦面容，一般情况可。左前臂及左手瘀紫肿胀严重，左前臂中段"S"形畸形，压痛（＋）。罗氏检查手法可扪及骨擦感，左手各指活动略受限，左侧桡动脉搏动减弱。

【影像检查】X线片示：左尺桡骨中段骨折伴移位。

【诊断】左尺桡骨中段骨折。

【治疗】患者取坐位，左肩外展50°～70°，肘关节屈曲100°～120°。第一助手立于患者后侧，双手对握左上臂上端固定；第二助手立于患者左前方，一手掌与患者手掌对握，另一手掌握腕上，两人缓缓用力牵拉拔伸至前臂旋后位。医者立于伤臂外侧，双拇指在掌侧，余指在背侧，在分骨情况下，掐按住骨折两断端，当手下有骨擦感时，提示骨折断端已牵开；双拇指轻轻下压近端，余指向上端提骨折远端，对接复位。整复时注意保持尺桡骨间隙，复位后尺桡骨中间放置分骨垫用夹板固定，悬吊左上肢于胸前。嘱患者制动，并给予活血药物对症治疗。

1998年9月10日，患者疼痛明显缓解，打开外固定可见瘀血、肿胀有所消退，手指活动自如，桡动脉搏动良好。复查X线片可见骨折对位对线良好（图1-1-25A）。出院回家静养。

【疗效】复位后患者诉疼痛略感缓解。1998年11月16日于门诊复查，患者已无明显疼痛，前臂活动良好。X线片检查，可见断端对线、对位可，骨痂形成（图1-1-25B）。

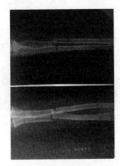 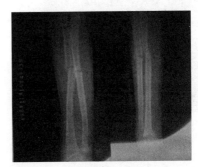

A.出院时　　　　　　　　　　B.复位后3个月

图1-1-25　左尺桡骨中段骨折

【按语】根据罗氏治疗尺桡骨骨折经验，尺、桡骨闭合手法复位效果较好，但复位后断端容易错位，故应注意用夹板固定时在尺桡骨中间加放分骨垫并制动，以防止复位后的位置改变。

案 3. 左尺桡骨骨折（不同平面骨折）

顾某，男，23 岁，北京市居民，工人。

【就诊经历】患者 1985 年 10 月 28 日摔伤左前臂，于外院就诊，拍摄 X 线片，诊断为左侧尺桡骨骨折（图 1-1-26A），并用石膏外固定。约 1 个月后，患者左前臂仍肿胀疼痛严重，不能活动，11 月 27 日就诊于罗有明骨伤医院，收入住院。

【检查】患者神清，精神可，一般状况好。左前臂瘀血肿胀严重，前臂近端呈"S"形畸形。局部压痛阳性，可扪及明显的骨擦感，前臂功能活动障碍，桡动脉搏动减弱。

【影像检查】X 线片示：桡骨上 1/3 处骨折，断端有碎片，正侧位均有错位；尺骨中段骨折，正位对位，侧位断端重叠（图 1-1-26B）。

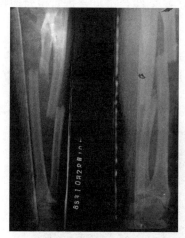
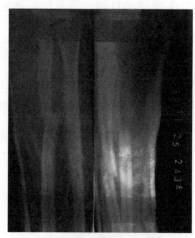

A.受伤时　　　　　　　　　　　　　　B.就诊时

图 1-1-26　左尺桡骨骨折

【诊断】左尺桡骨骨折。

【治疗】患者取坐位，左肩外展 50°～ 70°，肘关节屈曲 100°～ 120°。第一助手立于患者后侧，双手对握左上臂上端固定；第二助手立于患者左前方，一手掌与患者手掌对握，另一手掌握腕上，两人缓缓用力牵拉拔伸至前臂旋后位（桡侧用力稍大些）。医者立于伤臂外侧，双拇指在掌侧，余指在背侧，在分骨情况下，掐按住骨折两断端，当手下有骨擦感时，提示骨折断端已牵开；医者双拇指轻轻下压近端，余指向上端提骨折远端，对接复位。整复时注意保持尺桡骨间隙，复位后尺桡骨中间放置分骨垫用夹板固定。

【疗效】复位完成后，前臂畸形消失，3 天后肿胀瘀血减轻，1 周后右前臂瘀血肿胀消失，手指活动改善。

【按语】该患者桡骨骨折重叠移位较尺骨严重，复位时应先整复桡骨骨折处。助手牵拉开骨折重叠处后，医者按压归挤力量要由轻至重，复位即可，不可暴力按压，以免造成骨间隙的改变。

案 4. 右尺桡骨骨折（斜形骨折）

郝某，男，13 岁，北京市通州区徐辛庄葛渠小学，学生。

【就诊经历】患者 2001 年 6 月 10 日下午 3 时与同学玩耍时不慎摔倒，右前臂先着地，随即右前臂疼痛、肿胀，并伴右上肢功能活动受限。就诊于当地医院，X 线片检查显示：右尺桡骨骨折，给予夹板固定后未予其他处理。患者 2001 年 6 月 10 日下午 5 时就诊于罗有明骨伤医院，收入住院。

【查体】患者神清，痛苦面容，一般情况可。右前臂瘀紫肿胀、成角畸形，压痛阳性，罗氏检查手法可扪及骨断端及骨擦感，右手各指活动略受限。

【影像检查】X 线片示：右尺桡骨双骨折（图 1-1-27A）。

【诊断】右尺桡骨双骨折。

【治疗】患者取坐位，医者略复贴右上肢肌肉。第一助手立于患者后侧，双手对握右上臂上端固定；第二助手立于患者右前方，一手掌与患者手掌对握，另一手掌握腕上，两人缓缓用力牵拉拔伸至前臂旋后位。医者立于伤臂外侧，双拇指在尺侧，余指在桡侧，在分骨情况下，掐按住骨折两断端，当手下有骨擦感时，提示骨折断端已牵开；医者双拇指轻轻向桡侧压远端，余指向上端提骨折近端，对接复位。整复时注意保持尺桡骨间隙，复位后尺桡骨中间放置分骨垫用夹板固定，屈肘悬吊于胸前。嘱患者绝对制动，并给予活血药物对症治疗。

2001 年 6 月 20 日，患者疼痛明显减轻，停活血药物，给予续筋接骨药物口服。患者及家属要求出院，告知患者可能出现的不良后果，出院回家静养。

【疗效】复位后治疗10天后，患者疼痛减轻。复位后X线片复查提示：骨折对位较前明显改善（图1-1-27B）。

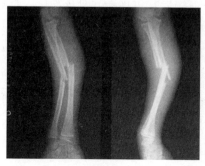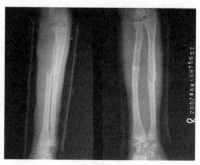

A.复位前   B.复位后

图1-1-27 右尺桡骨骨折

【按语】该患者骨折处移位、成角严重。助手牵拉开骨折重叠处后，医者按压归挤时力量要由轻至重，复位即可，不可暴力按压，以免造成骨间隙改变。在治疗尺桡骨骨折时，双拇指要注意分骨，即两拇指置于尺桡骨中间向两边分离，以保持骨间隙。

案5. 右尺骨中段粉碎性骨折

金某，男，55岁，北京市密云区，农民。

【就诊经历】患者1981年12月3日被马踢伤右前臂。伤后前臂严重肿胀，瘀血疼痛，随即就诊于罗有明骨伤医院。

【检查】患者神清，精神可。罗氏触诊法诊查：右上肢前臂尺骨中端压痛阳性，皮肤青紫、肿胀，局部凸起、畸形，可触及骨擦感，前臂旋转受限。

【影像检查】X线片示：右侧尺骨中段粉碎性骨折。

【诊断】右尺骨中段粉碎性骨折。

【治疗】患者取坐位，医者双手复贴患者右前臂伤处，松解骨折处痉挛、紧张的肌肉。第一助手站于患者后方，双手握于右上臂；第二助手站于患者前方，双手握于患者右腕关节处，前臂置中立位，两人同时用适当的力量向相反的方向牵拉。同时医者双拇指贴紧尺侧中段骨折凸起处，余四指固定凸起对侧位置，双拇指按压凸起处，余四指迎住断端顶托，听其响声即为复位。复位后用夹板固定，直臂屈肘拶于胸前。

1981 年 12 月 10 日复诊，患者自行解开夹板，夹板松动，诊查后骨折对位可，继续用夹板固定，口服药物治疗。

1981 年 12 月 22 日复诊，患者右前臂已消肿，治疗以复贴、捋顺前臂为主，治疗后继续给予夹板固定，直臂屈肘悬吊于胸前。

1981 年 12 月 29 日复诊，患者右前臂肿胀消退，疼痛消失，屈肘悬吊前臂于胸前。

1982 年 1 月 12 日复诊，患者仅感觉尺骨骨折部压痛，余恢复良好。

1982 年 1 月 14 日复诊，患者右前臂及肘关节活动恢复正常，去除悬吊带。

【疗效】经罗有明手法治疗 5 次后，患者骨痂生长，前臂功能开始恢复。

【按语】尺骨粉碎性骨折不常见，但要求整复对位严格，应尽量达到解剖对位，以免日后功能活动障碍。罗氏正骨通过牵拉按压顶托法，拿捏复位骨折处，并结合复贴手法消肿治疗，使骨折复位，快速消肿愈合。闭合手法复位，患者痛苦小，体现了中医正骨手法的优越性。

案 6. 右尺桡骨远端 1/3 骨折

康某，男，52 岁，河北省承德市滦平县，农民。

【就诊经历】患者 1998 年 4 月 4 日因马受惊，拉拽马绳不慎拧伤右前臂。当时右臂剧痛，瘀血肿胀严重，功能活动障碍。当地医院拍片诊断为"右尺桡骨双骨折"，给予石膏外固定。患者为求进一步治疗，1998 年 4 月 5 日至罗有明骨伤医院就诊，收入住院。

【检查】患者痛苦面容，面色苍白，精神差，一般状况可。右前臂瘀血、肿胀严重，远端呈"S"形畸形，局部压痛阳性，可扪及明显的骨擦感，前臂功能活动障碍，手掌皮温稍低。

【影像检查】X 线片示：右尺桡骨远端 1/3 处骨折（图 1-1-28A）。

【诊断】右尺桡骨骨折。

【治疗】患者取坐位，右肩外展50°～70°，肘关节屈曲100°～120°。第一助手立于患者后侧，双手对握右上臂上端固定；第二助手立于患者右前方，一手掌与患者手掌对握，另一手掌握腕上，两人缓缓用力牵拉拔伸至前臂旋后位（桡侧用力稍大）。医者立于伤臂外侧，双拇指于掌侧，余指于背侧，在分骨情况下，掐按住骨折两断端，当手下有骨擦感时，提示骨折断端已牵开。医者用双拇指轻轻下压远端，余指向上端提骨折近端，对接复位（整复时注意保持尺桡骨间隙）。复位后，尺桡骨中间放置分骨垫用夹板固定。复查X线片，骨折复位良好（图1-1-28B）。嘱患者注意事项，内服活血药，定期检查，并根据情况调整夹板位置。

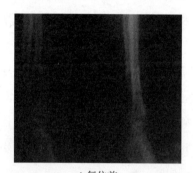
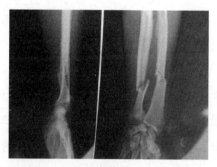

A.复位前

B.复位后

图1-1-28　右尺桡骨远端1/3骨折

【疗效】罗氏正骨治疗后，前臂畸形消失，3天后肿胀瘀血明显减轻，1周后右前臂瘀血肿胀消失，手指活动自如。

【按语】该患者桡骨骨折重叠移位较尺骨严重。复位时应先整复桡骨骨折，助手牵拉开重叠的骨折后，医者按压归挤力量要由轻至重复位，不可暴力按压，以免造成骨间隙改变。

案7. 右尺桡骨远端双骨折

宋某，男，30岁，河北省三河市砖瓦二厂，民工。

【就诊经历】患者2000年12月24日施工时不慎被钢板砸伤右前臂，当时右前臂疼痛、肿胀，伴活动障碍，急送罗有明骨伤医院，收入住院。

【查体】患者神清，痛苦面容，一般情况可。右前臂瘀紫肿胀、"S"形畸形，压痛阳性。罗氏触诊可扪及骨擦感及断槎，患者右手及手背肿胀，末梢血运可，各手指活动略受限。

【影像检查】X 线片示：右尺桡骨双骨折（图 1-1-29A）。

【诊断】右尺桡骨双骨折。

【治疗】患者取仰卧位，肩外展 50°～ 70°，肘关节屈曲 100°～ 120°；一助手固定上臂下段，另一助手握伤肢腕部由中立位逐渐转至旋后位（手心向上），对抗牵拉；同时医者双拇指在掌侧，余指在背侧托顶，拇指轻轻下压，两手相对捏挤，闻及有响声时，令第二助手沿前臂纵轴慢慢向上提起腕部，使两折端相嵌更牢固。复位后用夹板固定，屈肘悬吊前臂于胸前，给予活血化瘀药口服。

复位后 X 线片复查：骨折较前有所改善，对线好（图 1-1-29B）。

2000 年 12 月 30 日，患者疼痛明显减轻，要求回家静养。X 线片复查（图 1-1-29C）对位良好，嘱咐注意事项，办理出院。

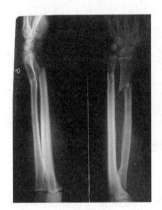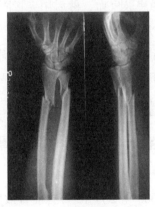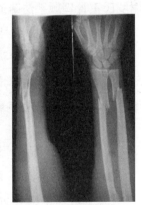

A.复位前　　　　　　　　B.复位后　　　　　　　　C.复位后1周

图 1-1-29　右尺桡骨远端双骨折

【疗效】复位后 1 周复查见骨折对位良好，右前臂疼痛减轻，出院静养。

【按语】牵拉按压捏挤相嵌法治疗尺桡双骨折，骨折复位固定后，应注意观察患肢的肿胀情况及患手的温度、颜色和感觉，随时调整夹板系带的松紧度，以免系带过紧，并发前臂筋膜间隔综合征。

案 8. 右桡骨中段骨折

王某，男，15 岁，北京市昌平区，学生。

【就诊经历】患者骑车时不慎跌倒，右前臂着地，当即感右前臂肿痛伴活动受限，1982 年 5 月 21 日就诊于罗有明骨伤医院。

【检查】患者神清，一般情况良好，右前臂肿胀畸形，活动受限。罗有明运用罗氏触诊手法检查发现，患处压痛阳性，局部皮肤温度较高，可触及骨擦感，右桡动脉搏动可及，患肢末梢血运及运动感觉未见明显异常。

【影像检查】X 线片示：右桡骨中段骨折。

【诊断】右桡骨骨折。

【治疗】患者取坐位，助手握住患肢肘关节，医者坐于患者右前方，双手握住患者腕关节，相向牵拉患者前臂，在充分牵引的情况下，拇指按压骨折突起处，余四指向上托顶，手下有骨擦感时提示骨折复位。骨折复位后，采用罗氏正骨理顺手法疏通患肢气血，然后用夹板固定以维持骨折的稳定性。

【疗效】患者 2 个月后骨折愈合，功能恢复正常。

【按语】青少年骨折愈合速度快，骨痂塑形能力较强，复位不需要强求解剖复位。复位时要求手法娴熟、连贯性强、力点准确，畸形消失手法即停，避免反复牵拉加重局部损伤。

案 9. 右尺桡骨中段双骨折

王某，男，38 岁，河北省雄县，工人。

【就诊经历】患者 2000 年 2 月 13 日右前臂被压石机器轮挤伤，当即感右前臂肿胀疼痛，活动受限，遂至罗有明骨伤医院就诊。

【检查】患者神清，精神可，一般状况良好。右前臂瘀血肿胀严重，畸形明显，活动受限，采用罗氏拇指触诊检查发现，右前臂中段肿胀畸形，局部压痛阳性，可触及明显的骨擦感及骨断端，患肢桡动脉搏动可及，患肢末梢血运及运动感觉未见明显异常。

【影像检查】X 线片示：右尺桡骨骨折（图 1-1-30A）。

【诊断】右尺桡骨中段双骨折。

【治疗】患者取坐位，患肩外展 70°～ 90°，肘屈曲 90°，一助手立于患侧双手固定上臂，另一助手双手握患肢远端（嘱患者放松），两助手相对用力牵拉至有分离感时，医者双手捏于患处，拇指在上，余四指在下，夹挤分骨后行按压托顶手法，将移位的骨断端推按复位。复位后捋顺气血，用夹板固定，并予口服活血药物。门诊处理后收入住院。

2000年2月17日查房，患肢青紫肿胀并形成张力性水疱，抽液换药对症处理。患肢末梢血运较差，调节夹板松紧后重新固定。

2000年2月23日查房，患肢肿胀疼痛较前减轻，张力性水疱消退，复查X线片见骨折对位良好（图1-1-30B）。

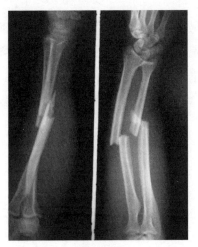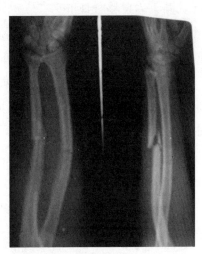

A.复位前　　　　　　　　　　　　　　B.复位后

图1-1-30　右尺桡骨中段双骨折

【疗效】复位后患肢畸形消失，肿胀疼痛较前明显减轻，复查X线片见骨折对位良好。

【按语】尺桡骨骨折临床较为常见，直接暴力、间接暴力均可造成尺桡骨干双骨折，骨折后易出现明显移位，且固定较为困难。罗氏正骨采用牵拉、夹挤分骨、按压托顶、捋顺气血等多种手法治疗前臂双骨折，疗效理想。注意复位固定后，务必严密观察肢体感觉及末梢血运，以免出现不可逆损害。在骨折后期治疗中，要及时提醒并帮助患者进行康复训练，以恢复正常生理活动。

案 10. 右尺桡骨骨折

闫某，男，9岁，北京市东城区，学生。

【就诊经历】患者1982年8月10日跑步时摔倒，右前臂及腕部背侧着地，遂就诊于罗有明骨伤医院。

【检查】罗氏触诊：患者右前臂肿胀，活动受限，疼痛剧烈，骨折处有2处凸起畸形，可触及骨擦感。

【影像检查】X线片示：右侧尺桡骨骨折。

【诊断】右尺桡骨骨折。

【治疗】患者取坐位，两助手牵拉患肢两端，医者双手握腕关节，在助手牵拉的同时，轻轻外展肘部，同时拇指挤压突起的尺骨头，即可复位尺桡关节。尺桡关节复位后，医者双手再握住骨折部位，双拇指在上，余指在下，轻轻下压，待骨折对位后，余指慢慢向上提起即可复位（图1-1-31A）。复位后用夹板固定（图1-1-31B）。

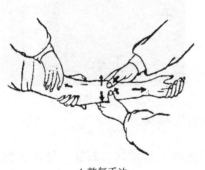

A.整复手法

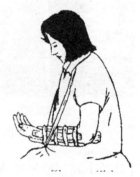

B.夹板固定

图 1-1-31　右尺桡骨骨折

【疗效】正骨复位后患者返家康复。

【按语】前臂尺桡骨骨折，常伴尺骨小头错位。在复位过程中，应先复位尺桡关节，再复位骨折。骨折复位时，尺桡骨断端两侧不可加力，以防骨间隙改变。另外，复位后用夹板固定时，骨间隙的上下面要加圆柱形分骨垫，以防骨间隙改变，影响骨折愈合。

案 11. 左尺桡骨骨折（扭转暴力）

张某，女，31 岁，顺兴电器开关厂工人。

【就诊经历】患者 2001 年 7 月 21 日，因作业不慎前臂卷入车床随后拽出，出现左前臂及左腕关节疼痛、肿胀，活动障碍，随即送往罗有明骨伤医院。

【检查】患者神清，一般情况可，左前臂及左腕关节肿胀、畸形，皮肤瘀血明显，活动受限。罗氏拇指触诊法检查发现：左腕关节背侧压痛阳性，可触及骨擦感，患肢桡动脉搏动可及，患肢末梢血运及运动感觉未见明显异常。

【影像检查】X 线片示：左尺桡骨骨折（图 1-1-32A）。

【诊断】左尺桡骨骨折。

【治疗】患者取坐位，医者一手握住患肢远端，与患者呈对抗性牵引的同时，另一手推压复平掌背侧凸起的骨块，即复位。复位后用夹板及纱布包扎固定骨折处，悬吊患肢前臂于胸前。门诊复位后，摄 X 线片，骨折对位对线可，收入住院观察治疗。

10 月 26 日查房，患者诉左前臂肿胀、疼痛，温度略高，骨折处有阵发性疼痛，夜间明显。拆除夹板检查见骨折处有轻微移位，予手法复位矫正（图 1-1-32B）。

11 月 8 日查房，患者肿胀及疼痛明显减轻，温度恢复正常，手指活动正常，复查 X 线片见骨折对位良好，嘱患者切勿剧烈活动。

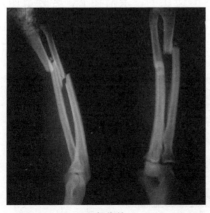
A.复位前

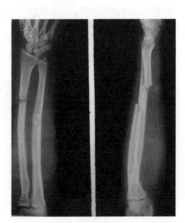
B.复位后

图 1-1-32 左尺桡骨骨折

11月20日查房，患者一般状况良好，出院回家，嘱加强功能锻炼。

12月3日复查，患肢无疼痛、肿胀，腕关节功能恢复正常，摄X线片：骨折线对位对线可，骨痂基本形成。

【疗效】患者肿胀疼痛消失，X线片示骨折对位良好，出院后一月复查，骨痂基本形成。

【按语】该患者为左尺桡骨骨折，采用牵拉推按法复平凸者，以恢复其正常的解剖关系。注意手法操作不宜过重，要在骨折重叠移位解除后进行。后期用夹板固定时需要密切关注固定的松紧情况，以免夹板脱落及手指的血运出现障碍。

案12. 左尺桡骨骨折（成角移位）

赵某，女，22岁，北京市西城区，工人。

【就诊经历】患者1982年6月21日摔伤左前臂，未处理。5天后就诊于罗有明骨伤医院。

【检查】罗氏触诊：患者左前臂肿胀，骨折处畸形，尺骨骨折处肌肉被断骨顶起。

【影像检查】X线片示：左侧尺桡骨骨折。

【诊断】左尺桡骨骨折。

【治疗】患者取坐位，两助手牵拉患肢两端，医者双手握住骨折部位，两助手牵拉前臂成掌心向上位，医者双拇指在上，余指在下，轻轻下压，待骨折对位后，余指慢慢向上提起即可复位（图1-1-33A）。复位后（图1-1-33B）夹板固定（图1-1-33C）。

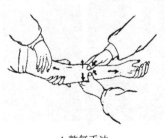
A.整复手法

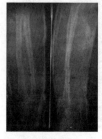
B.复位后

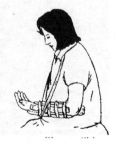
C.夹板固定

图1-1-33 左尺桡骨骨折

【疗效】正骨、正筋、正肌肉治疗后4周，患者骨折愈合良好，拆除夹板，6周后前臂功能恢复。

【按语】复位骨折时，尺桡骨断端两侧不可加力，以防骨间隙改变。另外，用夹板固定时，骨间隙要加圆柱形的分骨垫，以防骨间隙改变影响骨折愈合。

第七节　腕关节骨折

案1. 左桡骨远端粉碎性骨折

陈某，男，41岁，重庆市巫山县官渡镇双树村村民，农民工。

【就诊经历】患者2010年10月11日不慎从2米高的架子上坠地，左手及左面部着地，当即意识短暂丧失，醒后感左前臂及左腕关节疼痛，活动受限，遂至北京某大型医院急诊就诊，X线片示：左桡骨远端粉碎性骨折，骨折块向腕背侧移位。接诊医者予石膏固定。治疗后患者疼痛未见减轻，2010年10月22日至北京另一大型医院就诊，建议手术治疗。患者及家属为求保守治疗，2001年10月28日就诊于罗有明骨伤医院。

【检查】患者神清，一般情况良好，左腕关节肿胀、畸形，局部瘀血明显，活动受限。采用罗氏拇指触诊法检查发现，患者左腕关节背侧压痛阳性，可触及骨擦感，患肢桡动脉搏动可及，患肢末梢血运及运动感觉未见明显异常。

【影像检查】X线片示：左桡骨远端粉碎性骨折。

【诊断】左桡骨远端粉碎性骨折。

【治疗】患者取坐位，一助手双手握住患者左前臂，另一助手双手握住患者左腕关节，同时向相反的方向牵拉。医者双手复贴捋顺患者左上肢前臂，双拇指贴紧骨折畸形凸起处下按，余四指在对侧向上端提，屈腕尺偏，手下有骨擦感，骨凸起消失即为复位。复位后复贴患肢，用夹板及绷带包扎固定，悬吊患肢前臂于胸前。

11月8日查房，患者左腕关节肿胀及疼痛明显减轻，温度恢复正常，手指活动情况尚可，复查X线片见骨折对位良好，嘱患者切勿剧烈活动（图1–1–34A，图1–1–34B）。

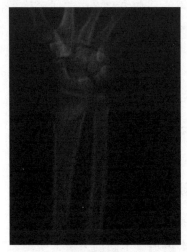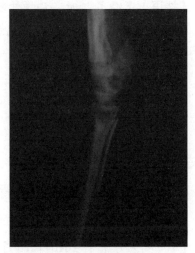

A.复位后正位片　　　　　　　　　　　　B.复位后侧位片

图 1–1–34　左桡骨远端粉碎性骨折

12月3日查房，患者左腕关节无疼痛、肿胀，功能活动恢复正常，摄X线片：骨折对位对线可，骨痂基本形成，予以出院。

【疗效】患者肿胀疼痛消失，骨折对位良好，出院时骨痂基本形成。

【按语】该患者为桡骨远端骨折，治疗采用牵拉按压屈腕尺偏法使凸者复平，以恢复其正常的解剖关系。桡骨远端粉碎性骨折通常涉及关节面，复位时要尽量恢复关节面的平整，避免创伤性关节炎的发生。

案 2. 右桡骨远端骨折（掌侧巴通骨折）

何某，男，34岁，铝合金厂工人。

【就诊经历】患者1997年2月28日骑摩托车不慎摔到，右腕着地，当即感右腕部疼痛，活动受限，于外院就诊，摄X线片示：右腕关节骨折。医院建议手术治疗，患者拒绝。为求保守治疗，1997年3月1日于罗有明骨伤医院就诊。

【检查】患者神志清，一般状况良好，右腕关节肿胀、畸形。罗氏拇指触诊检查发现，患者右腕关节掌侧压痛阳性，可触及骨擦感及台阶样感。患肢桡动脉搏动可及，末梢血运及运动感觉未见明显异常。

【影像检查】自带 X 线片：右桡骨边端骨折（图 1-1-35A）。

【诊断】右桡骨远端骨折（掌侧巴通骨折）。

【治疗】医者双手复贴患者右上肢前臂，一助手双手握于患者右前臂，另一助手双手握于患者右腕关节处，同时向相反的方向牵拉，同时医者双拇指贴紧骨折畸形凸起处推按，余四指在凹侧向上相对端提，手下有骨擦感，同时骨凸起消失即为复位。复位后用夹板固定，屈肘悬吊于胸前。

1997 年 3 月 10 日，患者一般状况良好，患处疼痛减轻，肿胀及瘀血消除，摄 X 线片示：骨折对位尚可，腕关节半脱位（图 1-1-35B）。

1997 年 3 月 20 日，患者一般情况良好，复查 X 线片示骨折对位对线良好，右腕关节活动较前改善明显，骨折处压痛消失。患者要求出院，回家休养，嘱其加强患肢功能锻炼，一个月后复查。

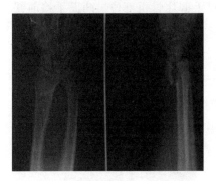 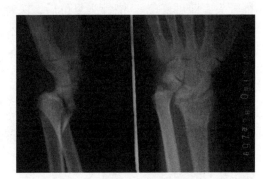

A.复位前　　　　　　　　　　　　　　　　B.复位后

图 1-1-35　右桡骨远端骨折

【疗效】手法复位后，患者肿痛消失，骨折对位对线良好，腕关节功能明显改善。

【按语】该桡骨远端骨折，患者骨折线涉及关节面，且骨折块向掌侧移位，属于掌侧巴通骨折，手法复位过程注意到恢复关节面的平整，体现了罗氏正骨手法"三兼治"的优势，大大缩短了骨折的愈合时间，有效地避免了后遗症的发生。

案 3. 双侧尺桡骨远端骨折

于某，男，9 岁，北京市通州区，学生。

【就诊经历】患者 1982 年 6 月 26 日从树上跌落，摔伤双侧前臂，先后转诊多家医院未予治疗，6 月 28 日就诊于罗有明骨伤医院。

【检查】患者双手屈曲，腕部肿痛、畸形，疼痛剧烈，罗氏手法触诊有骨擦感，右手尺桡骨远端凸起，左手下垂。

【影像检查】X 线片示：双侧尺桡骨远端骨折（图 1-1-36A）。

【诊断】双侧尺桡骨远端骨折。

【治疗】该患者双手屈曲，左手下垂，提示桡骨小头错位。罗氏手法整复尺桡骨骨折先复位桡骨小头。患者取坐位，两助手牵拉患肢两端，医者双手握患肢腕关节处，在助手牵拉的同时，轻轻外展肘部，同时拇指挤压突起的桡骨头，即可复位。桡骨头复位后，医者双手握住骨折部位，两助手将前臂牵拉成掌心向上位，医者双拇指在上，余指在下，拇指轻轻下压，待骨折线对位后，余指慢慢向上提起即可复位（图 1-1-36B）。复位后用夹板固定（图 1-1-36C）。

6 月 28 日，罗有明第 1 次正骨复位后予小夹板固定（图 1-1-36D）。

7 月 1 日，第 2 次就诊整复左侧桡骨，其余骨折处复位良好。

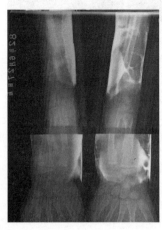

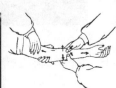

B.整复手法

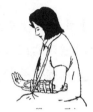

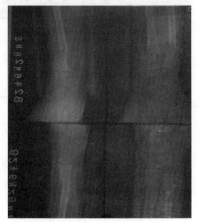

A.复位前　　　　　　　C.夹板固定　　　　　　　D.复位后

图 1-1-36　双侧尺桡骨远端骨折

7月12日，第3次就诊伤处消肿，无骨擦感。

7月25日，第4次就诊前臂功能基本恢复。

8月2日，第5次就诊，患者已不觉疼痛，前臂功能恢复良好。

【疗效】经罗有明4次正骨治疗后，患者骨折愈合良好，前臂功能恢复。

【按语】该病例为前臂骨折中比较严重的一例。双前臂尺桡骨骨折，且有桡骨小头错位，应先复位桡骨头，再复位骨折。骨折复位时，尺桡骨断端两侧不可加力，以防止骨间隙改变。该患者左桡骨骨折线在下，所以先复位尺骨，后复桡骨。复位后夹板固定时，骨间隙要加圆柱形的分骨垫，以防骨间隙改变，影响愈合。

案4. 左尺桡骨远端骨折伴脱位

于某，男，37岁，北京市平谷南独乐河镇，司机。

【就诊经历】患者2001年10月16日12时左右因驾驶汽车熄火，启动摇车后摇把反转，打伤左手腕，当时倒地，感左前臂麻木，疼痛不明显，由同事送至罗有明骨伤医院就诊，摄片示：左桡骨远端骨折伴脱位，在门诊手法复位、夹板固定后收入住院。

【查体】患者神清，一般状况良好。左前臂肿胀瘀血严重，餐叉样畸形，左腕关节活动受限。罗有明采用罗氏拇指触诊检查发现，左腕部压痛阳性，可触及明显的骨擦感及骨突起，患肢末梢血运及运动感觉未见明显异常。

【影像检查】X线片示：左尺桡骨远端骨折伴脱位（图1-1-37A）。

【诊断】左尺桡骨远端骨折伴脱位。

【治疗】患者取坐位，一助手双手固定患肢上臂，另一助手双手握腕关节，嘱其放松，用力沿前臂方向向远端牵拉，并配合医者做屈曲腕关节动作；医者双手捏于患处，食指在下，拇指在上，按压、屈伸腕关节，手下有滑动弹响时脱位复位，再推按复位移位的骨断端。复位完成后用夹板固定，定期检查，并根据具体情况调整夹板的松紧。

2001年10月19日查房，患者左前臂局部产生水疱，抽液消毒对症处理。

2001年10月31日查房，患者一般情况良好，左手略肿，调整夹板后重新固定，复查X线片见骨折对位对线良好（图1-1-37B）。

2001 年 11 月 14 日查房，患者一般情况好，复查 X 线片见骨折对位对线良好，骨折端部分骨痂形成（图 1-1-37C）。患者要求出院，出院静养。

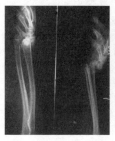
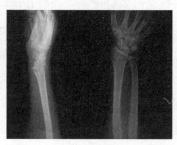
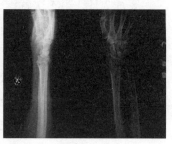

A.复位前 　　　　　　　　B.复位后2周 　　　　　　　　C.复位后1月

图 1-1-37　左尺桡骨远端骨折伴脱位

【疗效】腕关节肿胀畸形消失，疼痛不显，骨折处部分骨痂形成。

【按语】腕关节骨折伴脱位多见于青壮年，一般由暴力导致，治疗应先纠正腕关节脱位，然后复位骨折。该患者桡骨远端骨折未涉及关节面，采用屈伸、推按托顶法治疗，复位较为容易，日后不会遗留创伤性关节炎等并发症。

第八节　掌骨骨折

案 1. 右手第 4、5 掌骨骨折

石某，女，37 岁，河北省三河市段家岭镇南岑村村民，农民。

【就诊经历】患者 2001 年 3 月 18 日下午不慎被卡车挤伤右手，当时右手肿胀、疼痛，功能活动障碍。就诊于三河市某医院，X 线片检查：右手 4、5 掌骨骨折，建议手术治疗。患者为保守治疗，2001 年 3 月 21 日就诊于罗有明骨伤医院，收入住院。

【检查】患者神清，痛苦面容，一般情况可。右手肿胀，右手第 4、5 掌指关节处皮肤破损、凹陷畸形，触诊可扪及骨擦感，掌指关节活动受限。

【影像检查】X 线片示：右手第 4、5 掌骨骨折。

【诊断】右手第 4、5 掌骨骨折。

【治疗】患者取坐位于治疗椅上，皮肤破损处清创消毒，在相对无菌的条件下进行手法复位。助手固定患者腕关节，医者一手牵拉患者右手第4、5指，另一手拇、食二指归挤、按压，使骨折断端复位。复位后用小夹板包扎外固定，并给予抗炎、活血化瘀、接骨续筋药物治疗。

2001年3月24日，复位3天后，患者疼痛较前略感缓解。

2001年4月10日，患者疼痛较前缓解，打开外固定，可见破损处已结痂，瘀血肿胀较前减退。

2001年4月24日，患者疼痛明显好转，拆除外固定，瘀血肿胀明显减退，复查X线片见骨折断端对位良好（图1-1-38），患者要求出院返家静养。

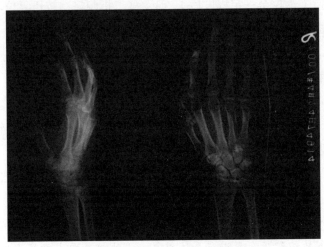

图1-1-38　右手第4、5掌骨骨折

【疗效】患者治疗后，皮损结痂，瘀血肿胀消除，骨折端对位良好，右手掌指关节活动开始恢复。

【按语】在治疗有破损皮肤的骨折时，要消毒、清创，在相对无菌的情况下行手法复位。复位时，用拇、食二指进行归挤、拿捏，使断端复位。

案2. 左手第5掌骨骨折

张某，男，18岁，上海市徐汇区，中学生。

【就诊经历】患者2009年4月12日打球时不慎戳伤左手掌，当时左手尺侧剧烈疼痛，明显肿胀，并伴有左手功能活动障碍。就诊于当地医院，经X

线片检查显示：左手第 5 掌骨骨折，给予手法复位后用石膏固定。2009 年 4 月 25 日复查 X 线片，考虑手法复位不理想，建议内固定手术治疗。患者及家属为求保守治疗，2009 年 4 月 27 日慕名就诊于罗有明骨伤医院。

【查体】患者神清，一般情况可。打开石膏外固定可见左手瘀血，无名指、小指肿胀，左手掌尺侧畸形，触诊可扪及骨擦感，末梢血运尚可。

【影像检查】X 线片示：左手第 5 掌骨骨折。

【诊断】左手第 5 掌骨骨折。

【治疗】患者取坐位于治疗椅上，首先用 40℃左右温水浸泡左手约 20 分钟，然后复贴、捋顺手法松解左手软组织。助手握住左手腕关节固定，医者一手牵拉患指（牵拉至一定程度后），拇、食二指归挤、按压复位。复位成功后，用小夹板包扎固定，并给予活血化瘀、接骨续筋药物治疗。

2009 年 4 月 29 日，复位 2 天后，患者疼痛较前缓解。手法捋顺治疗一次，继续目前外固定等治疗。

2009 年 5 月 7 日，复查 X 线片，提示骨折断端骨痂生长良好。患者左手掌偶感疼痛，左手小指及无名指活动正常。患者及家属对其效果较满意，要求返校，办理出院，带 1 号外用洗药，2 次／日浸泡。

【疗效】罗氏正骨手法治疗后，患者伤指功能恢复可，骨折对位良好，骨痂生长。

【按语】患者第 5 掌骨骨折 2 周后入院，治疗时应先用温水浸泡，配合手法松解周围软组织后，再进行手法整复。手法整复要求牵拉力度和缓持续，待骨折线平行时再归挤、推按，不可强行暴力手法。

第二章　下肢骨折

第一节　股骨颈骨折

案1.左股骨颈骨折（坠落伤）

白某，男，20岁，北京市朝阳区长营乡八队，工人。

【就诊经历】患者于2000年4月25日高空作业，不慎从高约4米处坠落致伤左髋部，当即于外院就诊。X线片检查显示：左股骨颈骨折。建议手术治疗。患者为求中医保守治疗，2000年5月4日至罗有明骨伤医院就诊，收入住院。

【检查】平车推入，一般情况可。左髋部肿胀、瘀血，局部压痛阳性，触及骨擦感。左下肢呈外旋畸形，左下肢较右下肢短约2cm，不能伸直。

【影像检查】X线片示：左股骨颈骨折（图1-2-1）。

【诊断】左股骨颈骨折。

【治疗】患者取仰卧位，一助手固定左右腋下，另一助手双手握住患者左下肢踝关节上部对抗牵拉；医者顺势用一手扒住股内侧最上部向外扳拉，另一手掌放在股骨粗隆部向内推压以稳定骨折线，同时双手用力归

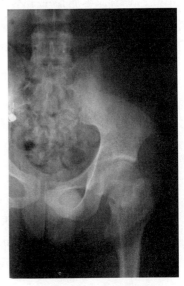

图1-2-1　左股骨颈骨折

挤，握踝之助手将伤肢内旋对位。复位后两腿长短相等，用医用大纱布大腿根部交叉包扎（稳定足及下肢功能位，保持患肢绝对制动），5kg 重力牵引，口服活血化瘀止痛药物，静脉抗生素滴注治疗。

2000 年 5 月 13 日，打开外固定，瘀血肿胀略减轻，给予复贴、捋顺气血手法。治疗后患者诉疼痛有所好转，继续外固定，嘱患者卧床牵引，绝对制动。

2000 年 5 月 23 日，患者疼痛明显好转，病情趋于稳定，要求出院。给予松解肌肉软组织手法 1 次，出院回家，继续外固定静养。

【疗效】患者治疗后疼痛明显减轻，瘀血水肿消除，下肢功能开始恢复。

【按语】患者股骨颈骨折，左下肢呈外旋畸形。在手法复位时，助手在牵拉患肢的同时，需要配合医者内旋复位伤肢。复位后内旋位牵引固定，绝对制动，防止骨折再次移位。

案 2. 右股骨颈骨折（车祸伤）

侯某，女，42 岁，北京市朝阳区厚俸 73 号，无业。

【就诊经历】患者 2006 年 8 月 6 日被车撞飞致伤右髋部，当时右髋部疼痛，活动受限。外院急诊，给予 X 线片检查，提示右股骨颈骨折，建议手术治疗。患者及家属拒绝手术，要求保守治疗，2006 年 8 月 7 日担架抬入罗有明骨伤医院就诊，收入住院。

【检查】担架抬入，疼痛面容，一般情况可。右髋部肿胀、瘀血，局部压痛阳性，触诊有骨擦感。右下肢略呈内收移位，不能伸直，活动受限。右侧足背动脉搏动良好。

【影像检查】X 线片示：右股骨颈骨折（图 1-2-2）。

【诊断】右股骨颈骨折。

【治疗】患者取仰卧位，一助手固定左右腋下，另一助手双手握住患者右下肢踝关节上部对抗牵拉；医者顺势一手扒住股内侧最上部向外扳拉，另一手掌放在股骨粗隆部向内推压以稳定骨折线以对位。对位后两腿长短相等，用医用大纱布大腿根部交叉包扎，稳定足及下肢功能位，保持患肢绝对制动，5kg 重力牵引。口服散利痛、来立信等药物对症治疗。

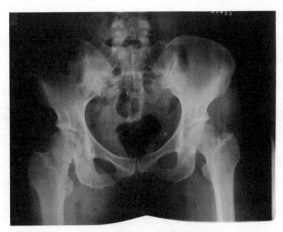

图 1-2-2　右股骨颈骨折

　　2006 年 8 月 14 日，患者一般情况可，生命体征稳定。打开外固定，肿胀略有减退。给予复贴等手法松解软组织 1 次，嘱患者适当行踝关节背屈等锻炼。

　　2006 年 9 月 13 日，患者右股骨处疼痛不明显，右股骨颈骨折愈合稳定，办理出院，回家静养。

　　【疗效】治疗后患者恢复良好，可下地缓慢行走。

　　【按语】根据罗氏手法治疗股骨颈骨折经验，若骨折移位很小，尚处于功能位，可适当调整复位，外固定牵引，静养即可。

案 3. 左股骨颈骨折（基底型）

　　马某，男，39 岁，北京市朝阳区小红门乡牌坊大队，司机。

　　【就诊经历】患者 1999 年 9 月 26 日上午不慎从汽车上掉下摔伤左髋部。当时左髋剧痛，不能站立行走，活动受限。先后两次就诊于院外两家医院，X线片检查，提示左股骨颈基底部骨折，并可见新的错位、成角畸形。患者要求保守治疗，1999 年 9 月 27 日担架抬至罗有明骨伤医院就诊，收入住院。

　　【检查】担架抬入，疼痛面容，一般情况可。左髋部肿胀严重，局部拒按，触诊有骨擦感。左下肢略呈左上移位，不能伸直，活动受限。

　　【影像检查】X线片示：左股骨颈基底部骨折，合并错位、成角畸形（图 1-2-3A）。

【诊断】左股骨颈骨折。

【治疗】患者取仰卧位，一助手用大纱布固定左股骨向左外上牵拉，另一助手双手握住患者左下肢踝关节上部对抗牵拉；医者顺势用一手扒住股内侧最上部向外扳拉，另一手掌放在股骨粗隆部向内推压以稳定骨折线对位。对位后两腿长短相等，用医用大纱布大腿根部交叉包扎，稳定足及下肢功能位，保持患肢绝对制动，5kg 重力牵引。给予抗炎、活血化瘀等药物治疗。

1999 年 9 月 29 日，患者诉手法复位后左髋部疼痛减轻。X 线片检查提示骨折复位好转，成角消失（如图 1-2-3B）。在此基础上再次手法整复，整复后 X 线片提示骨折复位良好（图 1-2-3C），继续目前对症治疗。

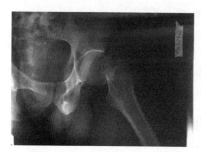
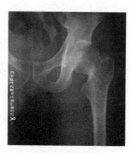
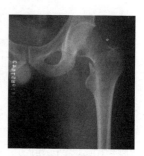

A.复位前　　　　　　　B.第一次整复后　　　　　　C.第二次整复后

图 1-2-3　左股骨颈基底部骨折

1999 年 10 月 6 日，患者疼痛有所缓解，但左下肢仍有胀痛，打开外固定，复贴下肢以促进气血运行。治疗后患者不适症状明显好转，继续当前治疗。

1999 年 10 月 25 日，患者不适症状明显减轻，一般情况可，病情稳定，办理出院，回家静养。

【疗效】患者经手法整复，骨折处外固定，左踝牵引及对症治疗后，骨折处疼痛消除，功能开始恢复。

【按语】股骨颈骨折比较复杂，在一次复位后，骨折成角消失，但骨折对位不佳，在复查 X 线片后根据情况进行二次整复，骨折对位对线良好。

案4. 左股骨颈骨折（头下型）

史某，男，59岁，北京市顺义区赵各庄乡小曹村村民。

【就诊经历】患者1985年8月28日骑自行车不慎摔伤，当即感左大腿疼痛、活动受限，遂至附近医院就诊。摄X线片：左股骨颈骨折，予消肿止痛药对症处理，并建议患者手术治疗，患者拒绝。患者左大腿肿胀疼痛，功能障碍，为求进一步治疗，于1985年9月3日就诊罗有明骨伤医院，收入住院。

【查体】患者神志清楚，一般状况良好，左髋部肿胀、瘀血，左下肢外旋短缩畸形，活动受限。罗氏拇指触诊检查发现，患者左腹股沟中点压痛阳性，可触及骨擦感，左下肢轴向叩击痛阳性，左下肢足背动脉搏动可及。

【影像检查】X线显示：左股骨颈骨折（图1-2-4A）。

【诊断】左股骨颈骨折。

【治疗】患者取仰卧位，助手固定患者髋部，另一助手握住患者踝部对抗牵拉（将骨折重叠处牵开），牵拉的同时将伤肢缓慢旋至功能位。医者一手掌放置骨凸处向对侧推压复平，另一手扒住大腿内侧上端向外扳拉，即可复位。复位后行复贴、理筋手法（促进肿胀消散，加速血液循环），用2米长医用纱布大腿根部"8"字交叉包扎，保持下肢中立位。

1985年9月10日查房，患者一般状况良好，摄X线片复查，骨折对位对线可；骨折处肿胀消退，足尖外旋消失。

1985年9月13日查房，患者无特殊不适感，要求出院休养，办理出院。嘱患者定期复查，禁止下地活动，避免再次损伤。

【疗效】经手法复位后，骨折对位对线良好（图1-2-4B）。

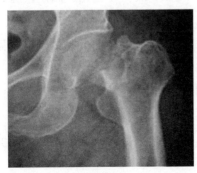

A.复位前

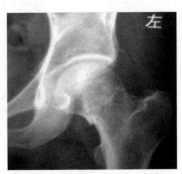

B.复位后

图1-2-4 左股骨颈骨折

【按语】中老年男性因骨质疏松，摔倒后多发生股骨颈骨折，由于局部血运较差，股骨颈骨折后多发生缺血坏死等情况，因此，复位时应避免反复牵拉患肢，更不可一味强求解剖复位，以免加重血管损伤。复位后复贴患肢，可加速肿胀消散及血液运行，有助于患肢骨折愈合。包扎固定后专用床仰卧位休息，不可坐起。

案 5. 右股骨颈骨折（经颈型）

许某，男，47 岁，北京市通州区张家湾供销社，干部。

【就诊经历】患者 1998 年 11 月 10 日晚骑车时不慎摔倒致伤右髋部，当时右髋部剧烈疼痛，不能站立、行走，后被人抬至家里，疼痛难忍。1998 年 11 月 11 日由家属送至罗有明骨伤医院。

【检查】担架抬入，痛苦面容，一般情况可。右髋部肿胀、瘀血，右下肢略呈内收移位，活动受限，痛处拒按，触诊有骨擦感，右足皮温正常，足背动脉搏动良好。

【影像检查】X 线片示：右股骨颈骨折（图 1-2-5A）。

【诊断】右股骨颈骨折。

【治疗】患者取仰卧位，一助手固定患者左右腋下，另一助手双手握住患者右下肢踝关节上部对抗牵拉；医者顺势一手扒住股内侧最上部向外扳拉，另一手掌放在股骨粗隆部向内推压以对位骨折线。对位后两腿长短相等，用医用大纱布大腿根部交叉包扎固定，稳定足及下肢于功能位，保持患肢绝对制动，5kg 重力牵引。口服活血化瘀止痛等药物对症治疗。

1998 年 11 月 11 日，入院后给予手法复位 1 次，并包扎外固定，患者诉疼痛较前缓解，嘱患者继续保持右下肢制动。

1998 年 12 月 1 日，患者诉不适症状较前明显缓解。打开外固定，可见肿胀明显减退。给予 X 线片复查（图 1-2-5B）可见骨折处对位对线良好。

1998 年 12 月 13 日，患者诉不适症状明显好转，病情稳定，办理出院，回家静养。

【疗效】患者骨折处瘀血肿胀消除，疼痛消失，复查 X 线片提示骨折处对位良好。

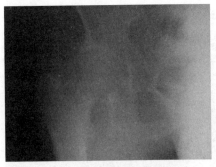
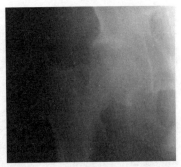

A.复位前　　　　　　　　　　　　　　B.复位后

图 1-2-5　右股骨颈骨折

【按语】股骨颈骨折，若未见明显移位，治疗以将顺气血为主。复查注意只拍摄正位 X 线片，以防止骨折处因检查而发生错位。

案 6. 右股骨颈骨折（内收型）

杨某，女，65 岁，北京市朝阳区，无业。

【就诊经历】患者 1994 年 4 月 21 日不慎被车撞伤右髋部，当时疼痛剧烈，不能站立，活动受限。急送外院，X 线片检查示右侧股骨颈骨折，对症处理。为求进一步治疗，患者于 1994 年 4 月 21 日来罗有明骨伤医院就诊。

【检查】患者平车推入，一般情况可。右髋部肿胀、瘀血，局部压痛阳性，触及骨擦感。右下肢呈内收、外旋畸形，右下肢较左下肢短 3cm，不能伸直。

【影像检查】X 线片示：右股骨颈骨折（图 1-2-6A）。

【诊断】右股骨颈骨折。

【治疗】患者取仰卧位，一助手固定左右腋下，另一助手双手握住患者右下肢踝关节上部对抗牵拉；医者顺势一手扒住股内侧最上部向外扳拉，另一手掌放在股骨粗隆部向内推压以对位骨折线。对位后两腿长短相等，用医用大纱布大腿根部交叉进行包扎，稳定足及下肢功能位，保持患肢绝对制动，5kg 重力牵引。口服骨折挫伤散，5 粒 / 次，3 次 / 日。

【疗效】1994 年 5 月 4 日，患者诉疼痛明显减轻，打开外固定可见肿胀明显减退。X 线片示：骨折处对位、对线（图 1-2-6B）良好。办理出院，回家静养。

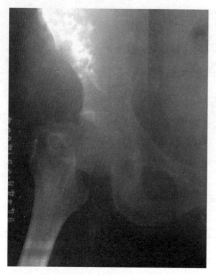 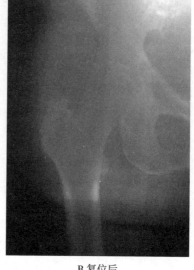

A.复位前   B.复位后

图 1-2-6 右股骨颈骨折

【按语】股骨颈骨折手法复位较难，要求助手及医者配合默契。手法复位后患者要绝对卧床静养，避免活动，不可坐起。75～90天时可考虑半卧位，并根据骨痂的形成决定坐位时间。

第二节 股骨粗隆间骨折

案1.右股骨粗隆间斜形骨折（分离移位）

李某，男，54岁，北京市太伟公司木器加工厂，工人。

【就诊经历】患者1998年12月4日夜里上班途中不慎从高约2米处摔下，右髋部着地，当即感右髋部剧烈疼痛，不能站立。被同事送至外院就诊，X线片检查诊断为右股骨粗隆间斜形骨折，分离约1cm，远端向上移位1.5cm。住院1周建议手术治疗，患者拒绝手术，于1998年12月10日担架抬入罗有明骨伤医院，收入住院。

【检查】担架抬入，疼痛面容，一般情况可。右髋部肿胀、瘀血，髋关节外侧凸起畸形。局部压痛阳性，触及骨擦感。右下肢较左下肢短约 1cm，不能伸直，活动受限。右足背动脉搏动可。

【影像检查】X 线片示：右股骨粗隆间斜形骨折，顶端分离约 1cm，远端向上移位 1.5cm（图 1-2-7A）。

【诊断】右股骨粗隆间斜形骨折。

【治疗】患者取仰卧位，一助手固定左右腋下，另一助手双手握住患者右踝关节上部对抗牵拉；医者顺势一手虎口部卡在腹股沟内侧最上部向外扳推，另一手掌放在股骨大转子部向内按压以稳定骨折线，同时双手用力归挤；握踝之助手将伤肢外展，医者手下有骨擦感即已复位。对位后两腿长短相等，用医用大纱布大腿根部交叉包扎固定，稳定足及下肢于功能位，保持患肢绝对制动，5kg 重力牵引。输液抗炎、消肿止痛，给予活血化瘀等药物治疗。

1998 年 12 月 10 日，手法复位后患者诉疼痛略感缓解，骨折处继续予外固定及右下肢牵引。嘱患者绝对卧床并右下肢制动。

1998 年 12 月 23 日，患者骨折处疼痛消失，瘀血肿胀明显减轻。但患者配合较差，随意坐起，将牵引固定撤掉，导致症状再次加重。随即给予手法将顺气血、松解软组织 1 次，继续右下肢牵引，骨折处外固定，告知患者绝对制动。

1999 年 1 月 16 日，患者疼痛消失，右下肢肿胀不明显。X 线片检查提示骨折对位可，骨痂生长（图 1-2-7B）。3 天后患者出院返家静养。

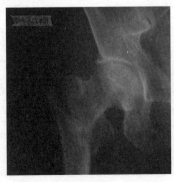 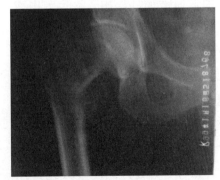

A.复位前　　　　　　　　　　　　　　B.复位后

图 1-2-7　右股骨粗隆间斜形骨折

【疗效】骨折处疼痛消除，功能开始恢复。查 X 线片提示骨折对位好，骨痂开始生长。

【按语】根据罗氏手法治疗股骨粗隆间骨折经验，在进行闭合手法复位时，应根据骨折移位部位、移位程度采用不同的复位手法，灵活应用。

案 2. 左股骨干近端骨折（左股骨粗隆下骨折）

刘某，男，8岁，河北省涿州市，学生。

【就诊经历】患者 1995 年 2 月 16 日不慎被三轮车砸伤髋部，当时感髋部疼痛明显，送至当地医院就诊，拍 X 片示左股骨近端骨折，未予特殊处理。患者为求保守治疗，1995 年 2 月 18 日就诊于罗有明骨伤医院。

【检查】患者神清，一般情况良好。采用罗氏检查手法发现，患者左髋部肿胀畸形，活动受限，局部压痛阳性，可触及骨擦感，左下肢呈外旋位且较健侧短约 2cm。患肢末梢血运及运动感觉未见明显异常。

【影像检查】X 线片示：左股骨干近端骨折。

【诊断】左股骨干近端骨折（左股骨粗隆下骨折）。

【治疗】患者取仰卧位，一助手固定患者髋部，另一助手握住患者踝部对抗牵拉（将骨折重叠处牵开），牵拉的同时将旋转畸形的伤肢缓慢旋至功能位。医者行推按之法，一手掌放置在骨凸之处向对侧推按复平骨折突起处，另一手在对侧抵挡把住，即可复位。复位后行复贴、理筋手法促进肿胀消散，加速血液循环；用 2 米长医用纱布在大腿根部交叉包扎，保持下肢中立位。

1995 年 2 月 28 日，患者局部肿胀消退，拍 X 片示正侧均错位，再次手法整复固定，复查 X 片正位良好，侧位对位 1/2，回病房修养。

1995 年 3 月 6 日，复查 X 线片示骨折对位对线良好（图 1-2-8）。

【疗效】患者骨折愈合良好，可下地行走。

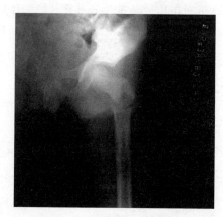

图 1-2-8 左股骨干近端骨折

【按语】该骨折属于髋部骨折，复位及固定均较困难，存在复位不良及再移位等情况。但是儿童骨折愈合速度快，骨痂塑形能力较强，复位过程无需强求解剖复位。复位时要做到稳准、轻快，以减轻患者痛苦，一旦畸形消失，手法即停，即使残存骨折对位不良也可在日后骨痂塑形改造过程中得以纠正。

案 3. 左股骨粗隆间粉碎性骨折

山某，男，56 岁，北京市朝阳区，包装装潢厂工人。

【就诊经历】患者 1997 年 5 月 15 日不慎从高空坠落摔伤左大腿，伤后即感疼痛、活动受限，送至北京某医院就诊，摄 X 线片示左股骨粗隆间粉碎性骨折，建议手术治疗，予消肿止痛对症处理。随后患者转至北京其他医院就诊，均建议手术治疗。患者为求保守治疗，1997 年 5 月 24 日就诊于罗有明骨伤医院，收入住院。

【检查】患者神清，一般状况良好，左股骨上段瘀血肿胀，患肢呈屈膝外展短缩畸形，功能活动受限。采用罗氏双手拇指触诊检查发现，患者左大腿上段压痛阳性，可触及骨擦感，左下肢足背动脉搏动可及，患肢末梢血运及运动感觉未见明显异常。

【影像检查】X 线片示：左股骨粗隆间粉碎性骨折（图 1-2-9A）。

【诊断】左股骨粗隆间粉碎性骨折。

【治疗】患者取仰卧位，一助手双手握于患者双腋向上牵引，第二助手双手捧推住膝关节，第三助手双手握住患者伤肢踝关节向外下方拔伸牵拉；医者一手虎口卡住伤侧大腿根部用大力向外上方推托，另一手掌根部贴住大转子，用大力向下方推按、下压，然后双手相对用力归挤，同时第三助手将伤肢外展，医者手下有骨擦感时，测量双下肢等长，提示骨折复位。复位后复贴、捋顺患肢，以通行气血，促进瘀血肿胀消退；用医用纱布大腿根部交叉固定，患肢踝关节外展中立位牵引固定，配合活血化瘀药物内服、外用。

1997 年 5 月 26 日，复查 X 线片示骨折对位良好，左大腿瘀血肿胀较前消退明显。

1997 年 6 月 16 日，患者一般状况良好，摄 X 线片复查，骨折对位对线良好，左大腿肿胀消退，患肢外展畸形消失，去除患肢牵引。嘱患者进行适当的功能锻炼（图 1-2-9B）。

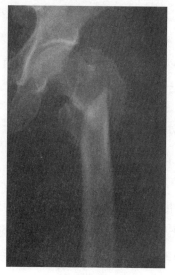
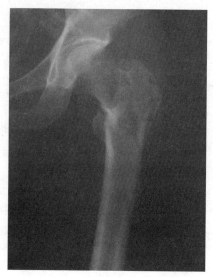

A.复位前　　　　　　　　　　　　　B.复位后

图 1-2-9　左股骨粗隆间粉碎性骨折

1997 年 6 月 28 日，患肢肿胀消退，疼痛不显，可拄拐下地行走，出院回家休养。嘱患者定期复查，加强患肢功能锻炼。

【疗效】手法复位后骨折对位对线良好，患者肿胀消退、疼痛不显，出院时可拄拐下地行走。

【按语】该患者为中年男性，因高处坠落致股骨粗隆间粉碎性骨折，罗氏正骨牵拉、推按、归挤、外展伤肢等手法，可在矫正重叠移位的基础上将分离的骨折块聚拢复位。采用理筋活血的手法通行患肢气血，以加速肿胀的消退及骨折的愈合。

案 4. 左股骨粗隆间骨折

舒某，男，47 岁，银都装饰公司木工。

【就诊经历】患者 1995 年 8 月 18 日就诊，6 小时前不慎从汽车上摔下致伤左髋关节，当时左髋疼痛剧烈，由担架抬送至罗有明骨伤医院。

【检查】患者一般情况可。左髋部肿胀瘀血，活动障碍。左下肢呈屈曲、外展、外旋位，左下肢较右下肢短 1.5cm，不能伸直。左侧大转子、股骨中间压痛阳性，触诊有骨擦感。

【影像检查】X线片示：左股骨粗隆间骨折（图1-2-10）。

【诊断】左股骨粗隆间骨折。

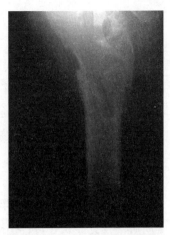

图1-2-10　左股骨粗隆间骨折

【治疗】患者取仰卧位，一助手固定左右腋下，另一助手双手握住患者左踝关节上部对抗牵拉；医者顺势一手虎口部卡在腹股沟内侧最上部向外扳推，另一手掌放在股骨大转子部向内按压以稳定骨折线，同时双手用力归挤；握踝之助手将伤肢外展，医者手下有骨擦感即已复位。复位后两腿长短相等，用医用大纱布在大腿根部交叉包扎固定，稳定足及下肢于功能位，保持患肢绝对制动，5kg重力牵引。口服散利痛、回生第一丹及抗炎药物静脉滴注治疗。

【疗效】1995年9月2日，患者诉疼痛明显减轻。打开外固定可见肿胀有所减退，继续牵引。

1995年9月11日，患者诉疼痛明显好转，肿胀明显减退。复查X线片见骨折对位良好。病情稳定，次日办理出院回家静养。

【按语】左股骨粗隆间骨折闭合手法复位后应行下肢牵引，牵引的优点是可控制患肢外旋并保持下肢的长度。复位后尽量卧床静养2～3个月，视骨痂生长和骨折愈合情况决定下地活动时间。

案5. 左股骨粗隆间粉碎性骨折

田某，男，59岁，河北省保定市，干部。

【就诊经历】患者1997年7月6日骑车与他车相撞，摔伤左腿，当时觉腿部疼痛，伴活动受限，于当天下午来罗有明骨伤医院寻求治疗。

【检查】患者神清，精神可，一般状况良好，左大腿瘀血肿胀严重，局部压痛阳性，左腿功能活动受限，可扪及骨擦感。

【影像检查】X线片示：左侧大小转子粉碎性骨折（图1-2-11）。

【诊断】左股骨粗隆间粉碎性骨折。

【治疗】患者取仰卧位，医者及助手位于患侧。嘱患者放松，一助手固定住骨盆，另一助手双手握住踝关节并向远端牵引，医者双手置于大小转子处，双拇指在上，余四指在下，行按压、拨推、托顶手法，将骨断端对位整复。手法完成后，夹板固定，踝套牵引，中西药并用，定期复查并调整治疗方案。

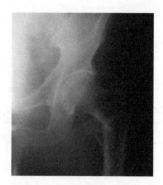

图 1-2-11　左股骨粗隆间粉碎性骨折

【疗效】患者于 1997 年 7 月 6 日入院，治疗 1 周后，自觉症状好转，拍摄 X 线片示对位良好，申请出院回家休养。2 个月后复诊，可扶双拐下地行走。

【按语】大小转子粉碎性骨折可因间接暴力或直接暴力引起，此类骨折不容易整复成功，因此在行整复手法时，需要医者细心体会，把握力度，将断骨复位。手法复位后，从固定的稳定性考虑，建议使用踝套牵引。

案 6. 右股骨粗隆间骨折（单纯型）

温某，男，39 岁，北京市朝阳区南磨坊乡楼辛庄村民。

【就诊经历】患者 2001 年 1 月 18 日下午 1 时骑自行车时不慎在冰上滑倒摔伤右髋部，被人发现后急送罗有明骨伤医院，收入住院。

【检查】担架抬入，疼痛面容，一般情况可。右髋部肿胀、瘀血，局部压痛阳性，触及骨擦感。右下肢不能伸直，活动受限。

【影像检查】X 线片示：右股骨粗隆间骨折（图 1-2-12A）。

【治疗】患者取仰卧位，一助手固定左右腋下，另一助手双手握住患者右踝关节上部对抗牵拉；医者顺势一手虎口部卡在腹股沟内侧最上部向外扳推，另一手掌放在股骨大转子部向内按压以稳定骨折线，同时双手用力归挤复位。复位后两腿长短相等，用医用大纱布在大腿根部交叉包扎固定，稳定足及下肢于功能位，保持患肢绝对制动，5kg 重力牵引。口服活血化瘀药，输液抗炎、消肿止痛治疗。

2001 年 1 月 19 日，手法复位后，患者诉疼痛有所缓解。继续外固定及患肢牵引，避免髋关节活动。

2001 年 2 月 3 日，患者疼痛明显减轻，X 线片检查见骨折对位良好（图

1–2–12B）。患者病情平稳，予办理出院。

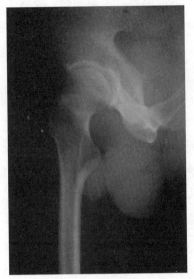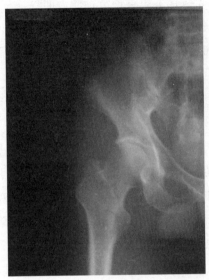

A.复位前　　　　　　　　　　　　　　B.复位后

图 1–2–12　右股骨粗隆间粉碎性骨折

【疗效】患者粗隆间骨折经闭合手法复位，骨折对位良好，功能开始恢复，返家静养。

【按语】该患者股骨粗隆间骨折移位很小，尚处于功能位。复位时牵拉、外展患肢力量不宜过大，防止损伤加重。复位后患者绝对制动，防止骨折移位。

第三节　股骨干骨折

案 1. 左股骨干中下段骨折（后内侧移位）

丁某，男，20 岁，通县石材工艺厂工人。

【就诊经历】患者 1997 年 9 月 12 日上午工作时被石头砸伤左大腿，伤后即感左大腿麻木、剧痛，活动障碍，遂送至当地医院就诊，拍 X 片示左股骨干中下段骨折，未予特殊处理。患者为求进一步治疗，1997 年 9 月 12 日晚就诊于罗有明骨伤医院。

【检查】患者神清，痛苦面容，左大腿肿胀畸形，瘀血明显，皮肤无明显破溃。采用罗氏拇指触诊法检查发现，患者左大腿中下段压痛阳性，骨折远端向后外侧移位，可触及骨擦感，左下肢足背动脉搏动可及，患肢末梢血运及运动感觉未见明显异常。

【影像检查】X线片示：左股骨干中下段骨折（图1-2-13A）。

【诊断】左股骨干中下段骨折。

【治疗】患者取仰卧位，第一助手固定骨盆，第二助手捧握大转子部，第三助手捧握膝关节上端，第四助手双手握住踝部，所有助手同时用大力缓慢拔伸，将伤肢拉至伸直中立位；医者双手掌在骨折上下端采用按压托顶、对接归挤迎合等手法，使高凸复平、凹陷复起。复位后行复贴、捋顺手法，通顺患肢气血。

1997年9月30日，患者肿痛较前明显减轻，复查X线片见骨折对位良好（图1-2-13B）。

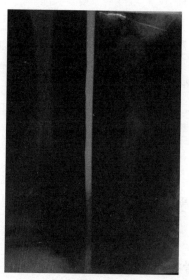 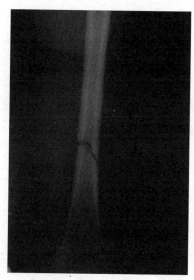

A.复位前   B.复位后

图1-2-13   左股骨干中下段骨折

1997年10月26日，患者一般情况良好，患肢肿痛消失，骨折对位对线良好，骨折处骨痂形成，患者未诉其他不适，继续原有治疗。

1997 年 10 月 30 日，经手法复位及活血化瘀、抗感染等对症治疗后患者骨折愈合良好，患肢肿胀减退，功能恢复，可下地步行，康复出院。

【疗效】患肢肿胀疼痛消失，功能活动改善明显，骨折对位对线良好，骨痂开始形成。

【按语】左股骨干中下段骨折由于肌肉的牵拉作用，骨折远端往往向后移位，移位严重者，骨折端有损伤腘动、静脉及坐骨神经的危险。罗氏正骨拔伸牵引、按压托顶、归挤迎合的治法，不会造成或加重骨折端局部神经血管的损伤。采用多助手拔伸牵引及必要的下肢牵引法，可以保持骨折端的稳定性，避免骨折再移位产生的损伤。

案 2. 左股骨上 1/3 骨折（重叠移位）

雷某，男，36 岁，北京市通州区，无业。

【就诊经历】患者 1983 年 3 月 21 日被自行车砸伤左腿，当晚拄双拐来罗有明骨伤医院就诊。

【查体】患者神态尚可，精神正常，一般状况可。检查尚能配合，左股骨中段畸形，肿胀严重，左下肢较对侧缩短 1.5cm，大腿上 1/3 外侧缘可扪及骨擦感，压痛阳性，左下肢功能障碍。

【影像检查】X 线片示：左股骨上 1/3 骨折，重叠移位。

【诊断】左股骨上 1/3 骨折。

【治疗】罗氏正骨手法闭合复位，助手牵拉，医者推按凸起骨折断端，手下有滑动感即复位。复位后用夹板固定为主，药物治疗为辅，合理内服解热镇痛类药物，帮助患者恢复。复诊时根据患者情况调整夹板、绑带及卧床姿势。

【疗效】1 周后患者患处肿胀明显减轻，半个月后疼痛不明显，1 个月后拍摄 X 线片示骨折对位良好，骨痂形成，一个半月后患者病情好转出院。

【按语】此患者外伤致骨折，由于就诊及时，手法复位后配合良好，恢复较快。临床股骨上 1/3 骨折并不稳定，若固定不稳或患者改变姿势，经常会出现移位的情况，容易加重病情，值得注意。

案 3. 右股骨干上 1/3 骨折（重叠移位）

李某，女，35 岁，山东省单县，无业。

【就诊经历】患者入院 10 小时前骑三轮车不慎翻车砸伤右下肢。当时右下肢疼痛剧烈、肿胀，不能活动。1996 年 11 月 25 日家属担架送至罗有明骨伤医院就诊。

【检查】一般情况可，痛苦面容，右下肢大腿肿胀、畸形，皮肤瘀紫。罗氏触诊可触及骨擦感，右大腿中上段压痛阳性，功能活动障碍。

【影像检查】X 线片示：右股骨干中上段骨折，前后偏移 2cm，内外偏移 1cm。

【诊断】右股骨干上 1/3 骨折。

【治疗】患者取仰卧位，复贴手法将顺右下肢，一助手固定患者左右腋下，另一助手双手握住患者右踝关节上部对抗牵拉；医者一手扶握患肢骨折近端，另一手推按患者骨折处远端，两手捧拢相对用力采用罗氏"归挤法"将远端对接于近端复位。骨折复位后用夹板包扎固定（过膝、踝双关节）。嘱患者绝对卧床休息，5kg 重力牵引右下肢，并口服活血化瘀药物。

入院 2 天后，复查 X 线片提示患肢断端前后移位 3cm，内外移位 1cm，重叠 0.5mm（图 1-2-14A），再次手法整复。

1996 年 12 月 9 日，查房再次整复一次。整复时患肢牵拉、内旋，同时采用左右"归挤法"对接骨折。整复后加纱布（上垫 6cm，下垫 7cm）用夹板固定。复查 X 线片：正位对位好，侧位对位 2/3。

1996 年 12 月 24 日，X 线片示：骨痂形成（图 1-2-14B），断端侧位稍向前移。去除踝套牵引。

1996 年 12 月 25 日，患者不适症状明显减轻。

1997 年 1 月 12 日，住院 49 天，患者疼痛明显减轻，肿胀消退，触诊断端稳定、坚固，足趾活动正常。

1997 年 1 月 18 日，复查 X 线片提示：骨折对位良好（图 1-2-14C），出院休养。

【疗效】骨折复位良好，下肢功能恢复。

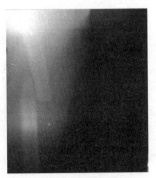
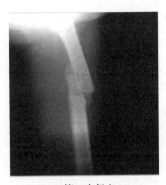
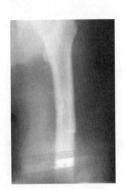

A.第一次复查　　　　　　B.第二次复查　　　　　　C.出院前复查

图 1-2-14　右股骨干上 1/3 骨折

【按语】该患者股骨干骨折前后及左右位移均较大，且下肢肌力较强，故存在多次复位的可能。临床可根据患者恢复情况，多次整复以达最佳疗效。复位后，加前后垫，用超双关节夹板固定维持稳定。股外侧所用夹板长度要超髋、超膝；股内侧夹板长度要上至大腿根部，下过膝；股前、后面夹板长度要上至大腿根部，下过膝。固定后患者要绝对卧床。

案 4. 右股骨干下 1/3 螺旋形骨折（重叠移位）

刘某，男，21 岁，北京市合力电信集团管道公司工人。

【就诊经历】患者 1997 年 6 月 12 日挖沟时突然被塌方的石块砸伤右大腿，当时右大腿剧痛，不能站立，活动受限。急送附近医院，拍 X 线片示：右股骨中下 1/3 处螺旋形骨折，骨折断端向后内侧移位，断骨重叠约 7cm。牵引后建议手术治疗。患者保守治疗意愿强烈，1997 年 6 月 26 日晚 6 点于罗有明骨伤医院就诊，收入住院。

【查体】患者神清，一般情况可。右大腿肿胀瘀血严重，皮温高，局部压痛阳性，活动受限。触诊可扪及骨擦感，右下肢较左下肢短缩 6cm。

【影像检查】X 线片示：右股骨中下 1/3 处螺旋形骨折，骨折断端向后内侧移位，断骨重叠约 7cm。

【诊断】右股骨干下 1/3 螺旋形骨折。

【治疗】患者取仰卧位，复贴手法捋顺右下肢。一助手站于患者上方，固定其左右腋下；一助手站于患者右下方，双手握住患者右踝关节上部向右下外展牵拉并顺时针前旋患肢。医者站于患者右侧，在助手对抗牵拉同时，一手掌根部放在骨折线部位，将骨折远端从股骨内侧向股骨外侧用力推至骨折处复位。复位后用夹板（过髋、膝关节）包扎固定，患者绝对卧床休息，5kg重力牵引右下肢，口服活血化瘀药物。

1997年7月10日，患者不适症状明显减轻，X线片示骨折对位对线可，继续外固定及牵引治疗。

1997年8月6日，住院44天，患者疼痛明显减轻，肿胀明显消退，触诊断端稳定、坚固，足趾活动正常，出院休养。

【疗效】骨折处肿胀消退，疼痛减轻，症状好转，返家静养。

【按语】该患者股骨干螺旋骨折，向后内侧移位，断端重叠过多，复位时助手尽量用力牵拉并向前旋转患肢，医者推按骨折远端向近端靠拢即可复位。

案5. 左股骨干螺旋形骨折（小儿）

刘某，男，5岁，北京市居民。

【就诊经历】患者1994年3月29日从高处坠落致左小腿疼痛、活动受限，随即送往附近医院就诊，摄X线片示左股骨干骨折，牵引固定治疗3天。家属为求进一步治疗，1994年4月1日至罗有明骨伤医院就诊。

【查体】患者神清，一般状况良好，左股骨中段肿胀。罗氏触诊检查发现，患者左小腿中段压痛阳性，有台阶感及骨擦感，左下肢足背动脉搏动可及，运动感觉未见明显异常。

【影像检查】X线片示：左股骨中段骨折线明显，呈螺旋形，近端向内下、远端向外上移位。

【诊断】左股骨中段骨折。

【治疗】患者取仰卧位，一助手双手握住患者左髋处固定，另一助手双手握住患者左踝部向下牵引同时稍用力内旋伤肢，两助手呈对抗性牵拉；医者双手在骨折端内外侧按压、挤托复位骨折，用超膝关节夹板固定。

1994年4月23日，复查X线片骨折处已有少量骨痂形成，骨折对位对线可，左下肢无纵轴叩击痛，局部压痛阴性（图1-2-15A）。

1994年4月26日，患者一般情况良好，出院回家静养。

1994年6月9日，患者步行前来复诊，查X线片示骨折骨性愈合（图1-2-15B）。

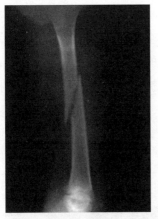

A. 三周后复查　　　　　　　　　　B. 2月后复查

图 1-2-15　左股骨中段螺旋形骨折

【疗效】手法复位后骨折处骨性愈合。

【按语】股骨干骨折早在《左传》已有"卫侯折股"的记载。此骨折好发人群为儿童，多因间接暴力所致。罗氏正骨通过牵引、端挤等手法使骨折复位。复位中应密切注意牵引及端挤手法的力度；复位后采用复贴理顺手法促进血液循环，加速骨痂形成，夹板外固定配合牵引可维持骨折的稳定性；后期应注重功能锻炼以恢复患肢的正常功能。

案 6. 左股骨干下 1/3 骨折（重叠移位）

王某，男，11 岁，北京市通州区，学生。

【就诊经历】患者 1995 年 8 月 14 日不慎摔伤左下肢，当即感左大腿疼痛剧烈，活动不利，处理过程不详。因左大腿活动受限、瘀血肿胀明显，疼痛未见缓解，为求进一步治疗，患者 1995 年 8 月 17 日就诊于罗有明骨伤医院。

【检查】患者神清，一般情况可，左大腿肿胀明显，功能活动受限，呈外展外旋畸形。罗氏拇指触诊检查发现，患者左股骨下端压痛阳性，骨折处可触及骨擦感。患肢足背动脉搏动可及，患肢末梢血运及运动感觉功能未见明显异常。

【影像检查】X 线片示：左股骨干下 1/3 骨折（图 1-2-16A）。

【诊断】左股骨干下 1/3 骨折。

【治疗】患者取仰卧位，一助手双手握住踝部向下牵拉，另一助手稳定双腋下，呈对抗性牵拉，医者双手握住骨折两端进行对位。若骨折重叠移位（或患者肌肉丰满），医者应在两助手充分牵拉的同时，两手掌根分别放在骨折上下两端，相向推按、归挤使骨折复位。骨折复位后，用超膝关节夹板外固定8周。

9月1日查房，患者一般情况良好，左下肢肿痛明显减轻，复查X线片见骨折处对位、对线尚可（图1-2-16B）。

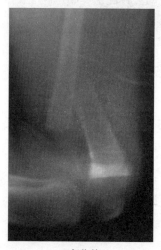 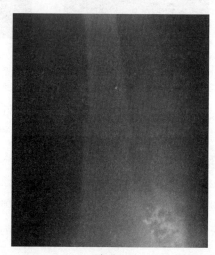

A.复位前　　　　　　　　　　　　　　　B.复位后

图1-2-16　左股骨干下1/3骨折

9月8日查房，患肢肿胀较前减轻，骨折处压痛呈弱阳性，复查X线片提示骨折对位、对线尚可，骨折处骨痂形成。患者一般情况良好，出院回家休养，4周后门诊复查。

【疗效】正骨整复治疗后，患者局部肿胀疼痛明显改善，复查X线片见骨折对位、对线尚可，骨折处骨痂形成，患者出院回家静养。

【按语】股骨干骨折在下肢骨折中较为常见，多因遭受暴力所致。罗氏正骨治疗此类骨折采用牵拉法、推按归挤对接法等特色手法，操作简单，疗效显著。该患者为儿童，遵从性较差，需严密观察骨折情况，防止骨折再移位。

案 7. 右股骨干骨折

王某，女，20 岁，北京市通州区，学生。

【就诊经历】患者 1995 年 11 月 24 日行走不慎跌入沟中，当即感左大腿疼痛、活动受限，至当地医院就诊，摄 X 片示右股骨干骨折，未予特殊处理。为求进一步治疗，患者 1995 年 11 月 25 日至罗有明骨伤医院就诊，门诊手法整复，复查 X 线片骨折对位对线可。患者 1995 年 12 月 5 日来我院复诊，摄 X 片示正位片对线可，侧位片骨折远端向后移位，门诊拟"右股骨干骨折"收入住院。

【检查】患者神清，一般情况可，右大腿肿胀，右下肢内旋畸形伴活动受限，右下肢较健侧短缩约 2.5cm。罗氏拇指触诊检查发现，患者大腿上段压痛阳性，可触及骨擦感，足部温度下降，足背动脉搏动弱，患肢运动感觉功能尚可。

【影像检查】X 线片示：正位对线可，侧位骨折远端向后移位。

【诊断】右股骨干骨折。

【治疗】患者取仰卧位，一助手固定患者大腿根部，另一助手握住患者踝部对抗牵拉；采用捧拢复位法整复骨折，医者一手掌放在骨凸之处向对侧推按，另一手置骨折断端对侧迎合抵挡复位骨折。复位后复贴、理筋，手法促进肿胀消散，加速血液循环；用夹板固定保持患肢中立位。

1995 年 12 月 7 日，手法整复后，疼痛较前明显减轻，X 线片示骨折对位、对线良好（图 1-2-17）。

1996 年 1 月 28 日，患者精神状态良好，右大腿稍肿，足部温度较低，足背动脉搏动正常。予复贴、捋顺等手法通行气血，患者足温恢复正常。

1996 年 4 月 1 日，复查 X 线片，骨痂生成，骨折愈合良好，患者可拄拐下床行走，出院回家休养。

【疗效】患者骨折愈合良好，下肢功能活动明显改善。

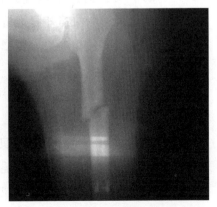

图 1-2-17　右股骨干骨折

【按语】患者入院时足部温度较低，足背动脉搏动弱，存在血管损伤可能，操作时手法要柔和有力，牵引量适中，以免加重血管损伤。对于成年人骨折断端重叠较大者，多采用较大重量的牵引复位，临床只要牵引方向和牵引重量合适，往往能达到良好复位的效果。

案 8. 右股骨干中段骨折

张某，男，53 岁，北京市昌平区小汤山镇羊宫牛坊村村民，农民。

【就诊经历】患者 1997 年 3 月 12 日右大腿不慎被砸伤，当即感疼痛剧烈、活动受限，送至北京某医院就诊，摄 X 线片示右股骨干骨折。医者建议择期手术治疗，暂予踝牵引等对症处理。患者既往有脉管炎病史，考虑手术风险拒绝手术治疗。为求进一步保守治疗，患者 1997 年 3 月 26 日就诊于罗有明骨伤医院。

【查体】患者神清，一般状况良好，右股骨中段肿胀畸形，活动受限。罗氏拇指触诊检查发现，患者右大腿短缩，中段压痛阳性，有台阶感及骨擦感，右下肢叩击痛阳性。患肢足背动脉搏动可及，患肢末梢血运及运动感觉未见明显异常。

【影像检查】自带 X 线片示：右股骨中端斜形骨折，近端向外下移位，远端向内上移位（图 1-2-18A）。

【诊断】右股骨干中段骨折。

【治疗】患者取仰卧位，一助手双手握患者右踝部向下拔伸牵引同时外旋，另一助手双手握于患者右髋关节处对抗牵拉；医者一手固定骨折近端，另一手贴紧骨折远端向前外侧推挤对接复位。复位后用超膝关节夹板固定。复查 X 线片骨折复位可。患肢骨牵引保持中立位，配合活血化瘀中药内服、外用。

1997 年 3 月 27 日，复查 X 线片，正位片示骨折复位 2/3，上外侧有碎骨块向外侧移位（图 1-2-18B）。

1997 年 4 月 21 日，患者恢复良好，骨折断端已复位，对位、对线良好，患肢肿胀消退，可拄拐下地行走，患者出院回家静养。

【疗效】手法复位后，骨折对位、对线良好，肿胀消退，出院时可扶拐下地行走。

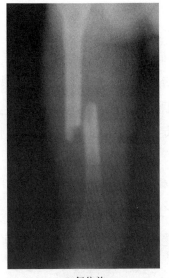
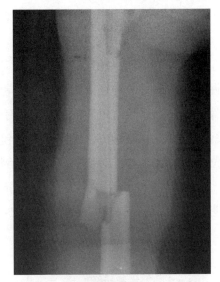

A.复位前　　　　　　　　　　B.复查时

图 1-2-18　右股骨干中段骨折

【按语】股骨干骨折复位后固定较为困难，且大腿部肌肉力量较大，骨折复位后常因肌肉收缩、牵拉导致骨折再移位，所以骨折复位后需配合骨牵引治疗，既可维持骨折复位的稳定性，同时也可起到制动的效果。

第四节　髌骨骨折

案 1. 左髌骨横断骨折（分离移位）

李某，男，58 岁，北京市朝阳区，工人。

【就诊经历】患者 2000 年 2 月 8 日不慎滑倒摔伤左膝部，当时左膝关节疼痛、活动受限，瘀血肿胀严重。外院 X 线片检查示左髌骨横断骨折，建议其手术治疗。患者及家属保守治疗意愿强烈，经人介绍于 2000 年 2 月 11 日来罗有明骨伤医院就诊。

【检查】平车推入门诊，患者呈痛苦面容，一般情况可。左膝部瘀血肿胀，膝关节不能屈伸，功能障碍，左膝前侧压痛阳性，可触及骨断茬。

【影像检查】X线片示：左髌骨横断骨折（图1-2-19A）。

【诊断】左髌骨横断骨折。

【治疗】患者取坐位于治疗床上，下肢平伸。助手站于患者左足下方，双手握左踝关节向下轻轻牵拉患肢。医者站于伤肢外侧，双手拇、食二指置于髌骨上缘内、外两角向下推挤，另一手捏住骨折远端向上推挤复位。复位后（髌骨面对位相对平整），用固定夹具包扎，足背屈位卧床静养，以防止骨折移位，给予活血化瘀、接骨续筋药物治疗。

【疗效】手法治疗后，患者诉疼痛略感缓解。X线片检查可见髌骨断端较前明显改善，骨折缝隙明显变窄（图1-2-19B），继续外固定。

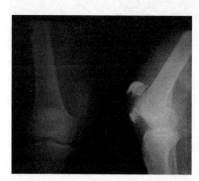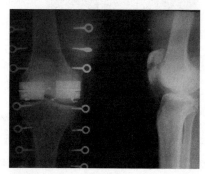

A.复位前　　　　　　　　　　　　B.复位后

图1-2-19　左髌骨横断骨折

2000年2月20日，患者诉疼痛较前减轻，左膝部肿胀有所消退，复贴、捋顺手法治疗1次，以促进气血运行，继续保持外固定并配合接骨续筋药物辅助治疗。

2000年2月25日，患者诉疼痛明显减轻。患者病情趋于平稳，要求出院静养。嘱患者继续保持外固定，1个月后复诊。

【按语】患者摔伤后髌骨横断骨折，入院时断端分离，间隙较大。手法复位，助手牵拉固定患肢时应保持伸直位，医者固定骨折上下缘，沿纵轴方向相对推按归挤分离的骨折块。整复对齐后，用髌骨环固定髌骨，用活动夹板固定下肢，以防骨折端活动移位影响骨折愈合。

案 2. 右髌骨横断骨折

梁某，女，58 岁，北京市塑料四厂，会计。

【就诊经历】患者 2002 年 11 月 9 日晚不慎摔倒致伤右膝部，站起后尚可行走，仅感局部疼痛。20 分钟后右膝部肿胀、疼痛，不能行走，由家人急送外院。X 线片检查示右髌骨骨折，建议其手术治疗。患者有保守治疗意向，故于 2002 年 11 月 10 日就诊于罗有明骨伤医院。

【查体】患者表情痛苦，一般情况可。右膝部瘀血肿胀严重，膝关节屈伸功能受限。触诊可触及骨擦感。

【影像检查】X 线片示：右髌骨横断骨折。

【诊断】右髌骨横断骨折。

【治疗】患者仰卧于治疗床上，患肢平伸，医者复贴手法将顺右下肢（活血散瘀通络），放松右下肢肌肉。一助手扶住右大腿固定，另一助手站于患者右足下，双手握右踝关节向下轻轻牵拉患肢。医者站于伤肢外侧，双手拇、食二指置于髌骨上、下缘，近端二指固定；另一手从下向上沿肢体的纵轴对接复位。髌骨面对位相对平整后用固定夹具包扎固定。患者足背屈位卧床静养，以防止骨折移位。给予活血化瘀、接骨续筋药物治疗。手法复位治疗后，患者诉疼痛较前略感缓解，继续目前外固定及活血化瘀、接骨续筋药物治疗。

2002 年 11 月 25 日，患者诉疼痛明显减轻。打开外固定，可见瘀血肿胀有所减退。患者病情平稳。

2002 年 12 月 13 日，患者诉不适症状明显好转。打开外固定，可见瘀血肿胀明显消退。复查 X 线片示骨折对位好，骨痂形成（图 1-2-20）。出院返家静养。

【疗效】罗氏正骨手法整复并规律治疗后，患者髌骨骨折愈合良好，右下肢活动恢复。

【按语】该患者髌骨横断骨折，治疗时要固定牵拉患肢，并沿下肢纵轴方向将骨折远端向近端推挤对齐复位。髌骨骨折复位后，

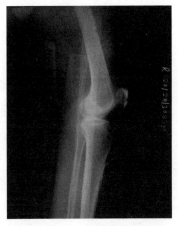

图 1-2-20　右髌骨横断骨折

下肢制动对骨折的愈合非常关键，故需要用髌骨环固定髌骨，并且用夹板固定下肢，防止骨折移位。

案 3. 左髌骨横断骨折

吴某，男，36 岁，甘肃省崇信县，农民工。

【就诊经历】患者 2006 年 11 月 23 日下午不慎从 1 米多高处摔下，左膝着地，疼痛剧烈，左膝功能受限。某医院拍 X 线片示"左髌骨横断骨折"，遂就诊于罗有明骨伤医院收入住院。

【检查】患者神清，精神可，一般状况可。伤处局部瘀血肿胀疼痛，明显压痛阳性，触之有凹槽感、骨擦感，膝关节不能屈伸，活动功能障碍。

【影像检查】X 线片示：左髌骨横断骨折（图 1-2-21）。

【诊断】左髌骨横断骨折。

【治疗】患者取坐位于治疗床上，下肢中立位伸展，微屈膝约 20°。一助手双手捧拢大腿固定，另一助手站于患者左足下，双手对握左踝关节向下由轻至重牵拉患肢。医者站于伤肢外侧，双手拇、食二指分别捏住髌骨上缘内外两角向下推挤，另一手从下向上沿肢体纵轴与近端对接复位。复位后（髌骨面对位相对平整），用抱膝圈及可活动木夹板固定夹具包扎固定伤肢于中立位，不可旋转。

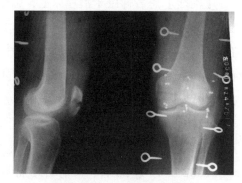

图 1-2-21　左髌骨横断骨折

【疗效】治疗后患者疼痛减轻，5 天后肿胀略有消失，瘀血消退。患者于 12 月 11 日要求出院，回家静养。

【按语】髌骨横断骨折，治疗时注意固定牵拉患肢，并沿下肢纵轴方向，将骨折远近端相对推挤对齐复平。髌骨骨折手法复位后，下肢制动对骨折的愈合非常关键，故需要用髌骨环固定髌骨，用可活动夹板固定下肢，防止患肢内外侧旋转造成骨折移位。

案 4. 右髌骨横断骨折（分离移位）

武某，女，62 岁，山西省武乡，无业。

【就诊经历】患者 2010 年 10 月 12 日不慎摔伤右膝。当时膝关节疼痛剧烈，不能活动，送至当地医院门诊，X 线片示右侧髌骨横断骨折、骨折断端分离错位，建议手术治疗。患者拒绝手术，为寻求保守治疗，就诊于罗有明骨伤医院，收入住院。

【检查】担架抬入病房，患者神清，精神可，一般状况好。右膝关节肿胀畸形，可触及髌骨断端上、下骨棱及骨擦感。

【影像检查】X 线片示，右侧髌骨见骨皮质不连续影，断端分离错位明显，右膝关节间隙变窄，胫骨平台骨质增生。

【诊断】右髌骨横断骨折。

【治疗】患者取坐位，患者膝关节屈曲 10°～ 20°伸直位，一助手双手捧拢大腿部固定，另一助手双手对握踝关节从轻到重缓缓牵拉；医者立于患侧，一手拇食中指捏住骨折远端向上缓缓推挤，另一手拇食中指捏住髌骨上缘的内、外两角向下推挤对接复位，触及髌骨面不平整时，医者改用一手拇食指固定凹陷的一端，另一手拇食指按压凸起的一端，手下触及骨擦感时手法停止。复位后髌骨上放置抱膝圈，膝下放夹板固定。患肢中立位卧床休息，给予活血化瘀药，后期给予接骨续筋、补益肝肾之药治疗。

【疗效】一周后复查，下肢血运良好，患者自觉疼痛减轻。

10 月 28 日，患者肿胀明显消失，调整活动夹板，"O" 形圈固定位置至松紧度适宜。

11 月 4 日，患者自觉症状减轻，申请出院，回家休养。

【按语】髌骨骨折，牵引推挤对按手法复位后，下肢制动对骨折的愈合非常关键。该患者骨折断端分离明显，复位后绷带 "O" 形圈固定的同时，右下肢活动夹板固定，并在患肢双侧放置沙袋辅助固定，可防止患肢的内外侧旋转移位。

案 5. 左髌骨粉碎性骨折

杨某，男，50 岁，北京市居民。

【就诊经历】患者 2001 年 10 月 16 日骑车不慎摔伤左膝关节，当时疼痛剧烈，可行走，数小时后左下肢活动不能，某医院摄 X 线片诊断为"左膝关节髌骨粉碎性骨折"，行石膏外固定。患者为寻求进一步治疗，就诊于罗有明骨伤医院，收入住院。

【检查】患者神清，精神可，一般状况可。左膝关节肿胀瘀血，局部压痛阳性，可扪及骨擦感，功能活动障碍。

【影像检查】X 线片示：左膝关节髌骨粉碎性骨折。

【诊断】左髌骨粉碎性骨折。

【治疗】患者取坐位于治疗床上，下肢中立位伸展，微屈膝约 20°。助手站于患者左足下，双手握左踝关节向下由轻至重牵拉患肢。医者站于伤肢外侧，双手拇、食二指置于髌骨上、下缘近端两角处向下推挤；另一手拇食中指捏住骨折远端从下向上沿肢体纵轴与近端相对接复位。复位后（髌骨面对位相对平整）用固定夹具包扎固定。嘱患者绝对卧床静养，足背屈位，禁止旋转伤肢，以防止骨折移位。给予活血化瘀、接骨续筋药物治疗。

【疗效】治疗后患者疼痛稍有减轻，一周后肿胀瘀血减退。11 月 3 日拍片复查示对位良好（图 1-2-22）。患者要求出院，返家静养。

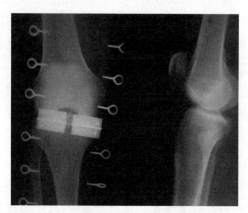

图 1-2-22　左髌骨粉碎性骨折

【按语】髌骨骨折因髌骨属游离骨块，所以必须进行稳定的包扎固定，包扎多用"O"形圈和活动夹板，以稳定固定髌骨。此外，注意观察有无腓总神经受压情况，不要屈膝与旋转伤肢，以防骨折移位。

第五节 胫腓骨骨折

案1. 左胫腓骨粉碎性骨折

白某，男，24岁，工人。

【就诊经历】患者1985年11月18日被机器伤及左腿，当即送至朝阳区某医院，诊断为左胫腓骨粉碎性骨折，予以石膏外固定治疗。患者为求进一步治疗，11月21日就诊于罗有明骨伤医院，收入住院。

【检查】患者神清，精神可，一般状况可。左小腿肿胀瘀血严重，功能活动受限，触诊可扪及骨擦感。

【影像检查】X线片示：左胫腓骨骨折（图1-2-23A）。

【诊断】左胫腓骨骨折。

【治疗】患者取仰卧位，双下肢放平，助手及医者立于患者左侧。一助手扶按患者大腿下端固定，另一助手双手握住患者足部对抗牵拉。医者双手置胫骨患处，拇指在内侧，余四指在外侧，在助手牵拉同时拇指相对用力推按、托顶骨折处使胫骨骨折平复复位。复位后用过踝关节夹板固定。

【疗效】患者治疗后拍片示对位良好（图1-2-23B），疼痛减轻，回家休养。

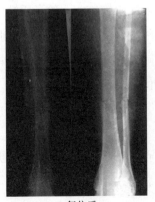 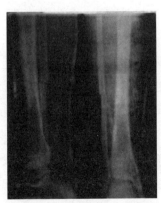

A.复位后　　　　　　　　　　B.出院前

图1-2-23　左胫腓骨粉碎性骨折

【按语】胫腓骨骨折一般因外力造成，手法复位时，在拔伸牵引下拉开骨折重叠处，根据骨折情况推挤、按压平复，远端对近端使骨折对位。手法整复是以保胫骨为主，兼治腓骨。在复位时一定注意要恢复小腿的生理弧度和下肢力线，并使膝关节、踝关节在同一水平轴活动。

案 2. 左胫腓骨中下 1/3 斜形骨折

胡某，男，31 岁，北京永盛联营厂工人。

【就诊经历】患者 1994 年 12 月 23 日不慎撞伤左小腿，随后至罗有明骨伤医院就诊。摄 X 线片示：左胫腓骨中下 1/3 斜形骨折，远端向外侧移位。手法复位后用夹板固定，并建议患者住院观察，患者要求回家休养。回家后患者左小腿局部疼痛未减轻，皮肤反复出现水疱、血疱，为求进一步治疗，1995 年 1 月 9 日收入住院。

【检查】患者神清，一般状况良好，左小腿中下段肿胀瘀血伴水疱生成，左下肢功能活动障碍。罗氏拇指触诊，患处压痛剧烈，可触及骨突起感及骨擦感，患肢纵轴叩击痛阳性。左下肢足背动脉搏动可及，运动感觉未见明显异常。

【影像检查】X 线片示：左胫腓骨远端骨折（图 1-2-24A）。

【诊断】左胫腓骨中下 1/3 斜形骨折。

【治疗】患者左下肢肿胀瘀血严重，伴水疱生成，待肿胀消退后再行手法整复和夹板固定。暂予活血化瘀药物及抗生素口服，消肿止痛、预防感染。1995 年 1 月 25 日查房，患者肿痛消散，皮肤水疱结痂，给予手法治疗。患者取仰卧位，一助手用双手握住患者左膝关节处，另一助手握住患肢踝关节处对抗缓慢牵拉；医者拇指于远端凸起处端、提、推、按复平移位骨折，用超膝踝关节夹板固定。拍 X 线片复查，骨折对位对线可。

1995 年 2 月 10 日查房，患者一般状况好，X 线片复查显示骨折向后成角，手法纠正，继续固定，口服活血化瘀药。

1995 年 3 月 8 日查房，患者一般情况好，X 线片复查提示骨折断端骨痂形成（图 1-2-24B），出院休养。嘱患者加强功能锻炼。

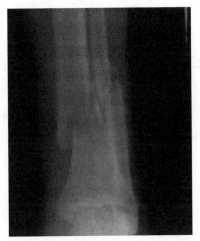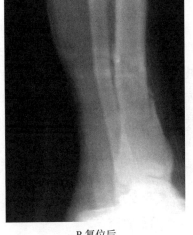

A.复位前   B.复位后

图 1-2-24 左胫腓骨中下 1/3 斜形骨折

【疗效】手法治疗后，患者肿痛消失，骨痂生成，左下肢功能改善。

【按语】胫腓骨骨折在下肢骨折中较为常见，通常采用手法复位保守治疗。尽早手法整复可恢复局部正常的解剖关系，减轻患肢的肿胀程度。但该患者门诊处理后，强烈要求回家疗养，3 周后病情较前加重。门诊复查时左下肢肿胀瘀血严重，表皮水疱生成，无法手法整复，收入住院。先活血散瘀、消肿止痛等对症处理，肿胀消退后再手法整复，达到了预期治疗效果。

案 3. 左胫骨中下段多发性斜形骨折

李某，女，12 岁，北京市密云区，学生。

【就诊经历】患者 1997 年 4 月 12 日骑自行车不慎摔伤左小腿，随即送往当地医院就诊，摄 X 线片示左胫骨中下段多发性斜形骨折，手法复位后用石膏固定，复查 X 线片示骨折处仍有轻度错位。患者及家属为求进一步治疗，1997 年 4 月 28 日就诊于罗有明骨伤医院。

【检查】患者神清，一般状况良好，拆除石膏见左小腿中下段及足趾部肿胀、瘀血，活动受限。罗氏拇指触诊法检查发现，患者左小腿中下段压痛，触及骨棱感及骨擦感，左下肢纵轴叩击痛阳性。左下肢足背动脉搏动可及，患肢末梢血运及运动感觉情况未见明显异常。

【影像检查】X 线片示：左胫骨中下段多发性斜形骨折（图 1-2-25A）。

【诊断】左胫骨中下段多发性骨折。

【治疗】患者取平坐位，一助手双手握住患侧膝关节处，另一助手握住患肢足部，对抗性徐徐拔伸牵拉；医者双手拇指置于骨折远端由外向内推按，余四指置于骨折近端由内向外端提、顶托复平骨折。复位后理筋、捋顺通行下肢气血，用石膏固定并配合活血化瘀药物对症处理。

1997 年 5 月 8 日，患者左小腿及足趾部肿胀、压痛消失，复查 X 线片示骨折复位良好，骨痂开始形成。

1997 年 5 月 14 日，患者恢复良好，患肢各足趾活动如常，出院回家休养，1 个月后复查。

【疗效】骨折复位良好，骨痂形成，患肢功能改善明显（图 1-2-25B）。

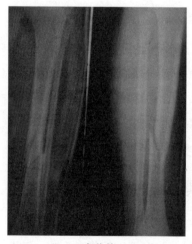 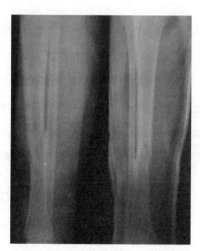

A.复位前　　　　　　　　　　　　B.复位后

图 1-2-25　左胫骨中下段多发性斜形骨折

【按语】此案例为儿童骑车摔伤所致胫骨多发斜形骨折，手法整复相对困难、复杂，且复位后稳定性差。罗氏正骨双拇指推按，配合余四指端提、托顶迎合等手法，使骨折复位。复位后采用理筋、捋顺等手法，配合活血化瘀药物促进血液循环，患肢局部血运丰富，2 周后骨痂开始形成，体现罗氏手法对复杂骨折治疗的优越性。

案 4. 右胫腓骨中段粉碎性骨折

李某，男，8 岁，北京市通州区，学生。

【就诊经历】患者 1998 年 5 月 9 日晚六点玩耍时不慎摔伤右腿，同时被狗咬伤右小腿。当时右小腿疼痛，不能直立行走。后被家属就近送至当地私人诊所，手法整复后，至民航某医院拍 X 线片示"右胫腓骨中段粉碎性骨折"。次日患者及家属为求进一步治疗，下午 3 点就诊于罗有明骨伤医院，收入住院。

【检查】患者精神状态欠佳，面容痛苦，被动体位。右小腿部肿胀明显，内侧凸起畸形。触诊压痛阳性，活动功能障碍，可扪及骨擦感。

【影像检查】X 线示右胫腓骨中段粉碎性骨折（图 1-2-26A）。

【诊断】右胫腓骨中段粉碎性骨折。

【治疗】患者平坐在床上，助手及医者立于患者右侧。一助手扶按患者髋部固定，另一助手双手握住患者足部对抗牵拉，将右下肢顺时针旋至功能位。在助手牵拉的同时，医者双手置于患处，拇指在内侧，余四指在外，相对用力推按、托顶骨折处，使胫骨骨折平复，腓骨骨折在牵引过程中可顺势对位、对线。复位后用夹板外固定（过膝、踝关节）。复查 X 线片骨折处对位后良好（图 1-2-26B）。

由于患者年龄较小，且受到狗咬惊吓，配合治疗不佳。5 月 16 日，复查 X 线片发现骨折移位，再次手法整复，用夹板固定。5 月 17 日 X 线片示对位良好（图 1-2-26C）。

1998 年 5 月 23 日，再次手法治疗，右下肢瘀血、肿胀消退，疼痛减轻。

1998 年 5 月 24 日，X 线片示骨折对位良好，可见骨痂开始生长（图 1-2-26D）。

此后规律手法治疗，中西药合用，对症处理，患者症状持续改善，下肢功能逐渐恢复。1998 年 6 月 20 日出院。

【疗效】患者经治疗后骨折对位，愈合良好，下肢功能恢复。

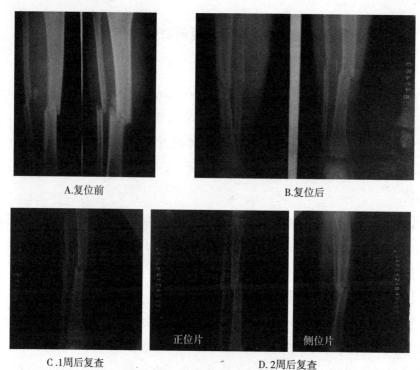

A.复位前 B.复位后

正位片 侧位片

C.1周后复查 D.2周后复查

图 1-2-26 右胫腓骨中段粉碎性骨折

【按语】胫腓骨双骨折在全身骨折中最为常见，10 岁以下儿童尤为多见。胫腓骨骨折易发生延迟愈合或不愈合，尤其是不稳定性骨折极易移位。手法整复对位，重要的是在拔伸牵引下拉开骨折重叠处，根据骨折情况推挤、按压平复，远端对近端使骨折对位。手法整复的原则是以保胫骨为主，兼治腓骨。一般患者症状缓解 8 周后可拄拐开始功能活动锻炼。

案 5. 左胫腓骨中段骨折

李某，男，36 岁，河北电毯厂工人。

【就诊经历】患者 1982 年 5 月 25 日从 3 米高的电线杆上摔下致伤，当时头昏，左腿行动受限。送石家庄市某医院，诊断为左胫腓骨中下段骨折，建议手术，患者未同意，遂就诊于罗有明骨伤医院。

【检查】患者神清，一般情况可。左小腿肿胀、瘀血明显，胫腓骨中下段压痛阳性，可触及骨擦感，左下肢功能活动受限，患肢足背动脉可触及。

【影像检查】X线片示：左胫腓骨中下段骨折。

【诊断】左胫腓骨中段骨折。

【治疗】患者取仰卧位，助手及医者立于患侧。一助手双手固定小腿上端，另一助手双手握住踝关节，两助手相对用力牵拉，医者双手置患处，拇指在上，余四指在下，按压、托顶使断骨复位。复位后用夹板固定，中西药合用，对症治疗，配合理疗针灸，效果显著。

【疗效】患者治疗后拍片对位良好，3周后康复出院。

【按语】胫腓骨骨折一般因外力造成，是常见的骨折之一，复位时一定要以恢复小腿的生理弧度和下肢力线为原则，注意膝关节、踝关节保持在同一水平轴活动，这样有助于患者完全康复。

案 6. 右胫骨下 1/3 螺旋形骨折　右腓骨颈粉碎性骨折

李某，男，58 岁，北京市朝阳区大望京村村民，退休工人。

【就诊经历】患者 1997 年 7 月 16 日晚 9 点摔伤右腿，当时疼痛，不能站立，活动受限。某医院拍 X 线片，提示右胫骨下 1/3 处螺旋形骨折，右腓骨颈粉碎性骨折，给予石膏外固定治疗。为求进一步治疗，患者 1997 年 7 月 17 日上午 10 点来罗有明骨伤医院就诊。

【检查】患者神清，痛苦面容，一般情况可。右小腿瘀血肿胀严重，皮温高、畸形、局部压痛阳性，活动功能受限，可扪及明显的骨擦感。

【影像检查】X线片示：右胫骨下 1/3 处螺旋形骨折，右腓骨颈粉碎性骨折（图 1-2-27A）。

【诊断】右胫骨下 1/3 处螺旋形骨折；右腓骨颈粉碎性骨折。

【治疗】患者取坐位于治疗床上，复贴手法捋顺右下肢，嘱患者放松心情，待右下肢肌肉松解完毕后，一助手双手稳定患者大腿，另一助手握住患肢足部呈对抗性牵拉同时，将旋转畸形的下肢慢慢回旋至功能位；医者握住骨折处的拇指在突起处下压复平胫骨骨折，罗氏挤压推按手法复位腓骨粉碎骨块。复位后用夹板外固定。嘱患者绝对卧床休息，口服活血化瘀药物。

1997 年 7 月 20 日，患者疼痛有所缓解，打开外固定可见瘀血肿胀有所减轻，给予复贴捋顺手法促进气血运行，继续外固定。

1997 年 7 月 26 日，患者疼痛明显减轻，打开外固定可见肿胀及瘀血明显消退。X线片示骨折对位良好（图1-2-27B）。办理出院，回家静养。

【疗效】复位良好，肿胀疼痛消失。

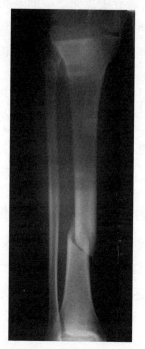 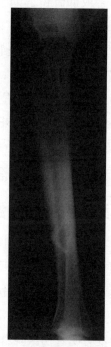

A.复位前　　　　　　　　　　B.复位后

图1-2-27　右胫骨下1/3螺旋形骨折 右腓骨颈粉碎性骨折

【按语】根据罗氏正骨经验，胫腓骨骨折闭合手法复位时，病人配合很重要，一定要嘱患者放松心情，使用复贴手法放松局部肌肉，这样在助手适当牵拉同时，医者才能迅速复位断端骨折。

案7. 右胫骨中下段骨折

梁某，男，30岁，高碑店残疾人协会工人。

【就诊经历】患者1997年5月3日因车祸挤压右小腿，出现疼痛、活动受限等症状，随后送往北京某医院就诊。摄X线片示右胫骨中下1/3骨折，予跟骨牵引矫正2天后，摄X线片复查，骨折未复位，建议手术治疗，患者拒绝。为求进一步治疗，患者1997年5月5日就诊于罗有明骨伤医院。

【检查】患者神清，一般状况良好。双下肢皮肤破溃、肿胀瘀血伴水疱生成，右下肢功能活动障碍。双拇指触诊，右小腿中下段压痛阳性，可触及骨突起及骨擦感。双下肢足背动脉搏动可及，运动感觉未见明显异常。

【影像检查】X线片示：右胫骨中下 1/3 处骨折（图 1-2-28A）。

【诊断】右胫骨中下段骨折。

【治疗】患者取坐位，一助手用双手握住患者右膝关节处固定，另一助手握住右踝关节处呈对抗性缓缓牵拉；医者双手在骨折端推按、端挤复平骨折，再复贴、理筋疏通气血。复位后用超踝夹板固定。复查 X 线片，骨折对线、对位可。

1997 年 5 月 12 日，患者一般状况好，X 线片示骨折近端向外侧移位，予手法纠正，复查 X 线片骨折对位对线可，口服活血化瘀药，活血通络。

1997 年 6 月 2 日，患者一般情况好，X 线片示骨折线对位对线可，骨痂开始形成，嘱患者加强患肢功能锻炼（图 1-2-28B）。

1997 年 7 月 9 日，X 线片示骨折处对位对线可，骨痂大量生成，拆除夹板出院，嘱一个月后复查。

【疗效】骨折愈合良好，右下肢功能恢复正常（图 1-2-28C）。

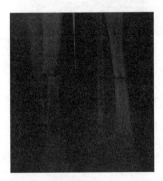 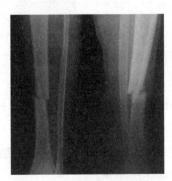 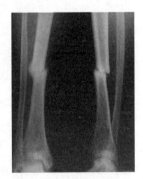

A.复位前　　　　　　　　B.1个月后复查　　　　　　　C.出院后复查

图 1-2-28　右胫骨中下段骨折

【按语】该患者因车祸挤压伤导致右胫骨骨折，住院 60 余天，究其原因为小腿中下段肌肉附着较少，砸伤、车祸伤多可导致此处开放性骨折。该患者治疗期间骨折处软组织出现感染坏死的情况，予抗感染治疗，继而行骨折整复手法，从而使感染得到控制，骨折得以复位。后期配合活血化瘀药及罗氏理筋、捋顺等手法通行气血，最终使骨折痊愈。

案 8. 右胫腓骨远端多发骨折（斜形移位）

刘某，男，26 岁，河北省故城县，农民工。

【就诊经历】患者 1996 年 1 月 17 日被木棒击伤右小腿外侧，当即感右小腿疼痛、活动不利，未予特殊处理。1996 年 1 月 18 日右小腿活动受限、瘀血肿胀明显，疼痛未见缓解，就诊于罗有明骨伤医院。

【检查】患者神清，一般情况可，右小腿瘀血肿胀，功能活动受限，右足尖内旋内收畸形。骨折处可触及骨擦感，患肢足背动脉搏动可及，患肢末梢血运及运动感觉功能未见明显异常。

【影像检查】X 线片示：右胫腓骨远端多发骨折、斜形移位（如图 1-2-29）。

【诊断】右胫腓骨远端多发骨折。

【治疗】患者取仰卧位，伸直患肢，一助手站在患肢外侧，双手握住小腿上端，另一助手握住患者踝部对抗牵拉，并将右足旋转至中立位；医者站在患足侧，待骨折重

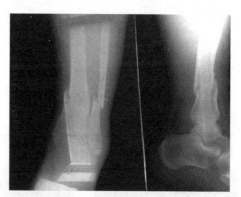

图 1-2-29　右胫腓骨远端多发骨折

叠移位纠正后，采用端挤、按压等治疗手法，使骨折端严密接触，再采用复贴手法促进血液循环，加速局部肿胀消退。复位后用超膝踝关节夹板固定骨折。

1 月 20 日查房，患者疼痛减轻，肿胀较前消散，继续予活血化瘀、消肿止痛药物治疗，密切观察病情变化。

1 月 23 日，复查 X 线片，骨折对位对线良好。患者要求出院，嘱出院后继续服用活血消肿止痛药物，定期复诊。

【疗效】正骨整复治疗后，患者肿胀疼痛明显改善，X 线片示骨折对位对线良好，出院回家静养。

【按语】胫腓骨骨折在下肢骨折中较为常见，罗氏正骨治疗此类骨折采用牵拉法、端法、压法、按法、复贴法等特色手法，操作简单，疗效显著。但胫腓骨中下段血运情况较差，骨折后存在骨折迟缓愈合、不愈合等情况，患

者需加强营养，定期复查。

案 9. 左腓骨中段骨折

吴某，男，46 岁，北京市密云区，水库公社农民。

【就诊经历】患者 1979 年 9 月 11 日不慎跌倒摔伤左下肢，当即感左下肢肿胀疼痛、活动受限，某医院诊断为左腓骨中段骨折，治疗后症状未见明显缓解。患者为求进一步治疗，1979 年 9 月 14 日就诊于罗有明骨伤医院。

【检查】患者神清，一般情况可，左小腿肿胀、畸形，向外成角约 15°。触诊骨折处有骨擦感，局部压痛阳性，患肢纵轴叩击痛阳性，左足背动脉搏动可及，患肢末梢血运可，运动感觉未见明显异常。

【影像检查】X 线片示：左腓骨中段骨折。

【诊断】左腓骨中段骨折。

【治疗】患者取仰卧位，一助手固定患侧大腿，另一助手握住患者踝部对抗牵拉将骨折重叠处牵开，同时旋转畸形的伤肢缓慢至功能位。医者行推按之法，一手掌放置在骨凸之处向对侧推按，按压复平骨折突起处，另一手在对侧抵挡把住，即可复位。复位后复贴、理筋（促进肿胀消散，加速血液循环），用超膝踝关节夹板固定患肢。

【疗效】治疗 3 周后复诊，X 线片示骨痂生成，患肢肿胀消除，疼痛明显减轻。

【按语】腓骨骨折为下肢常见骨折，手法复位后，需对膝、踝关节周围按摩松解，促进血液循环。夹板固定后，应注意夹板松紧，根据情况随时调整松紧。患者 5～6 周后可拄拐练习不负重行走，7～8 周可去除夹板，进行功能恢复锻炼。

案 10. 右胫腓骨粉碎性骨折

吴某，男，10 岁，北京市朝阳区，学生。

【就诊经历】患者 1996 年 12 月 3 日不慎被自行车撞伤，随后送往北京某医院就诊。摄 X 线片示右胫腓骨中下段粉碎性骨折，予手法复位、石膏固定。复查 X 线片，骨折向内侧成角。患者及家属为求进一步治疗，1996 年 12 月

14 日就诊于罗有明骨伤医院。

【检查】患者神清，一般状况良好。拆除石膏见患者右小腿中下段肿胀、成角畸形，活动受限，可触及骨擦感。右下肢足背动脉搏动可及，运动感觉未见明显异常。

【影像检查】X 线片示：右胫腓骨中下段粉碎性骨折，断端向内成角畸形（图 1-2-30A）。

【诊断】右胫腓骨粉碎性骨折。

【治疗】患者取坐位，一助手双手握住患侧膝关节上方，另一助手握住患肢足部对抗性缓慢牵拉；医者双手捧拢伤处，一手拇指作用于内侧成角处，通过端、提、推、按等手法，复平成角的骨折，用超踝关节夹板固定。复查 X 线片见骨折对位对线可，踝部牵引，维持骨折的稳定性。

1996 年 12 月 24 日，患者右小腿肿胀、压痛消失，X 线片示骨折对位对线可，骨痂开始形成，继续用夹板外固定，牵引维持骨折的稳定性。

1996 年 12 月 31 日，X 线片示骨痂生成明显，骨折稳定。患者恢复良好，出院回家休养。嘱患者加强股四头肌功能锻炼及足踝部功能锻炼，1 个月后复查。

1997 年 4 月 5 日，患者步行前来复诊，X 线片示骨折骨性愈合良好（图 1-2-30B）。

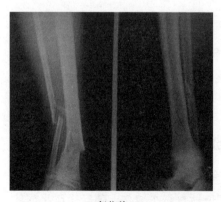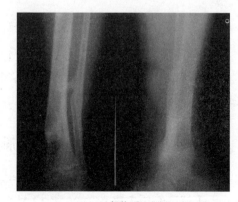

A.复位前   B.复位后

图 1-2-30 右胫腓骨粉碎性骨折

【疗效】患者骨折处骨性愈合良好，右下肢功能活动恢复正常。

【按语】胫腓骨骨折，各种年龄均有发生，儿童和青壮年多见，此案例因撞伤致胫腓骨粉碎性骨折。中医正骨治疗胫腓骨粉碎性骨折具有独特的优越性，罗氏正骨采用捧拢、端、提、推、按等手法使骨折复位，再行复贴、捋顺手法促进肿胀消退、骨痂生长，不仅患者痛苦小，而且疗效显著。

案 11. 右胫腓骨骨折（不同平面骨折）

薛某，女，50 岁，北京市海淀区，教师。

【就诊经历】患者 1997 年 5 月 2 日下午下车时不慎踩空，致右小腿摔伤，右小腿剧痛，不能站立、行走。送至附近医院，拍片诊断为"右胫腓骨骨折"，行简单处理及石膏外固定。患者为求得进一步治疗，当晚就诊于罗有明骨伤医院，收入住院。

【检查】患者神清，精神可，一般状况可。右小腿肿胀瘀血严重，错位畸形，触痛阳性，可扪及骨擦感，右足背动脉搏动减弱。

【影像检查】X 线片示：右胫腓骨骨折（图 1-2-31A）。

【诊断】右胫腓骨骨折。

【治疗】患者平坐床上，助手及医者立于患者右侧。一助手扶按患者髋部固定，另一助手双手握住患者足部对抗牵拉，将右下肢顺时针旋转至功能位；医者双手置于患处，自上而下捋顺、复贴伤肢后，拇指在上，余四指在下，按压托顶复平胫骨骨折处。腓骨骨折在牵引过程中可顺势对位对线。复位后用夹板固定（超踝关节），中西药合用，对症治疗，定期复诊调整治疗方案。

一周后复查，患者右腿肿胀瘀血减退，右足趾活动自如，血运良好。

1997 年 5 月 26 日，X 线片示骨折对位对线良好（图 1-2-31B）。

1997 年 6 月 28 日，患者骨折处骨痂形成，肿胀、疼痛消除，足趾活动正常，开始功能恢复锻炼。

【疗效】治疗后，患者骨折对位良好，右下肢功能恢复良好。

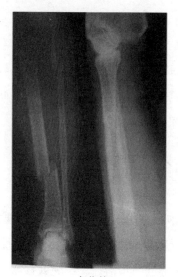 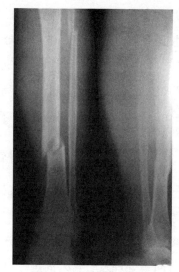

A.复位前　　　　　　　　　　　B.复位后

图 1-2-31　右胫腓骨骨折

【按语】胫腓骨骨折在复位时以胫骨复位为主，兼治腓骨。临床一定注意要恢复小腿的生理弧度和下肢力线，外固定时注意跟腱与腓骨小头的保护，以免出现副损伤。注意膝关节、踝关节在同一水平轴活动，若力线不恢复，日后可出现膝关节疼痛等。

案 12. 左胫腓骨骨折（不同平面骨折）

郑某，男，37 岁，防水涂料厂工人。

【就诊经历】患者 1996 年 11 月 6 日上午 10 点，被重约 150kg 的铁架砸伤左小腿，左小腿疼痛、肿胀，但可以行走，未予特殊处理。11 月 7 日又从台阶上摔下，左小腿疼痛、肿胀加重，伴有畸形，故就诊于罗有明骨伤医院。门诊 X 线片检查，诊断为左胫腓骨骨折（图 1-2-32A）。手法整复、夹板固定，X 线片检查提示骨折对位、对线良好，给予云南白药口服，回家休养。1 周后复诊，X 线片示骨折移位，于 1996 年 11 月 14 日住院治疗。

【检查】患者神清，一般情况可。左小腿肿胀、皮肤紫黯。罗氏触诊法可触及左小腿畸形，断端压痛阳性，胫骨远端有骨擦感，三定点检查法可触及胫腓骨断端移位。

【影像检查】X 线片示（11 月 14 日）：左胫骨下 1/3 螺旋形骨折，腓骨上 1/3 斜形骨折。

【诊断】左胫腓骨骨折。

【治疗】患者取坐位于治疗床上，医者复贴手法自上而下捋顺左下肢，松解肌肉，嘱患者放松心情。一助手双手稳定患者的大腿，另一助手握住患肢足部对抗牵拉，同时将旋转畸形的下肢慢慢回旋至功能位；医者握住骨折处的拇指在突起处分别下压复平胫骨骨折及腓骨骨折。复位后用夹板外固定，嘱患者绝对卧床休息，口服活血化瘀药物。

患者入院后分别于 11 月 16 日、11 月 20 日两次行上述手法整复治疗。

11 月 28 日，复查 X 线片示骨折处对位良好。

12 月 12 日，患者疼痛明显减轻。打开外固定可见肿胀及瘀血明显消退。X 线片示骨折对位良好，骨痂形成。办理出院，回家静养。

1997 年 4 月 28 日复诊，患者痊愈，X 线片示骨折愈合良好（图 1-2-32B）。

【疗效】患者骨折愈合良好。

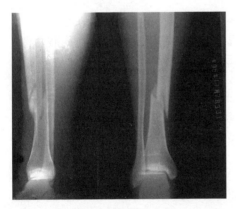
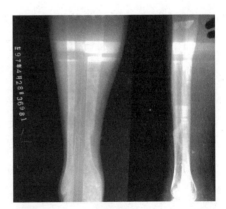

A.复位前　　　　　　　　　　　　　　　B.复位后

图 1-2-32　左胫腓骨骨折

【按语】手法复位治疗胫腓骨骨折，以保胫骨为主，兼治腓骨。手法复位时要动作轻柔，一次不成功可再次整复 2～3 次。手法复位后用夹板外固定，嘱患者绝对卧床休息，以保证断端位置稳定。

第六节　踝关节骨折（单踝、双踝、三踝）

案1. 右踝关节骨折（双踝）　右胫腓骨远端骨折

杜某，男，57岁，吉林省柳河县，建筑工人。

【就诊经历】患者2006年6月8日下午不慎被钢筋砸伤右踝，疼痛剧烈，不能行走。附近医院拍X线片示"右双踝骨折"，予以石膏外固定。患者为求进一步保守治疗，2006年6月9日于罗有明骨伤医院就诊。

【检查】患者神清，精神可，一般状况可。右侧足内外踝均肿胀瘀血，局部肤温略高，压痛阳性，可触及骨擦感，右足跗趾背屈力弱，趾端血运正常。

【影像检查】X线片示：右双踝骨折，右侧胫腓骨远端骨折（图1-2-33A）。

【诊断】①右踝关节骨折（双踝）；②右胫腓骨远端骨折。

【治疗】①胫腓骨远端骨折：患者取仰卧位，助手和医者站在伤肢右侧。一助手固定右下肢骨折近端，另一助手握住右踝向下牵拉。医者站于患者右侧，双手掌环抱患者足踝上部，左手掌根贴于骨折远端，在两助手牵拉的同时，向前归挤拿捏至近端复位。复位成功后包扎固定。②双踝骨折：患者取仰卧位，医者及助手站在患者右侧。一助手固定小腿，另一助手握足背及后踝处，缓缓牵拉。医者站在伤肢内侧，双手拇指分别放在内外踝前缘，双手食指半屈曲分别放在内外踝后缘，用力向内推挤按压，同时屈曲踝关节使骨折复平。复位后用石膏固定。

6月14日、6月20日，分别手法矫正治疗1次。

6月24日，患者情况良好，无明显疼痛，开始适度功能锻炼。

7月7日，拍X片复查，骨愈良好（图1-2-33B）。申请出院。

【疗效】骨折愈合良好。

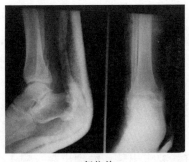 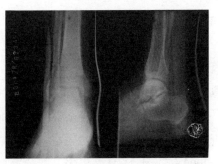

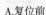

A.复位前　　　　　　　　　　　　B.复位后

图 1-2-33　双踝骨折 右侧胫腓骨远端骨折

【按语】患肢多发节段骨折，一般先整复肢体近端骨折，再整复肢体远端骨折。患者住院治疗过程中，手法矫正应据骨折情况分次治疗复位，不可图一次性复位而在一次治疗中多次复位，以免强行复位造成不必要的损伤，不利于骨折的愈合。

案 2. 左踝关节骨折伴脱位（三踝）

藏某，女，22 岁，山东省阳谷县，工人。

【就诊经历】患者 2000 年 1 月 9 日下楼踩空，致左踝关节疼痛、肿胀，活动受限，遂至北京某医院就诊，摄 X 线片示左足三踝骨折伴脱位，建议手术，患者拒绝。为求进一步保守治疗，患者 2000 年 1 月 11 日就诊于罗有明骨伤医院。

【检查】患者神志清，一般状况良好，左踝关节横向增宽畸形，局部肿胀青紫，活动受限。罗氏拇指触诊法检查，左足踝内、外、后侧压痛均阳性，可触及骨擦感，关节活动障碍，左足背动脉搏动可，末梢血运及运动感觉未见明显异常。

【影像检查】X 线片示：左足三踝骨折伴脱位（图 1-2-34A）。

【诊断】左踝关节骨折伴脱位（三踝）。

【治疗】患者取仰卧位，一助手双手握住小腿下端，另一助手双手握住足背与足跟，两助手用力相对拔伸。医者一手按压胫骨远端，将脱位的踝关节复位，然后双手拇指、食指分别放置在内外踝前后缘，用力将骨折块向内归挤捺正复位。复位后踝骨折块时，嘱两助手在拔伸牵引状态下跖屈背伸踝关节，医者双手拇指将后踝骨折块推按复位。复位后医者拇指捻转踝骨缘，以恢复踝骨的平整，再复贴、捋顺患肢（疏通局部气血，加速肿胀消散及骨折的愈合），最后用石膏固定患肢。

2000年1月19日，患者骨折处压痛及肿胀较前明显减轻，复查X线片骨折对位对线良好（图1-2-34B）。

2000年1月31日，患者一般状况良好，要求出院，办理出院，嘱1个月后复查。

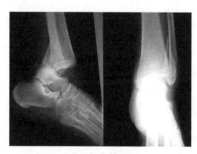 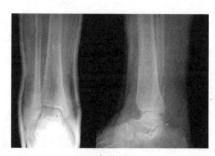

A复位前　　　　　　　　　　　　　　　B复位后

图1-2-34　左踝关节骨折伴脱位

【疗效】骨折对位对线良好，踝关节肿胀疼痛明显减轻。

【按语】踝关节骨折伴脱位，治疗时应先整复踝关节脱位（由于肌肉的牵拉作用，脱位整复后踝关节骨折可大部分复位），再整复踝关节骨折。"牵引推按法"整复踝关节脱位，"牵引屈伸归挤法"整复踝关节骨折，效果显著。复位后用石膏外固定，注意固定后随时观察足趾的血运情况。

案3. 左踝关节骨折伴错位

丁某，男，30岁，河北省故城县，职工。

【就诊经历】患者2007年4月26日下午3点从2米高处摔下，跌伤左踝，立即送至北京某医院，拍片诊断为"左胫腓骨远端骨折伴左踝关节错位"，建议手术治疗。患者为保守治疗，由家属陪同就诊于罗有明骨伤医院，收入住院。

【检查】患者神清，精神可，一般状况好。左踝关节肿胀，内翻畸形，局部压痛阳性，踝关节内侧可触及骨突起及骨擦感，功能活动障碍，瘀血不明显。

【影像检查】X线片示：左踝关节粉碎性骨折伴左踝关节错位（图1-2-35A）。

【诊断】左踝关节粉碎性骨折伴左踝关节错位。

【治疗】患者取仰卧位，伤肢平伸，第一助手站于患肢左侧，固定骨折远端小腿部，第二助手一手托足跟部，另一手握足底及足背部，与第一助手对抗牵拉拔伸，稍加晃动，将踝从内翻位旋转至中立位。医者立于伤肢外侧，双手拇指分别放在内外踝前缘，双食指屈曲分别放在内外踝后缘，用力相对归挤按压，在保持拔伸牵引的同时，第二助手将足背伸再跖屈，医者拇指由踝的后缘向前轻轻推捻，以使复位后断端骨面平整。复位后，用石膏固定于足背屈中立位，给予活血化瘀药，定期复查并调整治疗方案。治疗后患者疼痛减轻，拍片示对位良好（图1-2-35B）。

5月6日，拆除石膏外固定，改用夹板固定，给予第二次治疗，拍片示对位理想（图1-2-35C）。

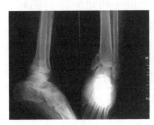 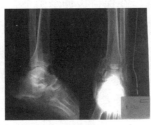 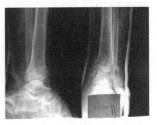

A.复位前　　　　　　　　　B.复位后　　　　　　　　C.10天后复查

图1-2-35　左踝关节粉碎性骨折伴错位

5月16日，患肢肿消，因家中有事，要求出院，出院静养。

【疗效】患肢肿消，骨折对位理想。

【按语】踝关节双踝骨折伴错位，在治疗时，先采用踝关节牵拉加微摇晃手法，以调整关节错位，然后进行内外踝的归挤按压、背伸跖屈的联合复位手法。矫正内外踝的偏移，为保持复位后骨折端的稳定性，需随时观察夹板系带的松紧度，以便随时调整。

案4. 右踝关节骨折（双踝）

房某，女，20岁，北京市通州区，大学生。

【就诊经历】患者1999年1月17日滑倒扭伤右踝关节，右足部剧痛，瘀血肿胀，不能站立行走，活动受限，立即被同学送往医院，拍片诊断为"右内踝骨折，右腓骨下1/3斜形骨折"。医院决定用石膏外固定，患者未同意，1月18日就诊于罗有明骨伤医院。20日复诊，患者右踝瘀血肿胀严重，疼痛，收入住院。

【检查】患者神清，面容痛苦，右下肢、右踝关节内侧及足趾部瘀血肿胀严重，局部压痛阳性，功能活动障碍，可扪及骨擦感。

【影像检查】X线片示（1月18日）：右内踝骨折、伴移位，间隙大，右腓骨下1/3斜形骨折（图1-2-36A）。

【诊断】①右内踝骨折伴移位；②右腓骨下1/3骨折。

【治疗】①右内踝骨折：患者取仰卧位，第一助手立于患者伤肢内侧，双手对握固定小腿，第二助手握住踝关节对抗牵拉拔伸。医者立于伤肢足部，一手拇指用力归挤按压内踝，在保持拔伸牵引下，第二助手将足背伸再跖屈，医者拇指由踝的后缘向前轻轻推捻，矫正复位后断端骨面平整。复位后，用超踝夹板固定，踝套牵引。给予活血化瘀药物，定期复查并调整治疗方案。

②右腓骨下1/3骨折：患者取仰卧位，第一助手固定右下肢骨折近端，第二助手握住右踝向下牵拉。医者站于患者右侧，在两助手牵拉的同时，医者双手掌环抱患者骨折处，一手掌根贴于骨折远端，向内轻轻归挤至近端，手下骨擦感即复位。复位后用夹板包扎固定患肢于中立位。

治疗后疼痛好转，拍片示对位良好（图1-2-36B）。

1月28日，患者瘀血肿胀减轻，嘱患者进行膝关节功能锻炼。

2月6日，患者肿胀瘀血减轻，青紫消退，洗药熏洗伤肢。

2月17日，患者状况良好，可在家人协助下拄拐练习行走。

2月19日，患者情况良好，拍片示骨愈良好（图1-2-36C），申请出院。

【疗效】骨折愈合良好，出院静养。

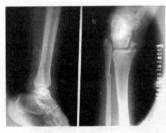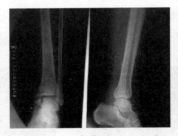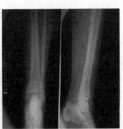

| A.复位前 | B.复位后 | C.出院前 |

图 1-2-36 右踝关节骨折

【**按语**】腓骨斜形骨折，固定不易稳定，稍有不慎易造成骨折移位，影响治疗效果。一般建议患者住院治疗，治疗期间注意观察患肢及足趾的血液循环及肿胀情况，及时调整夹板的松紧度。为了尽快恢复，在骨折对位稳定后即可进行下肢的功能锻炼，拆除夹板后，应加强踝关节的功能锻炼。

案 5. 左踝关节骨折（三踝）

高某，男，49 岁，河北省三河县农民。

【**就诊经历**】患者 2001 年 2 月 3 日下午交通事故中从自行车后座摔下，伤及左踝，局部肿胀疼痛，就近在某门诊拍 X 线片示左踝骨折，遂于 2001 年 2 月 4 日来罗有明骨伤医院就诊。

【**检查**】患者神清，精神可，一般状况好。左踝关节肿胀瘀血，局部压痛阳性，可扪及骨擦感，关节功能活动障碍。足趾皮温稍低，足背动脉搏动良好。

【**影像检查**】X 线片示：左三踝骨折（图 1-2-37A）。

【**诊断**】左踝关节骨折（三踝）。

【**治疗**】患者取仰卧位，助手站于患者下肢左侧。第一助手双手对握固定小腿，第二助手一手托足跟部，一手握住足背部与第一助手对抗牵拉。医者立于伤肢内侧，双手拇指及大鱼际部分别放在内外踝前缘，双食指屈曲分别放在内外踝后缘，用力相对归挤按压，在保持拔伸牵引下，第二助手将足先背伸再跖屈，医者拇指由踝的后缘向前轻轻推捏，以矫正复位后断端骨面的平整。复位后，用超踝夹板固定，踝套牵引。中西药合用对症治疗，定期复查并调整治疗方案。

2月16日拍片复查示骨折对位良好（图1-2-37B），足趾活动良好，皮温正常，足背动脉搏动良好。患者要求出院，回家休养。

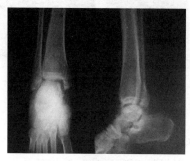
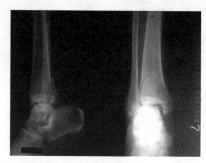

A.复位前 　　　　　　　　　　　B.复位后

图1-2-37　左踝关节骨折

【疗效】治疗后疼痛减轻，骨折对位良好。

【按语】此患者为三踝骨折，踝关节错位不明显。治疗时采用牵拉归挤推捏的手法复位成功。操作时注意手法要柔和有力，避免造成患者骨断端的移位。

案6. 右踝关节骨折伴脱位（双踝）

郝某，男，53岁，北京市通州区漷县京津钢窗厂工人。

【就诊经历】患者1996年12月5日下午2时许，在推送约200kg重的钢窗时，车翻钢窗滑落，砸压在右小腿及踝背部。伤后外踝部皮肉破损渗液、踝部疼痛、肿胀，动弹不得，遂送去某医院处理。1996年12月12日转送至罗有明骨伤医院诊治。

【检查】患者呈痛苦面容，一般情况可。右外踝后下方可见一约"2cm×2cm"破损、渗液，周边皮肤呈深色，踝关节畸形，外旋内、外踝均可触及骨擦感，压痛阳性，患足五趾活动可，皮肤温度略热，肌张力可。

【影像检查】X线片示：右双踝骨折合并脱位（图1-2-38A）。

【诊断】右踝关节骨折伴脱位（双踝）；右踝部压疮。

【治疗】第一周清创、抗感染治疗。然后手法正骨，在保持上、下助手相对拔伸牵拉的同时，医者双手拇、食二指归挤按压，一助手跖屈、背伸足（如察觉内外踝仍有骨突起，再变换双拇指由踝骨后缘向前捻转至前缘，让踝关节平整），在手法整复骨折时脱位可随之矫正，复位后用超踝夹板固定。

住院 2 周后拍 X 线片示对位、对线良好（图 1-2-38B）。 20 天后，外伤部位结痂，骨折位置稳定，遂出院回家疗养。嘱患者定期复查。

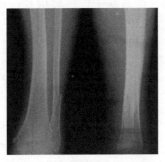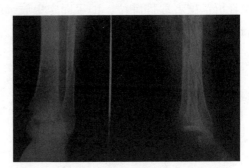

A.复位前　　　　　　　　　　　　　　　B.复位后

图 1-2-38　右踝关节骨折伴脱位

【疗效】伤处结痂，骨折复位良好。

【按语】此患者被重物砸伤骨折致感染，治疗宜先抽出积液，清创、抗感染，然后再行手法正骨，正骨同时脱位也随之矫正，用夹板固定。为伤口的愈合，夹板固定采用间歇式，体现了罗氏正骨、正筋、正肌肉同步进行的优越性，结合合理的推拿，骨折愈合较快。

案 7. 右踝关节骨折（双踝） 腓骨下 1/3 骨折

黄某，男，19 岁，北京市，朝阳河林场工人。

【就诊经历】患者 1982 年 7 月 18 日不慎跌入 1.5 米深处，当地医院诊断为下肢多发骨折并治疗 1 周。 1982 年 7 月 25 日就诊于罗有明骨伤医院。

【检查】患者骨折部位畸形、疼痛，肿胀严重，不能行走。①腓骨：罗氏触诊法，触及腓骨下 1/3 处肿胀，压痛阳性，局部畸形，有骨擦感，骨折处高低不平；"三定点"触诊法，触及上下、左右骨折的性质和突出的方向。②内外踝：罗氏触诊法，触及内外踝肿胀，压痛明显，骨折处畸形，有骨擦感。

【影像检查】X 线片示：右侧腓骨下 1/3 处，内外踝多发性骨折伴错位。

【诊断】右踝关节骨折（双踝）；腓骨下 1/3 骨折。

【治疗】①腓骨下 1/3 骨折：患者取卧位，一助手固定患者右腿，另一助手握住患者足部对抗牵拉将骨折重叠处拉开（拉法），再推转畸形的伤肢使其回旋至功能位，推转的方向与骨折旋转畸形相反（推转法）。在牵拉、回旋的同时，医者握骨折处的拇指在下压平复对位（按法）（图1-2-39A）。②内外踝骨折：患者取仰卧位，助手固定患肢远端，医者双手握住骨折处，在牵拉的同时摇转、推按，使突起部分平复（图1-2-39B），夹板包扎固定（图1-2-39C）。

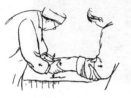 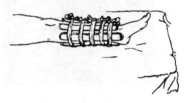

A.腓骨复位手法　　　　B.踝关节复位手法　　　　C.夹板固定

图1-2-39　右踝关节骨折 腓骨下1/3骨折

正骨整复，包扎固定，外用"骨折挫伤散"治疗后，患者2周后（1982年8月8日）复诊，X线片示骨痂愈合良好，水肿疼痛明显缓解。

【疗效】水肿疼痛缓解，骨痂愈合良好。

【按语】患者正骨复位后症状和X线片检查明显改善。从这个病例看出，罗氏正骨治疗下肢骨折，多采用牵拉、旋转、推按法。需要注意的是，旋转伤肢时应缓慢操作旋转复位，不可暴力。三定点触诊法是罗氏正骨诊疗手法之一，此法可贯穿某些治疗手法之中，又可在诊断时用，还可作为复诊时检查，故又称其为三功法。

案8. 左踝关节骨折（外踝）

惠某，女，30岁，北京市通州区人，职工。

【就诊经历】患者1994年6月20日从高处跳下致伤左踝关节，左踝关节肿胀、疼痛，不能行走。急送附近医院，X线片检查示踝关节内侧间隙增宽，外踝骨折，给予外固定回家静养。患者左踝疼痛剧烈，为求进一步治疗，1994年6月21日就诊于罗有明骨伤医院。

【查体】一般情况可，轮椅推入门诊。左踝关节肿胀、瘀血。足内翻畸形。触诊皮温增高，内、外踝压痛阳性，外踝明显。牵拉屈曲踝关节可触及骨擦感。

【影像检查】X线片示：左足外踝骨折。

【诊断】左踝关节骨折（外踝）。

【治疗】①患者坐于床上，左足前伸，医者站于患者左足下方双手从小腿下 1/3 捧拢复贴至足背部。②一助手双手固定小腿上 1/3 处，医者一手握足跟部，另一手握足背部拖拉、屈伸踝关节，握足跟手的拇指置踝关节外侧突起的骨棱处，在拖拉、屈伸的同时，顺势推按、平复骨突起处，手下有滑动感提示复位。③复位后，手法复贴踝关节及左足部，超踝夹板固定。手法治疗后患者左踝部剧痛明显减轻。X线片示骨折断端对位良好。嘱患者 2 周后复诊。

1994 年 7 月 5 日复诊，给予患者手法松解 1 次，治疗后患者踝关节不适感明显减轻。

1994 年 7 月 31 日复诊，打开外固定，可见瘀血、肿胀明显减轻。X线片示骨痂生长。去除外固定，嘱患者继续回家静养，避免左下肢负重，可适当活动左踝关节。

【疗效】骨折对位良好，骨痂生长。

【按语】患者左外踝骨折，外固定治疗后仍疼痛剧烈，是因为错位的关节没有复位，骨折对位不良，故需中医正骨手法治疗。罗氏正骨采用拖拉、屈伸、推按手法治疗，不仅可使错缝关节复原，而且可使骨折对位，故治疗后患者疼痛明显减轻。超踝夹板固定，可帮助患者骨折愈合，防止骨错缝再次发生，效果理想。

案 9. 右踝关节骨折（三踝）

李某，女，54 岁，北京市通州区人，工人。

【就诊经历】患者 2000 年 5 月 1 日被人踢伤右踝，当时右踝关节肿胀畸形，活动受限，遂至罗有明骨伤医院就诊，摄X线片提示右侧踝关节骨折，收入住院。

【检查】患者神清，精神可，一般状况好，右踝关节石膏固定良好，右足及足背红肿、青紫，压痛，右足趾末端皮温正常，足背动脉搏动良好。

【影像检查】X线片示：右三踝骨折（图 1-2-40A）。

【诊断】右踝关节骨折（三踝）。

【治疗】患者仰卧位。一助手固定患侧小腿，另一助手握患侧足背及后踝处，缓缓牵拉稍加摇晃。医者站在伤肢内侧，双手拇指分别放在内外踝前缘，双手食指半屈曲分别放在内外踝后缘，用力向内推挤按压，复位内外踝骨折。握踝助手屈伸踝关节，同时拇指推按复位后踝骨折。复位后，石膏固定（图1-2-40B），患者疼痛减轻。

5月16日，拆去石膏，复查X线片示骨断端对位良好（图1-2-40C），改超踝夹板固定。

5月20日，复查X线片示骨痂开始生长（图1-2-40D），患者自觉症状减轻，申请出院，回家休养。

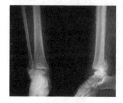 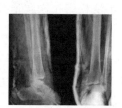 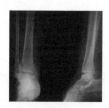 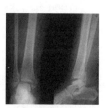

A.复位前　　　　B.石膏固定后　　　　C.复位后　　　　D.出院时

图1-2-40　右踝关节骨折

【疗效】治疗后，患者踝关疼痛、瘀血消除，骨折对位良好。

【按语】三踝即内踝、外踝和后踝同时发生不同程度的骨折。内踝在胫骨的远端，外踝为腓骨的远端，后踝又叫后唇，是胫骨和距骨关节面的后缘。此类骨折不易稳定固定，恢复较慢，且踝部骨折复位要求尽量将错位完全纠正，否则容易造成创伤性骨关节炎。罗氏牵拉归挤按压法治疗三踝骨折疗效显著，复位后要求患者制动，为保持骨折复位后的稳定性，早期采用石膏固定，后期改用超踝夹板固定，伤肢保持中立背屈位。

案10. 左踝关节骨折（三踝）

刘某，男，68岁，北京市通州区宋庄辛庄店人，工人。

【就诊经历】患者1999年12月21日因走路不慎摔倒，伤及左足踝部，行走困难，遂来罗有明骨伤医院就诊，收入住院。

【检查】患者神清，精神可，一般状况好。左踝部肿胀，足内翻畸形。皮温稍高，局部压痛阳性，可触及骨擦感，功能活动受限。

【影像检查】X线片示：左侧三踝骨折（图1-2-41A）。

【诊断】左踝关节骨折（三踝）。

【治疗】患者仰卧位，医者和助手站于患者下肢左侧。第一助手固定小腿，第二助手握住踝关节远端牵拉拔伸。医者立于伤肢内侧，双手拇指及大鱼际部分别放在内外踝前缘，双手食指屈曲，分别放在内外踝后缘，用力相对归挤按压，在保持拔伸牵引的力量下，第二助手将足先背伸再跖屈。医者拇指由踝的后缘向前轻轻推捻，以矫正复位后断端骨面的平整。复位完成后，采用超踝夹板固定，踝套牵引。中西药合用对症治疗，定期复查并调整治疗方案。

1周后局部肿胀瘀血逐渐消退。2000年1月3日复查，X线片示对位良好（图1-2-41B），患者症状减轻，申请出院。

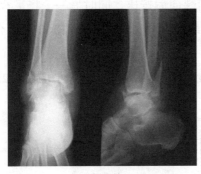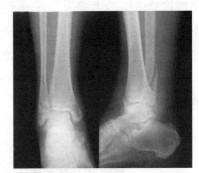

A.复位前　　　　　　　　　　　　　B.复位后

图1-2-41　左踝关节骨折

【疗效】疼痛减轻，骨折对位良好。

【按语】踝部骨折，复位要求较高，尽量将错位完全纠正，否则容易造成创伤性骨关节炎。临床三踝骨折较其他骨折不稳定，复位时多采用归挤按压、推捻手法矫正骨折，要求医者手法熟练、连续。术后超踝夹板保持中立位背屈位固定，亦可配合踝套牵引，以稳定关节，利于患者康复。

案11. 右踝关节骨折伴距骨脱位（三踝）

刘某，女，44岁，北京市通州区居民。

【就诊经历】患者在2000年1月21日上台阶时不慎跌倒伤及右踝。遂送罗有明骨伤医院门诊治疗，X 线片示"右三踝骨折"（图 1-2-42A）。门诊手法复位后（图 1-2-42B），患者返家回家休养。后因活动不慎致骨折再次移位，收入住院。

【检查】患者神清，精神可，一般状况可。右侧踝关节肿胀瘀血，踝关节横向增宽，前凸畸形，可触及骨擦感及骨槎感，活动受限。

【影像检查】X 线片示，右侧三踝骨折，断端前移（图 1-2-42C）。

【诊断】右踝关节骨折伴距骨脱位（三踝）。

【治疗】患者取仰卧位，助手站于患者下肢右侧。一助手固定小腿，另一助手握住踝关节远端牵拉拔伸。医者立于伤肢内侧，首先复贴右小腿至各足趾，松解紧张挛缩的肌肉，然后双手捧拢右踝，双手拇指及大鱼际部分别放在内外踝前缘，双手食指屈曲，分别放在内外踝后缘，用力相对归挤按压。在保持拔伸牵引的力量下，改一手置前踝向后按压，同时另一手将足背伸，掌下有滑动感提示复位。复位后采用超踝夹板固定，踝套牵引。中西药合用对症治疗，定期复查并调整治疗方案。

患者治疗后症状缓解，1 周后拍 X 线片复查，示对位良好（图 1-2-42D），申请出院。

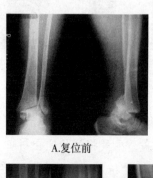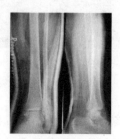

A.复位前　　　　　　　　　B.复位后

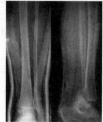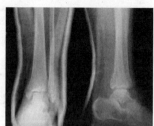

C.移位后　　　　　　　　　D.出院时

图 1-2-42　右踝关节骨折伴距骨脱位

【疗效】患者症状缓解，骨折对位良好。

【按语】患者骨折复位后，断端前移，住院再次整复。二次复位时，需在骨折端重叠部分牵拉开后再行归挤、按压、背屈、推按手法复位。操作时手法要逐渐加力，骨折复位即止，不可暴力按压。三踝骨折较其他骨折不稳定，因此在超踝夹板固定时要稳定牢固，但要注意松紧适度，以免影响血运，造成不必要的损伤。

案 12. 右踝关节骨折（三踝）

彭某，女，18岁，北京市朝阳区，服务员。

【就诊经历】患者于1997年1月6日骑自行车摔倒致右踝关节活动障碍。因疼痛较轻未及时处理，回家休息，自行口服、外用活血消肿药物。次日疼痛并未减，就诊于罗有明骨伤医院门诊。X线片示右侧踝关节内外踝骨折。手法复位，超踝夹板固定后返家。1997年1月10日因护理不当，症状加重，收入住院。

【检查】患者神清，精神可，一般状况可。右侧踝关节肿大、瘀血，皮肤出现片状水疱，触诊疼痛剧烈，指压凹陷，活动受限。足趾活动自如，足背动脉搏动良好。

【影像检查】右踝X线片示：内踝横断分离性骨折，内踝关节面增宽，距骨向外上方倾斜，上下间隙缩小；外踝粉碎性骨折，未发现游离骨块（图1-2-43A）。

【诊断】右踝关节骨折（三踝）。

【治疗】对症处理皮肤水疱后，手法复位。患者取仰卧位，医者和助手站于患者下肢右侧。助手固定小腿，医者一手握住足跟部，一手握住足背部，向远端缓缓牵拉，双手捧拢骨折端，拇指在上、余四指在下，按压、托顶将骨折断端复位。复位后用超踝夹板固定，踝套牵引。中西药合用对症治疗，定期复查并调整治疗方案。

1997年1月26日，患者可扶双拐下地活动，患处消肿无疼痛。复查X线片，骨折对位良好，骨痂生长（图1-2-43B），返家静养。

【疗效】骨折对位良好，骨痂生长。

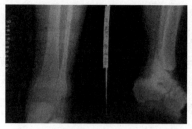
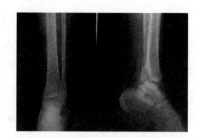

A.复位前   B.复位后

图 1-2-43 　右踝关节骨折

【按语】三踝骨折，骨折不易稳定固定。手法复位时，医者在牵拉的同时应细心感受骨折端情况，采用按压、托顶方法矫正骨折重叠移位。注意手法熟练、连续，力度适中。术后采用超踝夹板固定，配合踝套牵引，以稳定关节，利于患者康复。

案 13. 右踝关节骨折（双踝）

王某，男，38 岁，北京市通州区后榆村农民。

【就诊经历】患者 2000 年 1 月 1 日从墙上跳往地面时不慎摔伤右踝关节，右踝关节疼痛，活动受限，未予处理。休息 2 天后疼痛未见缓解，为求进一步治疗，2000 年 1 月 3 日就诊于罗有明骨伤医院，收入住院。

【检查】患者神清，一般状况良好，右踝关节外翻畸形，局部皮肤青紫瘀血、肿胀明显。罗氏拇指触诊法检查发现，患者右足内外踝压痛明显，可触及骨擦感，右踝关节屈伸活动受限，右足背动脉搏动可及，患肢末梢血运及运动感觉未见明显异常。

【影像检查】X 线片示：右双踝骨折，下胫腓关节分离（图 1-2-44A）。

【诊断】右踝关节骨折（双踝）。

【治疗】患者取仰卧位，一助手站于患肢外侧，双手握住小腿下端，另一助手站在患足处，双手分别握住足背及足跟，两助手用力相对拔伸牵引并稍加摇晃。医者站在患足内侧，双手拇指、食指分别放在内外踝前后缘，用力向内归挤捺正骨折块，同时嘱两助手在拔伸牵引下跖屈背伸踝关节，然后医者拇指由踝骨后缘向前捻转至前缘，以恢复踝骨的平整。复位后复贴、捋顺患肢（以疏通局部气血，加速肿胀消散及骨折的愈合），最后采用石膏固定。

2000年1月7日查房，患者诉右踝关节肿胀、麻痛，拆除石膏未见水疱形成，复查X线片，骨折对位对线良好（图1-2-44B）。

2000年1月10日查房，患者左踝关节肿胀、疼痛明显减轻，无其他不适症状，强烈要求出院，告知相关注意事项后，予以出院。

2000年2月28日门诊复诊，X线片见骨折对位对线良好，骨折线模糊不清，骨痂生成（图1-2-44C）。

【疗效】骨折对位对线良好，骨折线模糊不清，骨痂生成。

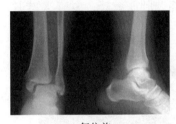 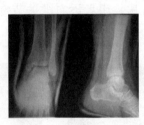 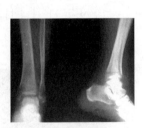

A.复位前   B.复位后   C.门诊复查时

图1-2-44 右踝关节骨折

【按语】踝关节骨折多因间接暴力导致，当高处坠落时，足部着地，踝部强力过度扭转，即可发生内外踝骨折。踝关节骨折是关节内骨折，骨折复位不良会导致踝关节面不平整，长期磨损可形成创伤性关节炎，同时踝关节是不稳定骨折，因此需要准确复位，牢固固定。

案14. 右踝关节骨折（三踝）

魏某，男，45岁，北京市丰台区人，北京机械皮革厂工人。

【就诊经历】患者1999年10月28日骑车时不慎与摩托车相撞致伤，右踝关节肿胀疼痛，活动受限，被急送北京某医院就诊，X线片示右三踝骨折，建议手术治疗，患者拒绝。为求进一步保守治疗，患者1999年10月29日由家人送至罗有明骨伤医院就诊。

【检查】患者神清，一般状况良好，右踝关节青紫、肿胀，活动受限。罗氏拇指触诊法检查发现，右足踝内、外、后侧压痛阳性，可触及骨擦感，右足背动脉搏动可及，末梢血运及运动感觉未见明显异常。

【影像检查】X线片示：右踝关节间隙异常，内踝横断撕脱，外踝斜形旋转，后踝纵形骨折（图1-2-45A）。

【诊断】右踝关节骨折（三踝）。

【治疗】患者取仰卧位，一助手双手握住患者小腿下端，另一助手双手分别握住足背及足跟，两助手用力相对拔伸牵引稍加摇晃。医者双手拇指、食指分别放置在内外踝前后缘，用力向内归挤捺正骨折块，两助手在拔伸牵引状态下跖屈背伸踝关节，医者双手拇指推按复位后踝骨折块。复位后医者拇指捻转踝骨缘，以恢复踝骨的平整，然后复贴、捋顺患肢，以疏通局部气血，加速肿胀消散及骨折的愈合，最后采用夹板固定患踝。

1999年11月4日查房，患者诉右踝关节疼痛、肿胀减轻，复查X线片见骨折复位良好（图1-2-45B）。

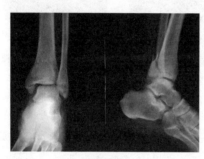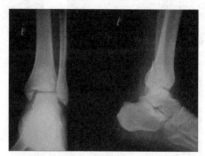

A.复位前　　　　　　　　　　　B.复位后

图1-2-45　右踝关节骨折

1999年11月10日查房，患者一般状况良好，右踝关节瘀血肿胀明显减轻、疼痛不显，右膝关节及右足趾活动自如，骨折对位对线良好。患者要求出院，办理出院，回家休养。

【疗效】右踝关节肿胀减轻、疼痛不显，骨折对位对线良好。

【按语】踝关节骨折多因间接暴力所致，暴力大小不同，踝关节损伤情况也不同，当暴力较大时可造成内踝、外踝及后踝骨折，此时踝关节失去稳定，可形成踝部骨折脱位。一般应根据损伤机制的不同，采用不同顺序的牵拉归挤按压法复位，临床效果满意。

案15. 右踝关节骨折（双踝）

徐某，男，49岁，北京市通州区，农民。

【就诊经历】患者1997年1月21日晚发生车祸，眼睑部及双下肢多处皮肤挫裂伤，活动障碍，轻度头晕、头痛，遂送至附近某医院就诊。头颅CT检查未见异常，双下肢X线片检查示右踝关节内外踝骨折。手法复位，石膏固定右踝关节骨折，眼睑等部位清创缝合。1月28日复查X线片示骨折整复不理想，建议手术治疗，患者拒绝。为求进一步治疗，患者1月29日就诊于罗有明骨伤医院。

【检查】患者神志清醒，一般状况良好，右踝关节内翻畸形，内外踝瘀血肿胀，足背尤甚，活动受限；右膝关节可见皮肤挫裂伤，左膝关节肿胀明显，活动受限。罗氏拇指触诊法检查发现，右足踝内、外侧压痛阳性，可触及骨擦感，右足背肤温较高，双下肢足背动脉搏动可及，末梢血运及运动感觉未见明显异常。

【影像检查】X线片示：右内外踝骨折，内踝未见明显移位，外踝向后移位约3mm（图1-2-46A）。

【诊断】右踝关节骨折（双踝）。

【治疗】患者取仰卧位，一助手站于患肢外侧，双手握住小腿下端，另一助手站在患足处，双手分别握住足背及足跟，两助手用力相对拔伸。医者站在患足内侧，双手拇指、食指分别放置在内外踝前后缘，用力向内归挤捺正骨折块，同时嘱两助手在拔伸牵引下跖屈背伸踝关节，然后医者再用拇指由踝骨后缘向前捻转至前缘，以恢复踝骨的平整。复位后复贴、捋顺患肢（以疏通局部气血，加速肿胀消散及骨折的愈合），最后采用石膏固定。

1997年2月5日，患者诉右踝关节疼痛、肿胀减轻，复查X线片示骨折对位对线可，右足背动脉搏动可（图1-2-46B）。

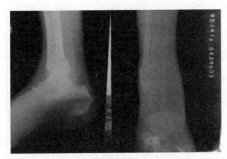 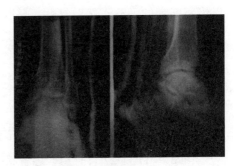

A.复位前　　　　　　　　　　　　　B.复位后

图1-2-46　右踝关节骨折

1997 年 2 月 28 日，患者一般状况好，肢体无畸形，肤温正常，足趾活动良好，踝关节活动可。患者要求出院，予以出院。

【疗效】骨折对位对线可，骨折线模糊，骨痂生成。

【按语】该患者因车祸致伤右内外踝，治疗对右踝关节骨折行手法复位，左膝关节行舒筋活血手法以促进肿胀消退，手法应注意避免腓总神经的损伤。

案 16. 左踝关节骨折（三踝）

于某，女，37 岁，北京市朝阳区，粮店工人。

【就诊经历】患者 1998 年 11 月 9 日下楼时不慎踩空摔倒，当时左足踝肿胀疼痛，活动受限，遂至北京某医院急诊。X 线片检查示左足三踝骨折，未处理。遂至罗有明骨伤医院门诊行手法复位。患者回家后左足瘀血肿胀明显，为求进一步治疗，11 月 9 日再次至罗有明骨伤医院就诊。

【检查】患者神清，一般状况良好，左踝关节青紫、肿胀，畸形明显，活动受限，罗氏拇指触诊法检查发现，左足踝内、外、后侧压痛明显，可触及骨擦感，左足背动脉搏动可，运动感觉未见明显异常。

【影像检查】X 线片示：左足三踝骨折（图 1-2-47A）。

【诊断】左踝关节骨折（三踝）。

【治疗】患者取仰卧位，一助手双手握住小腿下端，另一助手双手分别握住足背及足跟，两助手用力相对拔伸。医者双手拇指、食指分别放置在内外踝前后缘，用力向内归挤捺正骨折块，两助手在拔伸牵引状态下跖屈背伸踝关节，医者双手拇指将后踝骨折块推按复位。复位后医者拇指捻转踝骨缘，以恢复踝骨的平整，然后复贴、捋顺患肢，以疏通局部气血，加速肿胀消散及骨折的愈合，最后夹板固定患踝。

1998 年 11 月 17 日查房，患者一般状况良好，左踝关节肿胀、疼痛均较前减轻，予手法治疗 1 次。

1998 年 11 月 25 日查房，患者一般状况良好，复查 X 线片见骨折处稍有移位，考虑与患者活动有关，再次行手法复位并采用夹板固定。

1998 年 11 月 27 日查房，患者状况良好，要求出院，办理出院。

【疗效】左踝关节肿胀、疼痛减轻，骨折对位对线可（图 1-2-47B）。

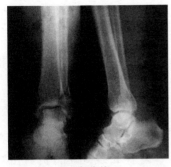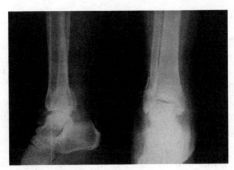

A.复位前　　　　　　　　　　　　　　B.复位后

图 1-2-47　左踝关节骨折

【按语】患者踩空楼梯致左足三踝骨折，左踝关节损伤较重，瘀血肿胀明显。因患足肿胀，复位效果稍差，出现骨折再移位的情况，住院期间多次为患者手法治疗，患者踝关节肿胀疼痛明显减轻，骨折对位对线可。患者处于恢复期，要求出院，予以出院。

案 17. 右踝关节骨折（三踝）

赵某，男，32 岁，北京市通州区，农民。

【就诊经历】患者于 2000 年 4 月 9 日右踝关节被人打伤，当即感右踝关节疼痛、肿胀，休息后症状未见缓解，为求进一步治疗，4 月 10 日就诊于罗有明骨伤医院。

【检查】患者神清，一般状况良好，右踝关节横向增宽，局部皮肤青紫、肿胀畸形明显，罗氏拇指触诊法检查发现，右足踝内、外、后侧压痛，可触及骨擦感，右踝关节活动受限，右足跟叩击痛阳性，右足背动脉搏动可，末梢血运及运动感觉未见明显异常。

【影像检查】X 线片示：右足三踝骨折（图 1-2-48A）。

【诊断】右踝关节骨折（三踝）。

【治疗】患者取仰卧位，一助手双手握住小腿下端，另一助手双手分别握住足背及足跟，两助手用力相对拔伸牵拉，稍加摇晃，当牵拉力至手下有归位感，即保持原位不动。医者立于伤肢内侧，双手拇指、食指分别放置在内外踝前后缘，用力向内归挤捺正骨折块，两助手在拔伸牵引状态下跖屈背伸踝关节，医者双手拇指推按复位后踝骨折块。复位后医者拇指捏推踝骨缘，以恢复踝骨的平整，然后复贴、捋顺患肢，以疏通局部气血，活血化瘀消肿，最后用超踝夹板固定，给予活血化瘀药物。

2000年4月13日查房，患者一般状况好，诉右足踝胀痛，调节夹板松紧后症状缓解。

2000年4月18日查房，患者诉足背部疼痛，拆夹板后见表皮红肿，皮温高，外用罗氏骨伤擦剂，再次复位并用夹板固定。

2000年4月24日查房，患者一般状况好，复查X线片见骨折对位对线良好（图1-2-48B）。

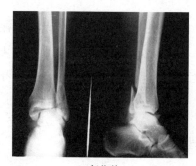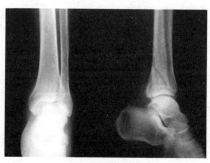

A.复位前　　　　　　　　　　　　B.复位后

图1-2-48　右踝关节骨折

2000年4月30日，患者要求出院，回家休养，办理出院，嘱1个月后复查。

【疗效】骨折对位对线良好，患肢肿胀、疼痛消失。

【按语】踝关节骨折多因间接暴力所致，暴力大小不同，踝关节损伤情况也不同，当暴力较大时可造成内踝、外踝及后踝骨折。复位过程中应根据损伤机制的不同，采用顺序不同的骨折复位。该案例手法复位符合踝关节损伤的机制，后续治疗外用罗氏骨伤涂剂并口服活血化瘀、抗炎消肿药物治疗，牵引归挤按压法为罗氏特色手法，效果显著，防止了后遗症的发生。

案18. 左外踝骨折伴距骨错位

朱某，男，27岁，山东省单县，民工。

【就诊经历】患者于2000年3月20日骑车时不慎摔倒，当即感左外踝疼痛，无法站立，回家休息后症状未见缓解，左外踝疼痛逐步加重，局部肿胀、青紫。为求进一步治疗，患者2000年3月21日就诊于罗有明骨伤医院。

【检查】患者神清，一般状况良好，左踝关节畸形，足背瘀血、肿胀，活动受限，罗氏拇指触诊法检查发现，左足外踝压痛明显，可触及骨擦感，左踝关节活动受限，左足背动脉搏动可及，末梢血运及运动感觉未见明显异常。

【影像检查】X线片示：左外踝骨折伴距骨错位（图1-2-49A）。

【诊断】左外踝骨折伴距骨错位。

【治疗】患者取仰卧位，一助手双手握住小腿下端固定，另一助手双手分别握住足背及足跟，两助手用力相对拔伸。医者双手拇指、食指分别放置在外踝前后缘，用力将骨折块向内归挤捺正，两助手在拔伸牵引状态下跖屈背伸踝关节。复位后医者拇指从后缘向前缘推压外踝骨缘，以恢复外踝骨的平整，然后复贴、捋顺患肢，以疏通局部气血，采用超踝关节夹板中立位固定。

2000年3月23日查房，患者左踝关节疼痛加重，左踝关节瘀血、肿胀加重，出现水疱，予调整夹板系带。

2000年3月26日查房，患者左踝关节肿胀、压痛明显减轻，水疱结痂，嘱患者进行足趾功能锻炼。

2000年4月1日查房，患者左踝关节肿胀、压痛消退，无其他症状，予调节夹板。患者要求出院，嘱患者回家后加强功能锻炼，办理出院。

【疗效】骨折对位对线可，踝穴间隙等宽，肿胀疼痛不明显（图1-2-49B）。

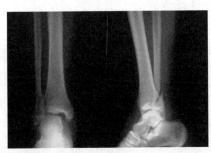 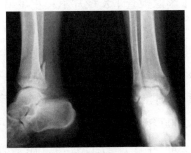

A.复位前　　　　　　　　　　　　　B.复位后

图1-2-49　左外踝骨折伴距骨错位

【按语】踝关节骨折后处理及时，易于踝关节的血液循环。在处理骨折的同时，要关注踝穴的间隙是否等宽，如宽窄不一，要及时与骨折一起复位，否则易造成创伤性关节炎，影响生活质量。固定后要随时观察足趾部的皮肤颜色及血运情况，出现色紫、水疱，也要及时调整夹板系带，并对水疱进行对症处理。

踝关节骨折后需尽早复位，否则骨折块挤压周围血管，影响局部血液循环，造成踝关节肿胀，甚至产生张力性水疱。该患者住院期间出现张力性水疱，已予抽液消肿等对症处理。复查 X 线片见骨折处对位对线可，骨折处压痛、肿胀消失，患者出院回家静养。

第七节　跖骨骨折

案 1. 左足第 1～4 跖骨骨折

邓某，男，30 岁，北京市通州区，农民。

【就诊经历】患者于 2000 年 3 月 15 日下午搬饲料时不慎砸伤左足，当时左足肿胀疼痛，遂至罗有明骨伤医院就诊。

【检查】患者神清，精神可，一般状况好，左足背肿胀、瘀血，功能活动受限。罗氏拇指触诊检查发现，左足第 1～4 跖骨骨折处压痛，可触及骨擦感，左足背动脉搏动可及，患肢末梢血运及运动感觉未见异常。

【影像检查】X 线片示：左足第 1～4 跖骨骨折（图 1-2-50A）。

【诊断】左足第 1～4 跖骨骨折。

【治疗】患者坐在治疗床上，医者用双手拇指、食指、中指三指分别置于伤处足背、足底，上、下触诊检查，可触及骨擦感，未见明显移位，行复贴、捋顺、分骨、捏挤等手法复位，最后采用石膏托固定，收入住院，定期复查。

2000 年 3 月 19 日查房，患者一般情况可，改石膏固定为夹板固定。

2000 年 3 月 27 日查房，患肢血运良好，左足背肿胀明显减轻，疼痛不显。

2000 年 4 月 1 日查房，患者一般情况良好，复查 X 线片见骨折对位良好。患者要求出院，予以出院。

【疗效】患者肿胀疼痛消失，骨折对位良好（图 1-2-50B）。

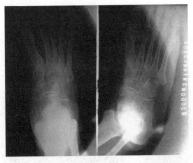

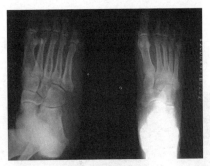

A.复位前　　　　　　　　　　　　B.复位后

图 1-2-50　左足第 1～4 跖骨骨折

【按语】该患者跖骨骨折为基底部骨折，复贴、捏挤复位手法配合舒筋活血手法，以加速肿胀消散，促进骨折愈合。该患者患有足癣，出现伤口破溃，局部感染，有碍肿胀消退及骨折愈合，积极对症处理后，感染控制，康复出院。

案 2. 左足第 3～5 跖骨骨折

连某，男，42 岁，河北省保定市，农民。

【就诊经历】患者 2000 年 4 月 11 日搬抬铁板时不慎砸伤左足，当时感左足疼痛、肿胀，活动受限，立即送至罗有明骨伤医院就诊。

【检查】患者神清，精神可，一般状况好，左足背瘀血肿胀，活动受限，罗氏拇指触诊检查发现，患者左足第 3～5 跖骨周围肿胀，局部压痛阳性，叩击痛明显，可触及骨擦感。左足背动脉搏动可及，患肢末梢血运及运动感觉未见明显异常。

【影像检查】X 线片示：左足第 3～5 跖骨骨折（图 1-2-51A）。

【诊断】左足第 3～5 跖骨骨折。

【治疗】患者坐在治疗床上，一助手握住小腿固定，另一助手握住骨折远端，二助手对抗拔伸牵拉。医者用双手拇指、食指、中指三指分别置于伤处足背、足底托顶按压，上、下触诊检查，可感错位端畸形及骨擦感，拔伸第3、4 跖骨复位，拇指找寻第 5 跖骨侧凸畸形处，捏挤分骨戳按矫正复位。复位后复贴手法疏通足部气血，足底垫鞋形垫，上敷棉花，足背垫半月形软板，上下固定包扎。收入住院，卧床休息。

2000年4月19日查房，夹板固定松紧合适，足背肿胀、疼痛较前好转。

2000年4月26日查房，患者一般情况良好，复查X线片见骨折复位良好（图1-2-51B）。

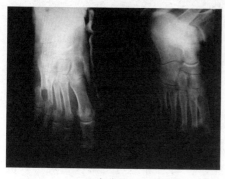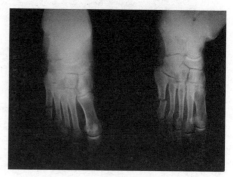

A.复位前   B.复位后

图1-2-51　左足第3～5跖骨骨折

【疗效】患者疼痛消失，肿胀瘀血消退，骨折对位对线良好。

【按语】跖骨骨折临床较为常见，多由跌打、压砸导致，根据骨折部位可分为基底、干、颈部骨折3种，由于跖骨相互支持，第3、4跖骨骨折移位不明显，第5跖骨骨折多外展错位，因此在手法整复时应根据移位方向的不同采用不同的治疗手法与固定方式。

案3.右足第1～4跖骨骨折　左足踇趾末节骨折

于某，男，28岁，河北省张家口市，电焊工人。

【就诊经历】患者于2010年6月26日工作时因架子坍塌从4米高处摔下，双足着地，当时疼痛剧烈，右足显著，双足活动障碍，到解放军某医院就诊，拍片示"右足第1～4跖骨骨折"，左踇趾末节骨折，建议手术治疗。患者为寻求中医保守治疗，6月26日就诊于罗有明骨伤医院。

【检查】患者神清，精神可，一般状况良好，右足掌及右足趾明显肿胀，瘀斑，右足趾活动受限，温度降低，右足掌压痛，触及右足2、3、4跖骨摩擦感；左足掌及左足趾第1、2趾骨轻度肿胀，瘀斑，压痛阳性，双下肢足背部动脉搏动正常。

【影像检查】X线片示：右足第1～4跖骨骨折，左足踇趾末节骨折（图

1-2-52A）。

【诊断】右足第 1 ～ 4 跖骨骨折；左足踇趾末节骨折。

【治疗】患者坐在治疗床上，一助手握小腿固定，另一助手拿捏住骨折之跖趾关节处牵引；医者拇指由足底部顶托骨折远端，另一手握住足背部捺正上下两点。整复后用足底鞋底形托板、足背部扇形半月纸板固定，配合活血化瘀药物，定期复查，及时调整治疗方案。

手法治疗后，X 线片示对位良好。2 个月后患者疼痛消失，肿胀瘀血消退，拍片示骨折对位良好，骨痂形成（图 1-2-52B）。

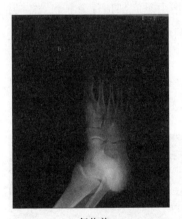 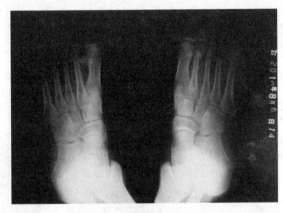

A.复位前　　　　　　　　　　　　　B.复位后

图 1-2-52　右足第 1 ～ 4 跖骨骨折 左足踇趾末节骨折

【疗效】骨折对位良好，骨痂形成。

【按语】跖骨骨折多为基底部骨折，一般第 2 ～ 4 跖骨骨折多不易左右错位，因两侧均有相互关节紧固，第 1 ～ 4 跖骨骨折多有上下移位，第 5 跖骨骨折多外展错位，因此手法整复时应注意骨折移位方向区别对待。

案 4. 右足跖骨骨折（第 2 跖骨横断骨折　第 3、4 跖骨斜形骨折）

邹某，男，31 岁，江西省丰城，农民。

【就诊经历】患者于 1999 年 7 月 1 日右足被汽车碾轧，当时感右足疼痛、肿胀，活动受限，不能站立行走，遂送至附近某医院。X 线片示"右足第 2 跖骨近端横断性骨折，第 3、4 跖骨远端斜形骨折"。医院建议手术治疗，患者拒绝。为寻求保守治疗，1999 年 7 月 6 日患者就诊于罗有明骨伤医院。

【检查】患者神清，精神可，一般状况良好。右足肿胀，活动受限，罗氏拇指触诊检查发现，右足第 2 跖骨近端、第 3 ～ 4 跖骨远端压痛，可触及骨擦感及骨突起感。右足背动脉搏动可及，患肢末梢血运及运动感觉未见异常。

【影像检查】X 线片示：右足第 2 跖骨近端横断性骨折，第 3、4 跖骨远端斜形骨折，轻度错位（图 1-2-53A）。

【诊断】右足跖骨骨折。

【治疗】患者坐在治疗床上，一助手握住小腿部固定，另一助手拿捏住第 2、3、4 跖趾关节及足趾对抗牵拉；医者一手拇指由足底部顶住骨折远端，另一手握住足背部托顶按压上、下两点，手下有响声提示骨折复位。复位后复贴手法疏通足部气血，用石膏托外固定。

1997 年 7 月 9 日查房，患者一般情况良好，拍片示骨折对位对线可，患者要求出院。办理出院，回家休养（图 1-2-53B）。

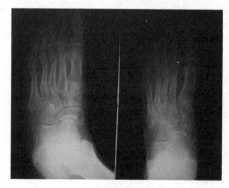 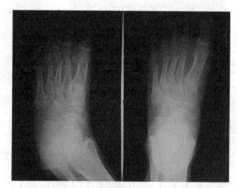

A.复位前　　　　　　　　　　　　B.复位后

图 1-2-53　右足跖骨骨折

【疗效】患者疼痛减轻，骨折对位对线可。

【按语】跖骨骨折多为基底部骨折，通常第 2、4 跖骨骨折因两侧均有相互紧靠的跖骨，左右方向多不易移位，第 1 ～ 4 跖骨骨折多有上下移位，牵拉两点托顶捺正法可复位。复位后采用石膏托固定 4 ～ 6 周，后期用中药熏洗，功能锻炼，疗效满意。

第八节 跟骨骨折

跟骨骨折（双侧） 跖骨基底骨折（双侧）

薛某，男，30岁，黑龙江省龙河县，工人。

【就诊经历】患者于1998年3月5日下午从3m高的房顶摔下伤及双足跟骨，不能活动，无法站立。于当日傍晚送至罗有明骨伤医院，收入住院。

【检查】患者神清，精神可，一般状况可。患者双足跟、足背部瘀血肿胀严重，右足跟凹陷畸形。双足跟部压痛阳性，可扪及明显的骨擦感。双足背动脉搏动可。

【影像检查】X线片示：右足跟粉碎性骨折，右足第1～3跖骨基底部骨折，左足跟骨骨折，左足第1、2跖骨基底部骨折。

【诊断】跟骨骨折（双侧）；右足第1～3跖骨基底部骨折；左足第1、2跖骨基底部骨折。

【治疗】患者平坐于治疗床上，助手双手固定住患者右侧小腿，医者立于伤侧一手握住足背部，拇指在足底部，余四指在足背侧，另一手拿住足跟部，与助手相对牵拉、拔伸。然后医者双手手指交叉，手掌扣住足跟，掌根用力横向归挤，使其复位。跟骨复位后，医者双手拇食指分别拿住骨折两断端，用力拔伸，然后双手拇指向下戳按，食指向上托顶，复平跖骨骨折。复位后采用夹板固定，内服活血药，中西药对症治疗，定期复查，及时调整治疗方案。左足复位手法同前。

治疗2周，X线片示骨折对位对线良好，患者症状减轻，申请出院。

【疗效】骨折对位良好，患者可持双拐下地活动，返家静养。

【按语】此患者为双侧足跟骨骨折伴跖骨骨折，治疗采用两点按正法，先复位跟骨，再复位跖骨。此类骨折一般都能复位愈合，但患者不可下地负重过早，以免畸形愈合，影响足部功能。

第九节 多发骨折

案1. 右股骨干上1/3骨折 左足粉碎性骨折伴脱位

段某，男，21岁，北京市平谷区，农民。

【就诊经历】患者于1995年11月23日凌晨1点发生车祸，头部挫裂，右腿畸形肿胀，左踝畸形，不能活动，送至当地某医院抢救治疗。X线片示"右股骨干上1/3骨折，左足粉碎性骨折伴距跗关节脱位"，脑CT示"右脑顶部挫裂伤"，行右眶上清创缝合术。为寻进一步治疗，患者1995年11月24日至罗有明骨伤医院就诊。

【检查】患者痛苦面容，精神可，右面部瘀肿、血斑，检查尚能配合。右股骨中段畸形、肿胀，右下肢较对侧缩短2.5cm，右膝关节外翻弯曲畸形；右股骨上1/3外侧缘可触及骨擦感，压痛阳性，功能障碍；左小腿至足底肿胀，踝关节横径增宽、纵径变短，踝外翻畸形；第1、2足趾甲床下瘀血，趾尖部鲜血；第1、2楔骨处可扪及突起块及骨擦感，功能障碍。左足皮温正常，足背动脉搏动良好。

【影像检查】X线片示：右股骨上1/3粉碎性骨折，重叠移位（图1-2-54A）；左足粉碎性骨折伴脱位。

【诊断】右股骨干上1/3粉碎性骨折；左足粉碎性骨折伴脱位。

【治疗】①右股骨干骨折：患者取仰卧位，复贴手法捋顺右下肢，松解右下肢肌肉。一助手固定左右腋下，另一助手双手握住患者右踝关节上部对抗牵拉。医者一手扶握患肢骨折近端，另一手推按患者骨折处远端，两手相对用力，以罗氏"归挤法"将骨折远端对齐近端复位。复位后用夹板包（过膝、踝双关节）扎固定，5kg重力右下肢牵引。②左足骨折：患者取仰卧位，医者双手握住骨折错位处，在牵拉的同时将错位、凸起的部位按压平复复位，夹板固定。

应用脱水剂降低颅内压，内服活血药、消炎退热止痛类药物，帮助病人康复。

12月25日，复查X线片示右侧股骨干骨折对位、对线可，骨痂生长。骨折处成角移位（图1-2-54B），加纱布垫纠正。

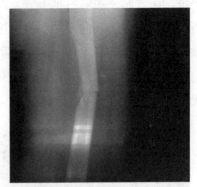

A.复位前   B.复位后

图1-2-54 右股骨干上1/3骨折

1个半月后，患者病情好转，要求出院。

【疗效】骨折对位、对线可，骨痂生长。

【按语】此患者因车祸致全身多发性骨折，由于就诊及时，手法复位后患者配合良好，恢复较快。股骨干上1/3骨折复位后应严格卧床静养，若患者随意改变姿势，会出现骨折移位，导致病情加重。

案2. 左踝关节粉碎性骨折（三踝） 右跟骨骨折 腰椎压缩骨折

孙某，男，29岁，北京市朝阳区平房起重队工人。

【就诊经历】患者1997年12月20日下午1点不慎从3m高架子上掉落，摔伤腰部、左踝、右足跟，伤处剧痛，活动受限。当天下午担架抬入罗有明骨伤医院，收入住院治疗。

【检查】患者神志清醒，痛苦面容，一般情况可。腰部、左踝关节及右足跟骨瘀血肿胀，左踝关节畸形，触之有骨擦感，活动功能受限。

【影像检查】X线片示：左三踝粉碎性骨折（图1-2-55A）；右跟骨骨折；第2腰椎椎体压缩性骨折。

【诊断】左踝关节粉碎性骨折（三踝）；右跟骨骨折；腰椎压缩性骨折。

【治疗】①左三踝骨折：患者取仰卧位，一助手固定伤肢近端，医者站于患者左足下方，复贴左小腿至各足趾，松解紧张挛缩的肌肉后，双手捧拢左踝，双手拇指上下仔细触摸感觉骨折错位处，同时向下牵拉，按压归挤复平错位突起的骨折部位。复位后采用夹板包扎，牵引固定。②跟骨骨折：患者取卧位，医者站于患者右足下方，左手握住右踝关节固定，右掌根贴紧跟骨骨折远端，用力将其向近端归挤推按复位。复位后采用夹板固定。③腰椎压缩性骨折：腰椎压缩骨折处无明显后凸畸形，静养恢复为主。

1998 年 1 月 22 日，患者疼痛不明显，瘀血、肿胀消退，各足趾活动可，X 线片示骨折对位可，骨痂形成（1-2-55B）。办理出院，回家静养。

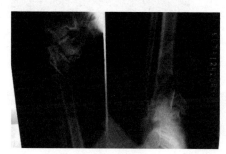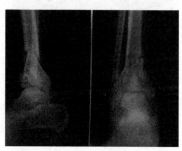

A.复位前   B.复位后

图 1-2-55   左踝关节粉碎性骨折

【疗效】骨折对位可，骨痂生长，扶双拐下地，活动自如。

【按语】三踝骨折，内、外、后踝均发生，注意闭合骨折复位时，手法需轻柔，要细心感觉骨折凸突偏歪情况，复位后避免踝关节活动,6周后去除固定。

案 3. 右足跟骨粉碎性骨折　右内踝骨折

郭某，男，45 岁，北京市平谷区，农民。

【就诊经历】患者于 1997 年 10 月 7 日因汽车失火从车上跳下，右下肢、右足部摔伤，面部烧伤，右足部外伤出血。送昌平某医院，外伤消毒、缝合处理，右下肢石膏外固定。为寻求进一步治疗，患者 1997 年 10 月 11 日来罗有明骨伤医院就诊，收入住院。

【检查】患者神清，精神可，一般状况好。患者右下肢外伤出血，右小腿肿胀严重，局部压痛阳性，活动障碍，可扪及骨擦感。

【影像检查】X 线片示：右跟骨粉碎性骨折错位，并内踝骨折（图 1-2-56）。

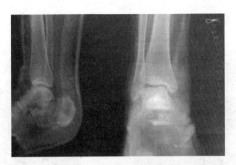

图 1-2-56　右跟骨粉碎性骨折错位 右侧内踝骨折

【诊断】右跟骨粉碎性骨折错位；右侧内踝骨折。

【治疗】患者取仰卧位，医者和两助手站于患者下肢右侧。一助手固定小腿，另一助手手握右足踝。医者一手拇指放在内踝前缘下方，食指屈曲放在内踝后方，拇指用力向内推挤按压平复复位。内踝复位后，一助手继续固定小腿不动，医者立于患者足部，一手顶住足心，另一手握住足踝与助手相对用力牵拉。医者双手指交叉，两掌根对扣足跟，相对用力归挤使骨折复位。复位后夹板固定，内服活血药，外用中草药（外洗），中西药合用对症治疗，定期复查，及时调整治疗方案。

【疗效】骨折对位良好，瘀血、疼痛消失，返家静养。

【按语】患者跟骨粉碎性骨折、内踝骨折，医者手法复位在牵拉的同时应细心感受骨折端情况，力求对位良好，踝关节面平整，避免日后运动时造成损伤。

案 4. 左桡骨远端粉碎性骨折　左股骨颈基底部骨折

胡某，男，32 岁，河北省唐山市，农民。

【就诊经历】患者就诊前 4 小时不慎从 1.5m 高处跌落地面，左髋及左腕着地，受伤部位剧痛，活动受限，遂到当地医院就诊。X 线片诊断为"左桡骨远端粉碎性骨折""左股骨颈基底部骨折"。为进一步治疗，患者 1995 年 6 月 8 日至罗有明骨伤医院就诊。

【检查】患者神清，精神可。左腕部瘀血肿胀，向掌侧轻度凸突畸形，可触及骨擦感，活动受限。左髋部外侧肿胀，压痛阳性。

【影像检查】X 线片示：左桡骨远端粉碎性骨折，向掌侧轻度成角（图

1-2-57A），左股骨颈基底部骨折（未见明显错位）（图1-2-57B）。

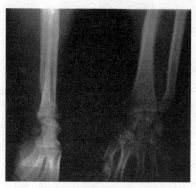
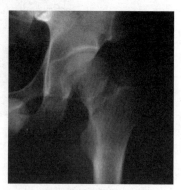

A.左桡骨远端粉碎性骨折　　　　　　　　　　B.左股骨颈基底部骨折

图1-2-57　桡骨远端粉碎性骨折　股骨颈基底部骨折

【诊断】左桡骨远端粉碎性骨折；左股骨颈基底部骨折。

【治疗】①桡骨骨折：患者取仰卧位，一助手固定住上臂，一助手握住左侧拇指并向远端牵拉，医者双手置于患处推压平复骨凸突处复位。复位后采用左桡骨中立位小夹板外固定。②股骨颈骨折：患者取仰卧位，医者复贴手法捋顺左下肢，松解左下肢肌肉，一助手固定患者腋下，另一助手双手握住患者左踝关节上部对抗牵拉。医者一手扶握患肢左侧髋关节，另一手掌根放在左侧股骨粗隆部向内归挤、推按复位。复位后左髋骨中立位休养，辅以活血化瘀类中药治疗。

患者首次治疗后，立觉疼痛减轻。1周后，患部肿胀明显消散，2周后疼痛消失。1个月后，患者无明显不适，功能有所恢复，X线片示骨折断端骨痂形成，遂出院休养。

【疗效】骨折断端骨痂形成，功能有所恢复。

【按语】罗氏正骨手法复位后，患者配合良好，恢复较快，后期加强功能活动锻炼康复即可。

案5. 右股骨中段骨折　右胫腓骨上1/3粉碎性骨折

姚某，男，28岁，天津市蓟县李庄子村，农民。

【就诊经历】患者于1995年8月21日前因车祸挤压伤右下肢，右下肢剧痛，功能丧失，当时昏迷，急送当地某医院就诊。X线片示右股骨中段骨折、胫骨上 1/3 粉碎性骨折，给予药物、牵引对症治疗。患者为求进一步诊治，1995 年 8 月 30 日至罗有明骨伤医院就诊。

【检查】患者一般情况可。右下肢呈外展外旋位，皮肤瘀血肿胀，右小腿外伤化脓。触诊股骨中段压痛阳性，可触及后凸畸形，扪及骨擦感；胫腓骨上 1/3 处压痛阳性，可触及骨擦感。活动功能受限。

【影像检查】X 线片示：右股骨中段骨折，正位对位 1/2（图 1-2-58A），侧位重叠 6mm，向后成角。胫骨上 1/3 粉碎性骨折；腓骨裂纹骨折（图 1-2-58B）。

【诊断】右股骨中段骨折；胫腓骨上 1/3 粉碎性骨折。

【治疗】抗生素输液治疗伤口化脓感染，1995 年 9 月 10 日伤口感染好转后行手法整复治疗骨折。①股骨骨折：患者取仰卧位，医者站于患者右侧，复贴手法捋顺右下肢，松解右下肢肌肉，嘱患者放松心情。一助手固定患者左右腋下，另一助手双手握住患者右膝关节上部对抗牵拉，医者双手握住骨折线部位进行对接复位，复位后夹板包扎固定。②胫腓骨骨折：一助手双手稳定患者的右膝关节下部，另一助手握住患肢足部对抗性牵拉，同时旋转回旋畸形的下肢慢慢至功能位，医者握骨折处的拇指在突起处分别下压复平胫骨骨折，包扎固定。

嘱患者绝对卧床休息，5kg 重力右下肢牵引，口服活血化瘀止痛药，静滴抗炎药。

1995 年 9 月 11 日查房，患者疼痛明显减轻。X 线片示正侧位对位 95%，侧位对位 2/3（图 1-2-58C）。再次手法整复。

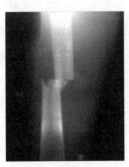 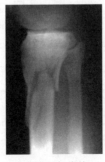 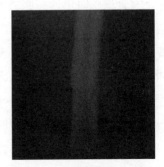

A. 股骨复位前　　　　B. 胫骨复位前　　　　C. 股骨复位后

图 1-2-58　右股骨中段骨折 胫腓骨上 1/3 粉碎性骨折

【疗效】骨折对位可，骨痂生长，可持拐杖行走。

【按语】根据罗氏正骨经验，股骨骨折及胫骨骨折同时发生时，一般以处理急症为主。病情一般时，需先手法整复股骨，然后再整复胫骨。

案 6. 左桡骨远端粉碎性骨折　右胫腓骨中段斜形骨折

张某，男，20 岁，河南淮阳县白楼乡大郑村农民。

【就诊经历】患者于 1995 年 9 月 15 日不慎从 3 米高处坠落，左腕及右小腿着地，左腕及右小腿剧痛，活动受限，遂至北京某医院就诊。检查 X 线片示左桡骨远端粉碎性骨折、右胫腓骨中段斜形骨折。患者为求保守治疗，1995 年 9 月 15 日至罗有明骨伤医院就诊。

【检查】患者神清，一般情况良好。左腕及右小腿肿胀畸形伴活动受限，局部皮肤无破损。罗氏拇指触诊法检查发现，患者左腕关节远端及右小腿中段肿胀畸形、压痛阳性，可触及骨擦感，左桡动脉及右足背动脉搏动可及，患肢末梢血运及运动感觉未见明显异常。

【影像检查】X 线片示：左桡骨下端粉碎性骨折，远端向背侧桡侧移位；右胫腓骨中段骨折，胫骨呈粉碎性改变，骨折远端向内上轻度重叠移位（图 1-2-59A，图 1-2-59B）。

【诊断】左桡骨远端粉碎性骨折；右胫腓骨中段斜形骨折。

【治疗】①桡骨远端骨折：患者取坐位，前臂呈中立略旋前位，一助手把握固定患肢上臂，另一助手一手握患肢拇指，另一手托腕掌部相对位置，两助手逆移位方向持续缓缓牵引拔伸；医者双手拇指贴按在骨折端，上按下顶托，当手下有骨擦感时迅速将腕关节掌屈尺偏，并向尺侧推按骨折远端，骨折及桡偏畸形即可复位。复位后复贴、捋顺上肢，以活血消肿。②胫腓骨中段骨折：患者平卧位，一助手肘关节环套患者腘窝部，另一助手握住患者足部对抗缓缓拔伸牵引，矫正重叠移位；医者一手掌托住小腿下方远端向外侧端提，另一手掌置小腿近端迎合，骨折即可平复、对位。最后用石膏固定骨折整复时以保胫骨为主，兼治腓骨。复位后复贴、捋顺下肢，以活血消肿（图 1-2-59C）。

1995 年 9 月 28 日，患者疼痛明显减轻，局部肿胀逐渐消散，复查 X 线片见骨折远端对位尚可，对线良好，行复贴、捋顺手法活血消肿。

1995 年 10 月 23 日，患者无明显肿胀疼痛，可扶拐下地缓行，去除左前臂夹板，予活血化瘀药物熏洗局部，嘱患者进行适当的功能锻炼。

1995 年 11 月 3 日，去除下肢夹板固定，拍片显示骨折断端骨痂形成，局部无肿胀，压痛不明显，继予活血化瘀药物熏洗，嘱患者继续加强患肢功能锻炼。

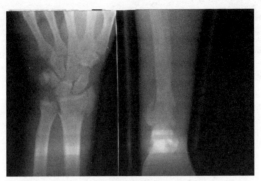

A.左桡骨远端粉碎性骨折（复位前）

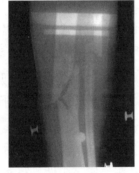

B.右胫腓骨中段斜形骨折（复位前）

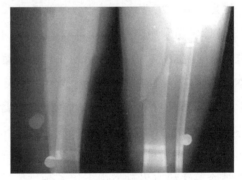

C.右胫腓骨骨折（复位后）

图 1-2-59　左桡骨远端骨折合并右胫腓骨骨折

【疗效】肿胀疼痛消失，活动功能明显改善，骨折愈合良好。

【按语】桡骨远端骨折为多发性常见骨折。桡骨远端粉碎性骨折，骨折线通过关节面，对位不良容易遗留腕关节功能障碍，故要求对位准确。复位固定后应观察伤肢手部血液循环，随时调整夹板松紧度，并加强患肢功能锻炼。胫腓骨骨折多由暴力导致，胫骨中下 1/3 交界处比较细，为骨折好发部位，但是该部位骨折往往存在局部血运不良，故复位中不可反复牵拉骨折端，以免加重局部血管及软组织的损伤，导致骨折迟缓愈合或者不愈合。

第三章　脊柱骨折

第一节　颈椎骨折

案 1. 第 6 颈椎椎体压缩性骨折

解某，男，26 岁，内蒙古，林业局工人。

【就诊经历】患者于 1982 年 2 月 16 日不慎被铁门砸伤，昏迷约 40 分钟，急送当地医院救治。X 线片示颈 6 椎体压缩骨折，椎体后突错位，颈 5、颈 7 椎体向后移位。当地医院予石膏固定、消炎止痛对症处理。患者伤后 12 天就诊于北京某医院，未予处理。患者颈部石膏固定，颈部活动受限，两臂肌紧张，为求进一步治疗，1982 年 3 月 14 日就诊于罗有明骨伤医院。

【检查】患者神清，一般情况可。颈部石膏固定在位，去除石膏后，罗氏拇指触诊手法检查发现，患者第 6 颈椎椎体处肿胀、压痛阳性，第 6 颈椎椎体水平后凸畸形，第 5 颈椎、第 7 颈椎椎体序列不稳，棘突偏歪。

【诊断】第 6 颈椎椎体压缩性骨折。

【治疗】患者取坐位，一助手采用罗氏端提法缓缓牵拉颈部痉挛紧张的软组织，同时医者采用罗氏正骨的推按、扳拨手法向前推按向后凸畸形的椎体，拨正偏歪的椎体棘突。复位后衣领形纸板纱布包裹置于颈部固定，保持颈部中立位。

1982 年 6 月 8 日复诊，患者上肢麻木抽痛感基本消失。

1982 年 9 月 6 日复诊，患者症状明显改善。

【疗效】患者症状明显改善。

【按语】椎体压缩性骨折伴后凸畸形但未下肢截瘫者，可尽早手法复位治疗。临床能用轻度手法复位时，不用重度手法，操作一定要轻缓、柔和、谨慎。治疗后用衣领型软板固定颈部，嘱患者卧床休息，并密切观察患者病情变化。

案2. 第6颈椎后错位伴上角骨折

吴某，男，28岁，青海省果洛州中学教师。

【就诊经历】患者于1985年8月18日因车祸致伤颈部，当时清醒，颈部活动受限，于当地某医院就诊，未予特殊处理。5天后就诊于青海某州医院，X线片示第6颈椎后错位伴上角骨折。地方医院给予牵引、口服药物及手法复位的治疗，但效果不佳。患者颈肩背疼痛，右手麻木，睡眠质量差，为求进一步治疗，1985年10月18日就诊于罗有明骨伤医院。

【检查】患者神清，一般情况好。颈椎活动略受限，触诊发现颈部肌肉紧张，颈椎生理曲度侧弯，颈6椎体后错位并向右偏歪，可触及小骨块滑动感。肌力、肌张力可，臂丛牵拉试验阴性。

【影像检查】颈椎X线片示：第6颈椎后错位伴后上角骨折。

【诊断】第6颈椎后错位伴后上角骨折。

【治疗】患者取坐位，医者立其背后，一手稳住患者头部，另一手拇指在患者颈椎两侧自上而下推、拿、贴、按压以行气血，拿捏两侧颈肌及双上肢至松软，消除痉挛紧张之疼痛感。助手站于患者前方，双手捧拢双下颌处向上端牵，使颈椎间隙加大；医者一手拇指抵在颈6椎体棘突旁右侧，助手端提头部稍向左侧旋转，医者抵在棘突旁的手指顺势用力向左前推拨，感手下"咕噜"滑动感时提示复位。复位后脖套固定，口服活血化瘀药物，4周后可适当行颈部功能锻炼。

1985年10月19日，第1次手法治疗后颈肩疼痛明显减轻，睡眠有所改善。

1985年10月26日，经3次手法复位治疗后，颈肩部疼痛基本消失，颈部功能正常，睡眠质量明显改善，右手麻木基本消失，办理出院。

【疗效】颈肩部疼痛、右手麻木、睡眠不佳症状改善。

【按语】该患者为外伤后颈椎椎体后凸，致颈椎关节错位挤压神经出现上肢麻木、无力症状。针对颈椎后凸患者，罗氏正骨采用"坐位端提推按法"整复颈椎后凸畸形，恢复颈椎生理曲度，从而减轻椎间盘对神经根的压迫，缓解临床症状。罗氏坐位牵引推按手法治疗颈椎错位、颈椎半脱位效果显著，但伴有骨折时，手法要轻，不可蛮力。

案 3. 颈椎粉碎性骨折

许某，女，20 岁，河北省安国农民。

【就诊经历】患者在 2000 年 3 月 23 日因车祸致第 6 颈椎椎体粉碎性骨折，辗转多家医院予牵引、抗感染治疗，未见明显好转，建议手术，患者拒绝。为求进一步保守治疗，2000 年 4 月 29 日就诊于罗有明骨伤医院。

【检查】患者神清，精神可，一般状况良好。颈椎棘突向后突起，颈部曲屈不能伸直，颈椎各向活动受限，局部压痛，颈 6 椎体后突畸形，双手麻木、发胀，左手明显，左手握力较右侧减弱。

【影像检查】X 线片示：第 6 颈椎椎体粉碎性骨折。

【诊断】第 6 颈椎椎体粉碎性骨折。

【治疗】患者取坐位，一助手立于患者前方，双手捧头向上牵引，增大颈椎间隙，缓解颈椎周围肌肉痉挛，同时医者在骨折错位处单拇指复贴、推按整复，继而按、揉、点、压疏通局部经络气血。手法复位后，颈托及夹板包扎固定，嘱患者静养，中西药合用对症治疗。

5 月 5 日，患者自觉症状缓解，要求出院。

【疗效】治疗后患者疼痛减轻，可下地行走。

【按语】患者颈椎粉碎性骨折严重，坐位牵引、复贴推按法，促使头颈部的位置接近正常，再颈托固定静养。注意患者休息时取仰卧位，枕头一定要垫在颈下、肩部，保持颈椎后仰卧位，以利于颈椎的康复。枕头不可放在后枕部，以避免症状复发。

案 4. 第 6 颈椎椎体压缩性骨折

岳某，男，28 岁，内蒙古人，北京林业局职员。

【就诊经历】患者在 1982 年 2 月 19 日不慎被高空落物砸伤，出现短暂昏迷。先后被送至当地公社医院、县医院就诊。颈椎 X 线片提示第 6 颈椎椎体压缩性骨折，第5、第7颈椎后移位（图1-3-1A）。患者为求进一步治疗，就诊于罗有明骨伤医院。

【检查】患者颈、胸部石膏固定，双上肢麻木、痉挛。罗氏触诊手法触摸颈椎第6颈椎椎体处疼痛、肿胀，后凸畸形，第5～7颈椎序列不稳，棘突偏歪。

【诊断】第6颈椎椎体压缩性骨折

【治疗】患者取坐位，医者端提法牵拉开颈部痉挛紧张的软组织和第6颈椎椎体破坏处的重叠关节，同时向前推按向后凸出畸形的椎体复位，拨正偏歪的椎体棘突（图1-3-1B）。

正骨复位后棉布包裹纸板后沿颈椎纵轴方向置于第6颈椎椎体处，宽绷带包扎固定（图1-3-1C）。

三次正骨治疗后，患者颈椎疼痛明显缓解，神经根压迫症状消失。

1年3个月后复查，患者仅感背部酸胀（图1-3-1D），症状未再加重，比较治疗前后的X线片发现，第6颈椎后凸畸形及颈椎5～7节排列较前明显改善。

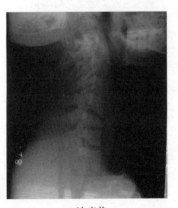
A.治疗前

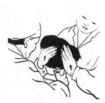
B.复位手法

C.固定方法

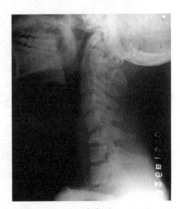
D.治疗后

图1-3-1　第6颈椎椎体压缩性骨折

【疗效】第6颈椎后凸畸形及颈椎5～7节排列较前明显改善，神经根压迫症状消失。

【按语】从这个病例可以看出，罗氏正骨强调，对颈椎压缩性骨折伴后凸畸形的患者应尽早手法复位。复位时需充分牵拉开受损椎体后再操作，并注意手法的力度，能用轻手法就不用重手法。复位后包扎固定，卧床休息。

案5.第4颈椎椎体压缩性骨折　胸骨中段骨折

周某，男，35岁，重庆市南川居民。

【就诊经历】患者2007年6月22日被高处坠落的铁桶砸晕，到怀柔某医院拍颅脑CT及胸片，见"胸骨骨折，明显移位"，头颅CT未见明显异常。伤后6天，患者颈部活动受限，2007年6月28日就诊于罗有明骨伤医院。

【检查】患者神清，精神可，一般状况良好。颈项强直，张口略受限，颈椎活动范围明显受限，不能做抬头运动，胸骨压痛阳性，头皮缝合8针（外院缝合，已拆线），伤口愈合良好。

【影像检查】X线片示，第4颈椎椎体坍塌变扁，椎体呈楔形变，第3、4颈椎椎间孔变窄，第4颈椎椎体后缘骨质突入第3、4颈椎椎间孔（图1-3-2A，图1-3-2B）。

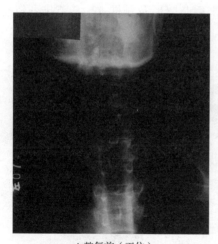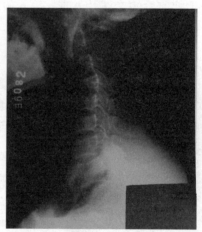

A.整复前（正位）　　　　　　　　B.整复前（侧位）

图1-3-2　第4颈椎椎体压缩性骨折

【诊断】第4颈椎椎体压缩骨折；胸骨中段骨折。

【治疗】患者取坐位，一助手两手分别端住枕部和下颌，缓缓用力拔伸，使头呈过伸位，另一助手攀住患者两肩向下按对抗牵拉；医者两手拇指在颈椎后突错位的骨折处推按，牵头助手配合医者轻轻左右转动头部，先患侧后健侧，手下有滑动感，示手法复位成功。复位后颈托及夹板包扎固定，嘱患者静养，中西药合用对症治疗。

治疗1个月患者症状减轻，嘱注意功能锻炼，回家休养。

【疗效】症状减轻。

【按语】颈椎压缩性骨折严重伴椎体移位畸形者，若脊髓横断，神经损伤严重，即可造成截瘫。治疗时，不适用重手法，且操作一定要仔细。只有医者、助手配合协调，手法持续柔和稳重，并随时观察患者的表情，才能复位成功。复位后包扎固定，卧床休息，以免造成不必要的损伤。

第二节　颈椎外伤伴截瘫

案1. 颈椎脊髓损伤　第6颈椎椎体后滑脱

高某，男，35岁，辽宁省农民。

【就诊经历】患者1982年4月初不慎从汽车上摔下撞伤，昏迷约4小时，急诊于当地某医院。苏醒后四肢瘫痪，小便失禁，治疗后机体功能逐渐恢复，仅留右上肢运动障碍，曾转诊北京多家医院治疗，均无明确治疗方案。1982年7月3日就诊于罗有明骨伤医院。

【检查】患者右上臂，右腕关节及右手部分手指活动受限。罗氏触诊手法，触摸颈椎第6颈椎体处疼痛，第6颈椎体水平后凸畸形。右上臂前伸60°，外展60°，后伸30°。肘、腕关节可稍弯曲。拇指、食指及中指仅可稍微屈伸。右上臂肌肉萎缩，肌力下降。

【影像检查】颈椎X线片示：第6颈椎椎体后移2mm。院外查肌电图提示：右侧臂丛神经重度受损，上中干完全受损。

【诊断】颈椎脊髓损伤；第6颈椎椎体后滑脱。

【治疗】患者取坐位，医者牵拉颈部痉挛紧张的软组织，同时向前推按复位后凸畸形的椎体（图1-3-3）。复位后结合针灸、

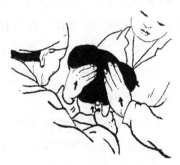

图1-3-3　颈椎脊髓损伤整复手法

理疗等多种方法，促使受损的神经恢复功能。

经罗有明手法整复、理疗、牵引、针灸等多种方法治疗，2 天后患者掌指关节功能较前有所改善。

【疗效】患者掌指关节功能改善。

【按语】患者为颈部摔伤，损伤臂丛神经后遗症患者。此类患者在正骨手法整复颈部损伤后，需结合多种治疗方法以恢复受损神经的功能。

案 2. 第 6 颈椎脱位伴截瘫

贾某，男，19 岁，黑龙江省佳木斯铁路局，工人。

【就诊经历】患者 1980 年 7 月 29 日不慎从车上摔下，肩颈部着地，当即颈肩疼痛，四肢活动功能丧失。被同事送往当地医院，X 线片检查为第 6 颈椎脱位。住院后给予颈椎牵引等治疗 2 个月，效果不佳，四肢无力，二便不受控制。1980 年 10 月 15 日就诊于罗有明骨伤医院，住院治疗。

【查体】患者神清，轮椅推入病房。颈部生理曲度反向后突活动受限，双手呈"爪"形，第 6 颈椎棘突后凸、右偏，颈部压痛阳性。上肢可轻微活动，双下肢肌力 0 级。第二肋下无感觉，四肢肌力萎缩。腹壁反射阳性，Babinski 征阳性。

【影像检查】颈椎 X 线片示：第 6 颈椎椎体脱位。

【诊断】第 6 颈椎脱位伴截瘫。

【治疗】助手搀扶患者坐在治疗椅上。医者站在患者背部，罗氏复贴手法松解患者颈肩部肌筋。一助手站在患者前面，双手捧住患者下颌持续稳定向上拔伸牵引，医者拇指顶住第 6 颈椎椎体棘突旁下，向左前按压推拨，同时嘱助手轻度左旋（逆时针）颈部，待指下有滑动感，即示复位。复位后颈托外固定，每周治疗 2 次，配合针灸治疗，嘱家属可适当辅助患者活动四肢。

1980 年 12 月 10 日，患者诉二便有感觉，但不能控制，四肢有麻木感。

1981 年 1 月 8 日，患者诉颈肩部疼痛明显缓解，二便可适当控制，四肢可在床面平移。

【疗效】颈肩部疼痛缓解，适当控制二便，四肢能在床面平移。

【按语】患者颈椎脱位，伤及颈部脊髓导致高位截瘫。伤后 2 个月就诊，虽将脱位已整复，但颈部脊髓受损严重，功能恢复有限。颈椎脱位导致的截瘫，若保守治疗应尽早手法复位，恢复颈椎正常序列，尽量减轻脊髓受压损伤。

案 3. 第 4、5 颈椎椎体粉碎性骨折伴后错位

刘某，男，26 岁，吉林省磐石县农民。

【就诊经历】患者 1980 年 6 月砌砖窑时因塌方砸伤颈部，当时昏迷，清醒后颈部疼痛、活动障碍，左侧上肢麻木。急送当地某诊所，给予维生素注射及跌打丸口服，回家休息。后症状加重，颈肩痛加剧，四肢疼痛、无力，经人搀扶方能行走。患者 1980 年 9 月 23 日入住当地医院，X 线片示第 4、5 颈椎粉碎性骨折伴脱位，颈椎牵引治疗后症状略缓解，但仍不能行走，言语不清，二便失禁。为求进一步治疗，1981 年 2 月 11 日患者于罗有明骨伤医院就诊。

【查体】轮椅推入病房，患者神清，查体合作，言语不清。颈部强直，活动受限，前屈 4°，后仰 2°，左右侧屈各 2°，左右侧旋各 5°。颈部压痛阳性，第 4、5 颈椎棘突后凸、左偏。四肢肌肉萎缩，肌力 2 级、肌张力下降。腹壁反射阳性、提睾反射阳性。Babinski 征阳性。

【影像检查】X 线片示：第 4、5 颈椎粉碎性骨折伴后错位（图 1-3-4）。

【诊断】第 4、5 颈椎椎体粉碎性骨折伴后错位。

【治疗】助手扶患者取坐位，医者站在患者背后，罗氏复贴手法松解患者颈肩部肌肉。一助手站在患者前面，双手捧住患者下颌两侧缓缓向上拔伸牵拉颈椎，医者拇指顶住第 4、5 颈椎后凸、左偏的棘突左下方，向右上方徐徐推压，待指下有滑动感，示复位成功。矫正复位后，继续复贴、推揉、点按、松解肩颈部肌肉并牵拉、环转活动患肢关节，颈托外固定。每周手法 3 次，配合针灸治疗，给予活络通经药物口服，嘱

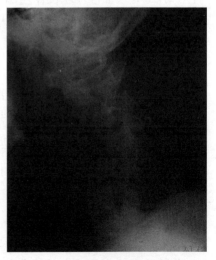

图 1-3-4　第 4、5 颈椎椎体粉碎性骨折伴后错位

家属适当辅助患者活动四肢。

1981年2月18日，患者颈肩痛有所缓解，言语稍清楚。

1981年3月5日，患者言语清楚，可持单拐行走，但双腿打软。

1981年12月15日，患者颈肩痛明显减轻，言语清楚，可不持拐行走。

1982年2月6日复诊，患者可行走500m，二便正常，颈部活动可，四肢肌力近3级。

【疗效】言语清楚，二便正常，可不持拐行走，颈部活动可，四肢肌力近3级。

【按语】患者颈部外伤致第4、5颈椎体骨折，椎体形态改变，后凸、左偏，压迫脊髓及周围神经。治疗应循序渐进，在充分松解颈肩部痉挛肌肉和助手的拔伸牵引拉下方可推拨复位。复位需徐徐使力，切忌暴力推按。中病即止，不可操之过急。

案4. 第5、6颈椎椎体脱位伴截瘫

刘某，男，41岁，吉林省染料厂工人。

【就诊经历】患者1979年4月11日挖菜窖井时不慎坠落窖底，头部着地，出现短暂意识丧失，苏醒后四肢活动不能，随即送往某职工医院。CT检查示第5、6颈椎椎体脱位伴左偏歪。颅骨牵引并留置导尿管1个月，住院3个月，治疗效果不显，患者转入吉林某医院，住院20余天，未行特殊处理，出院回家休养。为求进一步治疗，患者1980年11月10日就诊于罗有明骨伤医院。

【检查】患者神志清，一般状况尚可，家人搀扶步入诊室。罗氏触诊法检查见颈椎生理曲度变直，第5、6颈椎椎体棘突后凸左偏歪，椎旁压痛，颈部肌肉紧张痉挛，颈部活动受限，四肢肌力3级，腹壁反射阴性，提睾反射阴性，提肛反射阳性，Babinski征阳性，肱二头肌肌腱及膝腱反射亢进，跟腱反射减弱。

【影像检查】X线片示：第5、6颈椎椎体脱位。

【诊断】第5、6颈椎椎体脱位伴截瘫。

【治疗】患者取坐位，坐在靠背椅上，医者站在患者背后，双手复贴按推颈部紧张痉挛的肌筋；嘱一助手站于患者前方，双手贴紧下颌并向上端提

缓缓牵引，另一助手双手攀双肩向下，两助手同时持续均匀用力；医者拇指贴紧颈椎棘突左侧偏歪处，轻轻用力推按（如推按手法不顺利，可嘱一助手将患者头部略加转动，并需随时观察患者表情），手下有微微滑动感示复位成功。矫正复位后，局部及相应的部位复贴推按点压，活动瘫痪的肢体做各种功能运动，以疏通经络气血，并配合针灸、理疗及药物治疗，促进肢体康复。

【疗效】治疗5个月后，患者颈部活动如常，扶拐走路120m。四肢肌力4级，较前明显好转。

【按语】患者坠落菜窖中导致颈椎脱位伴截瘫，先后就诊两家医院，颅骨牵引、针灸、理疗症状未见明显缓解。就诊罗有明骨伤医院，手法检查、手法诊断后予端提推按正骨治疗，使颈椎生理曲度改善、棘突偏歪得以矫正，颈部功能活动恢复，5个月后扶拐下地走路。该案例证实：罗氏正骨法治疗颈椎脱位伴截瘫者，可使重者减轻，轻者痊愈，提高患者的生活质量。

案5. 第5、6颈椎椎体骨折脱位伴高位截瘫　脊髓不完全损伤

罗某，男，27岁，湖南省长沙市机械厂工人。

【就诊经历】患者1979年8月4日在河里游泳跳水时头部触及河底，被同伴发现救上岸，意识丧失，在岸边头部着地控水后，急救车送往附近医院。抢救2天后患者意识恢复，但诉颈部不适，X线检查示第5、6颈椎椎体骨折伴脱位，行颈部牵引1个月，症状未见明显缓解。患者出院回家，喝汤药及按摩治疗，未见明显好转，为求进一步治疗，1980年11月19日就诊于罗有明骨伤医院。

【检查】患者神清，一般状况尚可，家人抬入诊室。罗氏触诊法检查见颈椎生理曲度反张，第5、6颈椎椎体棘突后凸畸形，第6颈椎棘突向右偏歪，局部压痛，颈部肌肉紧张痉挛，颈部活动受限；双上肢呈缺血性挛缩，"爪形手"伴掌肌萎缩，双上肢肌力0级；双下肢呈弛缓性瘫痪，双下肢肌力0级，双足下垂，痛感觉水平在第2肋间；腹壁试验及提睾试验消失，病理征阳性，肱二头肌肌腱及膝腱反射亢进，大小便失常。

【影像检查】X线片示：第5、6颈椎椎体骨折伴脱位。

【诊断】第5、6颈椎椎体骨折脱位伴高位截瘫；脊髓不完全损伤。

【治疗】患者取俯卧位，一助手双手分别托住患者下颌与后枕部，缓缓用

力拔伸牵拉，使头部略后伸，另一助手双手搭在患者双肩下压，二助手反向对牵，用力持续稳定，放松肌肉；医者一手置第5、6颈椎椎体棘突间隙旁，托下颌助手配合稍加旋转头部，以助复位，在转动患者头部时，医者拇指行推按拨手法，复平后凸及偏歪棘突，边提边推边轻轻转头，随时观察患者表情，适可而止。手法矫正复位后，复贴点按于相应部位，活动瘫痪的肢体做各种功能运动，以疏通经络气血，配合针灸、理疗及药物治疗，促进肢体康复。

【疗效】治疗1年后，患者颈部活动如常，大小便有感觉但不能控制，可坐起吃饭。继续治疗8个月后，患者可站立，并在家人搀扶下行走。

【按语】患者颈椎骨折伴不完全截瘫，为颈部脊髓不完全损伤，抢救两天后脱离危险，颅骨牵引及针灸、理疗治疗症状未见明显缓解。患者坚持保守治疗，但手法治疗也有很大风险，如治疗不当会导致不可逆的高位截瘫。罗有明通过手法检查、手法诊断及手法治疗，配合中药热敷、电疗等综合治疗手段，疗效明显，患者能坐起、站立，体现了罗有明手法的优势。此病治疗越及时，效果越好，可使重者轻，轻者愈，万不可持观望等待心理，耽误病情。

案6. 第4、5颈椎椎体压缩性骨折伴截瘫

田某，男，28岁，北京市有色金属矿厂工人。

【就诊经历】患者1979年10月19日在井下作业时不慎被坠落石块砸伤颈部，头晕，四肢活动不能，随即送往北京某医院。X线检查示第4、5颈椎椎体骨折，颅骨牵引4个月，留置导尿管2个月，治疗4个月疗效不显。1980年于某医院继续治疗六月余，未见疗效，患者颈部及四肢活动仍受限，大小便失禁。为求进一步治疗，于1980年7月10日就诊于罗有明骨伤医院。

【检查】患者神清，一般状况尚可，被家人抬入诊室。罗氏触诊法检查见颈椎生理曲度反张，第4、5颈椎椎体棘突后凸畸形、右偏，右侧压痛阳性，颈部肌肉紧张痉挛，颈部活动受限；双上肢呈缺血性挛缩，"爪形手"伴掌肌萎缩，功能丧失，仅前臂有轻微的运动，双上肢肌力2级；双下肢呈弛缓性瘫痪，双下肢肌力0级，中度萎缩；刺激受伤部位有排尿感，痛感觉水平在第4肋间，双下肢肌张力下降；腹壁试验阴性，提睾试验阳性，提肛试验阳性，Babinski征、Chaddock征、Hoffmann征均阳性，肱二头肌肌腱及膝腱反射亢进，大小便失常。

【影像检查】X线片示：第4、5颈椎压缩性骨折。

【诊断】第4、5颈椎椎体压缩性骨折合并高位截瘫。

【治疗】患者取坐位，坐在靠背椅上；助手立于患者前方，双手捧患者双侧下颌处，适当用力上提后仰；医者站在患者背后，一手拇指置于偏歪的棘突旁，另一手协助助手轻轻端提患者的头部后仰并旋转，同时拇指复贴拨正偏歪的棘突，使之复位。复位后八字复贴法顺正肌筋，推拿点按上肢，配合做关节运动，以疏通经络气血，并配合针灸、理疗及药物治疗，促进肢体康复。

【疗效】治疗5个月，患者颈部活动如常，大小便均有感觉，肢体感觉水平下降至胁肋部。

【按语】患者先后就诊于两家医院，均采用保守治疗，效果不甚满意。转诊于罗有明骨伤医院后，经手法检查、手法诊断，坐位端提、旋转推拿，手法正骨、正筋、正肌肉，配合上肢的复贴、推拿、点按，运动上肢，以及针灸、理疗、用药等综合疗法，患者颈部活动正常，大小便可控制，收到较满意的临床疗效，体现了罗氏正骨手法的优势及确切疗效。临床操作时要注意密切关注手法的力度与颈椎端提旋转的角度，准确掌握。掌握不好，可加重病情，或危及患者生命。

案7. 第4、5颈椎椎体骨折伴截瘫

孙某，男，28岁，内蒙古工人。

【就诊经历】患者1979年7月27日跳水头部触及河底，当即休克，救起心肺复苏1小时后，患者自主呼吸恢复，立即送往县医院。医院抢救10小时，患者意识恢复，但出现呼吸困难，不能言语，X线检查示第4、5颈椎椎体骨折。因医院条件有限，随后转入天津某医院，行颈部牵引23天并留置导尿管，建议行手术治疗，患者未同意，针灸、按摩1个月后疗效不显，出院回家休养。患者为求进一步治疗，1980年1月27日就诊于罗有明骨伤医院。

【检查】患者神清，一般状况尚可，家人抬入诊室。罗氏触诊法检查见颈椎生理曲度反向畸形改变，第4、5颈椎椎体棘突后凸畸形、压痛阳性，颈部肌肉紧张痉挛、活动受限；双上肢呈缺血性挛缩，"爪形手"伴掌肌萎缩，双上肢肌力0级；双下肢呈弛缓性瘫痪，双下肢肌力0级，双足下垂，痛感觉

水平在第 2 肋间，双下肢肌张力下降；腹壁试验阴性，提睾试验阴性，提肛试验阴性，Babinski 征、Chaddock 征、Hoffmann 征均阳性，肱二头肌肌腱及膝腱反射亢进，大小便失常。

【影像检查】X 线片示：第 4、5 颈椎椎体骨折。

【诊断】第 4、5 颈椎椎体骨折伴截瘫。

【治疗】患者取俯卧位，一助手双手分别托住患者下颌与后枕部，缓缓用力拔伸牵拉，使头部略过伸，另一助手双手攀患者双肩向下，呈对牵状，持续稳定用力放松肌肉；医者站在患者头部右侧旁，一手置第 4、5 颈椎椎体棘突间隙旁，较轻推按，另一手协助配合助手稍转动头部以助复位，边提边推边轻转头部，随时观察患者的表情，手法适可而止。手法矫正复位后，推按揉点局部及相应部位，活动瘫痪的肢体被动做各种功能运动，配合针灸、理疗及药物治疗，促进肢体康复。

【疗效】治疗 11 个月，患者颈部活动如常，下肢肌力恢复 2 级，大便可控制，可靠墙拄拐站立，家人搀扶可坐起。

【按语】患者颈椎骨折伴高位截瘫，抢救后脱离危险，颅骨牵引、针灸、理疗后症状未见明显缓解。医者建议手术，患者坚持保守治疗。罗有明手法正骨矫正后凸畸形，局部复贴、牵拉、点按，配合针灸、理疗治疗 1 年。患者颈部活动恢复正常，大小便均有感觉，肢体感觉水平向远端恢复，可站立及坐起，提高了生活质量，疗效满意。

案 8. 第 6 颈椎椎体骨折伴截瘫

佟某，男，40 岁，新疆人，军人。

【就诊经历】患者 1978 年 6 月 26 日训练时两车相撞致伤，当即昏迷，四肢瘫痪。送当地部队医院，颈椎 X 线片检查示第 6 颈椎压缩性骨折。抢救后体征平稳，二便失禁。颅骨牵引术 8 周，对症治疗半年后上肢可抬起。为求进一步治疗，患者 1981 年 5 月 22 日至罗有明骨伤医院就诊。

【检查】患者一般情况可，被动体位。第 5、6 颈椎椎体后凸、压痛，颈部活动可。四肢肌肉萎缩，双上肢不能抬起，不能握拳，双下肢肌力 0 级，痛觉水平第二肋间，全身触觉存在。腹壁、提睾反射未引出，病理征阳性。

【影像检查】颈椎 X 线片示：第 6 颈椎椎体楔形变。

【诊断】第 6 颈椎椎体骨折伴截瘫。

【治疗】①正骨：患者坐位，罗氏复贴手法松解患者颈部紧张挛缩的肌肉，助手端提牵拉患者头部，罗氏正骨推按法轻轻向前推按后突的第 5、6 颈椎椎体复位。②理疗：采用经皮神经电刺激等理疗方法，以兴奋萎缩、瘫软的肌肉、神经细胞，改善神经、肌肉的营养，刺激神经细胞的再生，帮助四肢活动。

规律的手法治疗配合理疗、康复活动，患者 1981 年 12 月 10 日，头部活动度增加，右上肢能抬起，12 月 21 日出院。

【疗效】头部活动度增加，右上肢能抬起。

【按语】患者颈部外伤，颈椎压缩骨折致高位截瘫，目前为止没有理想的治疗手段，正骨治疗风险比较大。正骨治疗前，要充分了解患者病情，先局部松解按摩再正骨，手法宜轻不宜重，不可暴力。另外，治疗颈椎外伤高位截瘫患者，理疗也可起到一定的辅助作用。

案 9. 第 5、6 颈椎脱位伴截瘫

王某，女，22 岁，黑龙江工人。

【就诊经历】患者 1980 年 7 月 30 日被机械绞伤，颈部受伤，昏迷片刻，苏醒后颈部剧痛、四肢瘫痪，送至省某医院。X 线片示第 5、6 颈椎脱位伴截瘫，颅骨牵引 2 个半月，留置导尿 10 余天后二便正常，住院治疗 3 个月可坐起，出院。为求进一步治疗，患者 1981 年 4 月 13 日至罗有明骨伤医院求治。

【检查】患者神清，精神可，一般状况可。第 5、6 颈椎椎体后凸畸形，棘突向左偏歪，颈部活动后仰 5°，前伸 10°，左右侧弯 5°，左旋 10°，右旋 5°；左上肢功能丧失，右上肢能做伸屈运动；双下肢半瘫，尚能伸屈，下肢肌肉萎缩，肌力 1 级，张力增高；腹壁反射阴性，腱反射阳性，病理征阳性。

【诊断】第 5、6 颈椎脱位伴截瘫。

【治疗】患者坐在靠背椅上，医者站在患者背后，手法放松颈肩部肌肉，一手扶住头部，另一手置于畸形的棘突旁，拇指在旋转的同时推顶偏歪错位的棘突旁矫正复位。手法操作时随时观察患者的表情，适可而止。复位复贴、

点按局部及相应的部位，活动瘫痪的肢体做各种功能运动，配合针灸、理疗及药物治疗，促进肢体康复。

【疗效】经4个疗程手法治疗，患者颈部各方向活动度基本恢复正常，可拄双拐缓慢步行10余步。

【按语】外伤性截瘫是由外界暴力作用于脊柱，致使某个椎体或多个椎体骨折、脱位、变形，造成脊髓、神经受损或压迫，从而导致瘫痪。正骨手法复位后，复贴、按压局部及其相应的部位，活动瘫痪的肢体做各种功能运动，以疏通经络、行气活血，促进瘫痪肢体的康复，效果满意。

案10. 第5颈椎椎体骨折、寰枢椎关节脱位伴截瘫

王某，男，20岁，辽宁省学生。

【就诊经历】患者1979年6月6日跳水，头部着地，四肢不能动，颈部疼痛，救起送至北京某医院救治。X线片示第5颈椎椎体骨折、寰枢关节脱位，住院治疗3个月，行颅骨牵引2个半月、留滞导尿管2个月，住院治疗3个月出院。出院后患者四肢功能丧失，大小便失禁，为求进一步治疗，1980年5月就诊于罗有明骨伤医院。

【检查】患者神清，精神可，一般状况可。罗氏触诊法检查见颈椎生理曲度反向，第5颈椎椎体棘突后凸畸形、压痛，颈部肌肉紧张痉挛，颈部活动受限。双手呈"爪形手"伴肌萎缩，上臂可轻微运动，痛觉水平至第2肋间隙，双下肢迟缓性瘫痪，下肢肌力0级，重度肌肉萎缩，双下肢肌张力亢进；腹壁反射阴性，提睾反射阴性，Babinski征、Chaddock征、Hoffmann征均阳性，肱二头肌肌腱及膝腱反射亢进，大、小便失禁。

【影像检查】X线片示：第5颈椎椎体骨折、寰枢关节脱位合并高位截瘫。

【诊断】第5颈椎椎体骨折、寰枢关节脱位合并高位截瘫。

【治疗】患者取俯卧位，头部伸出床边，一助手扶于患者双下颌并向前牵引。医者站在患者头部右侧旁，一手复贴按压第5颈椎椎体棘突间隙，另一手托住患者下颌向上托起，待患者肌肉放松后，推按寰枢关节复位，托下颌之手同时将患者转动，并观察患者的表情，适可而止；另一手拇指稍用力拨

正、复平偏歪的棘突，使之复位。复位后采用活血通络的手法在局部及相应的部位治疗，活动瘫痪的肢体做各种功能运动，并配合针灸、理疗及药物治疗，促进肢体康复。

【疗效】治疗 7 个月，患者可靠墙站立，痛觉水平下降至第 6 肋间隙。

【按语】正骨手法矫正复位后，复贴、点按局部及其相应的部位，活动瘫痪的肢体做各种功能运动，可疏通经络、行气活血，调和阴阳，补虚泻实，可促进受累部位的康复。针灸理疗能兴奋肌肉、神经细胞，改善神经、肌肉的营养，刺激神经细胞的再生，促进肢体运动、感觉水平的恢复，并能松解瘢痕组织，防止挛缩畸形。

案 11. 第 5 ~ 7 颈椎椎体骨折脱位伴高位截瘫（恢复期）

王某，男，32 岁，辽宁省沈阳市人。

【就诊经历】患者 1978 年 9 月 5 日跳水，头部着地，四肢不能动，颈部疼痛，救起后送至沈阳某医院。拍 X 线片示第 5 ~ 7 颈椎骨折脱位，行颅骨牵引并留置导尿管 1 个月，住院 5 个月出院。出院后曾行针灸治疗，疗效不显，患者再次住院手术治疗，住院 3 个月出院。出院后四肢能轻微活动，搀扶情况下能坐、能站，但不能行走，为求进一步治疗，1980 年 10 月 17 日就诊于罗有明骨伤医院。

【检查】患者神清，精神可，一般状况可。第 6 颈椎棘突后突偏歪，第 5、6 颈椎棘突压痛阳性；颈部感觉功能正常，颈部前屈、后伸各 5°，左右侧屈、旋转各 10°；四肢肌肉萎缩，肌力正常 3 级；腹壁反射阳性，病理征阳性。

【诊断】第 5 ~ 7 颈椎椎体骨折脱位合并高位截瘫（恢复期）。

【治疗】患者坐在靠背椅上，医者站在患者背后，放松颈肩部肌肉后，一手拇指按压后突偏歪的棘突旁，另一手托住患者的下颌轻轻后仰头部，同时拇指拨正复平棘突，使颈部生理曲度改善。若手法不理想，可一手扶住患者头部，另一手置于畸形的棘突旁，在转动的同时拇指推顶偏歪错位的棘突矫正。手法操作时要随时观察患者的表情，适可而止。复位后复贴、点按局部及相应的部位，活动瘫痪的肢体做各种功能运动，并配合针灸理疗及药物治疗，促进肢体康复。

【疗效】手法治疗两个疗程（1个疗程10次），患者颈椎活动正常，能拄双拐步行5～6m。

【按语】颈椎旋转复位法通用于颈椎骨折、脱位时间较长的患者。颈椎单纯脱位的患者，正骨手法复位，采用局部及其相应部位的疏通手法，活动瘫痪的肢体做各种功能运动即可。临床应根据患者的具体情况选用不同的治疗手法，一法多用，多法共用，以疏通经络、行气活血，促进患者肢体的功能恢复。

案 12. 第 7 颈椎、第 1 胸椎脱位伴截瘫

魏某，男，30 岁，河北省工人。

【就诊经历】患者 1974 年 7 月玩单杠时摔伤，后枕部着地，当时双下肢不能动，送至廊坊某医院救治。拍 X 线片诊断为第 7 颈椎、第 1 胸椎脱位，行颅骨牵引术 3 周，留置导尿 1 周，住院 45 天出院休养。为求进一步治疗，患者 1980 年 5 月就诊于罗有明骨伤医院。

【检查】患者神清，精神可，一般状况可。罗氏触诊检查见第 7 颈椎、第 1 胸椎处轻度后突，双下肢瘫痪，肌肉轻度萎缩，肌张力正常，双下肢肌力 0级，感觉功能尚可，腱反射亢进，腹壁反射阴性，提睾反射阴性、提肛反射阴性，病理征均阳性。

【诊断】第 7 颈椎、第 1 胸椎脱位伴截瘫。

【治疗】患者取坐位，坐在靠背椅上，医者站在患者背后，双手分拨、复贴颈部紧张痉挛的肌筋，一助手站于患者前方，双手贴紧下颌并向上牵引，医者拇指贴紧患者颈椎棘突左侧偏歪处，轻轻用力推按，听到弹响，手法即停。复位后按揉、复贴颈、肩、背部及相应的部位，活动瘫痪的肢体做各种功能运动，并配合针灸、理疗及药物治疗，促进患者肢体康复。

【疗效】1981 年 2 月复诊时，患者双下肢肌力恢复至 1 级。

【按语】患者病程较长，外伤后 6 年才至罗有明骨伤医院就诊，罗有明手法检查、手法诊断后，采用坐位端提旋转推按矫正手法正骨、正筋、正肌肉，配合上肢的复贴、推拿、点按手法活动上肢，以及针灸、理疗、药物等综合疗法，使患者下肢肌力由 0 级恢复至 1 级。由于患者病程较长，错过最佳恢复期，但患者对肌力恢复情况表示满意。行坐位端提旋转推按矫正手法时，要注意掌握手法的力度与颈椎端提旋转的角度，并观察患者的表情，掌握不好会加重病情危及患者生命，切记注意。

案 13. 第 5、6 颈椎椎体骨折伴截瘫

杨某，男，25 岁，河北省保定市工人。

【就诊经历】患者 1979 年 6 月 16 日在地下室不慎摔倒，头部着地，当即昏迷，数分钟后缓解，发现四肢不能动弹，送至当地某医院，X 线片示第 5、6 颈椎椎体骨折，即转至天津某医院。行头颅牵引 45 天，留置导尿 1 个月，住院治疗 4 个月，效果不显出院。患者为求进一步治疗，1980 年 11 月 1 日就诊于罗有明骨伤医院。

【检查】患者神清，精神可，一般状况可。颈部僵直、活动受限，上肢肌肉萎缩、功能活动受限；双手呈"爪形手"，双下肢肌力 0 级，肌肉萎缩，右侧明显，肌张力下降；腹壁反射阴性，提睾反射阴性，提肛反射阴性，腱反射阴性，病理反射未引出。下肢及躯体下部感觉消失，感觉水平至第 2 肋间隙。

【诊断】第 5、6 颈椎椎体骨折伴截瘫。

【治疗】患者取坐位，坐在靠背椅上；医者站在患者背后，双手按摩松解颈部紧张痉挛的组织；一助手站于患者前方，双手贴紧患者下颌缓缓向上牵引；医者拇指贴紧患者颈椎棘突左侧偏歪处，轻轻用力推按，听到弹响，手法即停。复位后复贴、点按局部及相应的部位，活动瘫痪的肢体做各种功能运动，配合针灸、理疗及药物治疗，促进肢体康复。

12 月 10 日复诊，颈椎活动正常，手指可轻微活动，感觉水平下降至第 5 肋间隙。

【疗效】颈椎活动正常，手指可轻微活动，感觉水平下降至第 5 肋间隙。

【按语】颈椎坐位牵引推按复位法通用于颈椎骨折、脱位时间较长或颈椎单纯脱位的患者。正骨手法复位后，可采用局部及其相应部位的疏通手法，活动瘫痪的肢体做各种功能运动。采取的正骨手法不是单一的，是在一法多用，多法共用的基础上，视患者的情况选用，有疏通经络，行气活血，调和阴阳，补虚泻实的作用，可促进受累的部位恢复功能。

案 14. 第 6、7 颈椎椎体骨折伴截瘫

赵某，男，32 岁，吉林省工人。

【就诊经历】患者 1978 年 9 月 25 日从房顶摔下，头部着地，当即昏迷，

清醒后无法站立，即送当地某医院。拍 X 片示第 6、7 颈椎椎体骨折脱位，颅骨牵引 75 天，留滞导尿管 45 天，住院 6 个月出院休养。出院后瘫痪未见明显好转，二便不能控制，于 1980 年 10 月至罗有明骨伤医院，收入住院。

【检查】患者神清，精神可，一般状况可。颈部强直、活动受限，压痛明显，第 6、7 颈椎节棘突后凸，轻度右侧偏歪。双上肢肌力萎缩，呈"爪形手"，无握力。下肢肌肉萎缩，痛觉水平至第 2 肋间。腹壁反射阴性，提睾反射阴性，肱二头肌腱反射阳性，膝反射阳性，Babinski 征、Chaddock 征、Oppenheim 征均阳性。

【诊断】第 6、7 颈椎椎体骨折伴截瘫。

【治疗】患者取坐位，医者站在患者背后，复贴拿捏手法松解患者颈肩部；一助手站在患者前面，双手捧住患者下颌两侧缓缓向上拔伸牵拉；医者拇指顶住第 6、7 颈椎棘突后方，向前徐徐推压，待指下有滑动感手法即停；医者拇指抵在第 6、7 颈椎椎体棘突右侧，在助手端提的同时嘱其旋转患者颈部，并严密观察患者的表情，同时向左推顶偏歪错位的椎体，使其矫正。复位结束后，复贴按压局部及其相应的部位，屈伸活动瘫痪的肢体做各种功能运动，颈托外固定，每周治疗 3 次。

12 月 10 日，上肢手握力基本恢复正常，痛觉水平下降至第 3 肋间隙，二便有感觉。

【疗效】握力恢复正常，痛觉水平下降至第 3 肋间隙，大小便有感觉。

【按语】患者高处摔伤，导致椎体骨折。手法纠正椎体后凸的同时，旋转推拨偏歪的棘突，可恢复椎体的正常序列，缓解对脊髓的压迫。但手法时要密切关察患者的表情，以防不测。

案15. 第 4、5 颈椎椎体粉碎性骨折并截瘫

邹某，男，29 岁，工人。

【就诊经历】患者 1980 年 5 月 18 日运动会跳高，不慎头部落地摔下，当即有一触电感，随后感觉消失，肢体瘫痪，即送至当地某医院救治。拍 X 线片诊断为第 4、5 颈椎椎体粉碎性骨折，颅骨牵引住院治疗 2 个月，患者只能仰卧，二便失禁，呼吸困难，感觉消失，四肢瘫痪。1980 年 7 月 20 日转至罗有明骨伤医院，收入住院。

【检查】患者神清，精神萎靡，营养中等。颈项强直，颈部压痛，活动受

限。四肢瘫痪，肌力 0 级，双下肢肌张力增加，中度萎缩。上肢呈缺血性挛缩（"爪形手"），跟膝腱反射亢进。提睾反射阴性，腹壁反射阴性，提肛反射阴性，Babinski 征、Chaddock 征、Oppenheim 征均阳性。

【诊断】第 4、5 颈椎椎体粉碎性骨折并截瘫。

【治疗】两助手搀扶患者取坐位。医者站在患者背后，罗氏复贴手法松解患者颈肩部。一助手站在患者前面，双手捧住患者下颌两侧，力量由轻到重向上拔伸后仰牵拉；医者拇指顶住患者第 4、5 颈椎后凸棘突后方，向前徐徐推压，指下有滑动感示复位，停止推压，继而用八字复贴法顺正肌筋。复位手法结束后，复贴点按松解肩颈部与双上肢肌肉，用颈托外固定，每周治疗 3 次。

【疗效】患者四肢有感觉，肌力 1 级，上臂手指稍能活动，颈部活动正常，二便有感觉但不能控制。

【按语】 患者颈部外伤严重，造成痉挛性四肢瘫痪。正骨手法复位后，牵拉推拿点按局部及其相应的患肢，活动瘫痪的肢体做各种功能运动，有助其恢复肢体功能。

第三节　齿状突骨折

寰枢关节半脱位　第 1～3 颈椎椎体后突骨折

王某，女，20 岁，河南省农民。

【就诊经历】患者 2001 年 11 月 2 日爬床梯取物时不慎摔落，伤及头颈部，即感颈部、头部疼痛，伴头晕、恶心，立即送至附近医院就诊。张口位 X 线检查效果不理想，未予明确诊断，建议回家休息，定期复查。患者为求进一步治疗，11 月 2 日就诊于罗有明骨伤医院，X 线片示颈椎寰枢关节半脱位，第 1～3 颈椎棘突骨折，收入住院。

【检查】患者神清，精神可，一般状况良好。颈部肿胀、活动受限。罗有明采用罗氏拇指触诊检查发现，颈部肌肉肿胀，颈部上段棘突后凸，压痛明显，可触及骨擦感，四肢麻木乏力、酸胀，生理反射存在，病理反射未引出。

【影像检查】X 线片示：颈椎寰枢关节半脱位，第 1～3 颈椎后突骨折。

【诊断】寰枢关节半脱位；第 1 ～ 3 颈椎椎体后突骨折。

【治疗】患者取坐位，一助手双手搭在患者双肩下压固定，另一助手立于患侧，双手分别端提下颌与后枕（托下颌之手力量要大些），以枕部为支点，向上牵引，逐步让头部呈后仰位放松肌肉；医者贴压颈部之手轻轻向前推，同时助手向侧方旋转头部，边旋转边观察患者表情，手下有响声感示已复位。复位后八字复贴法放松肌肉、筋腱，领形软板固定颈部，给予活血消肿、散瘀止痛药物，定期复查，调整治疗方案。

治疗后患者自觉症状减轻，拍片示错位已复，骨折对位良好，嘱患者静养。

11 月 28 日，患者疼痛消失，要求出院（图 1-3-5A，图 1-3-5B）。

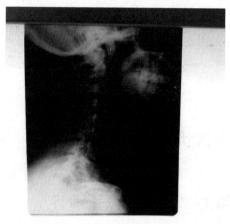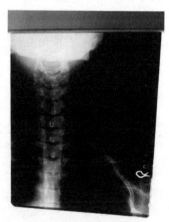

A.复位后（侧位）　　　　　　　B.复位后（正位）

图 1-3-5　颈椎棘突骨折半脱位

【疗效】骨折对位良好，疼痛消失。

【按语】寰枢关节骨折复位时，手法要轻柔缓慢，不可用力过猛，也不可急于求成。颈椎是人体生命的关节部位，应视伤情而施法，以免造成不良后果。另外，复位时应以患者的自然体位为宜（因患者起卧非常吃力，活动改变体位易出现不测），不要因复位而增加患者的痛苦。寰枢关节骨折治疗及时，则重者可轻，轻者可愈，获得满意的结果。

第四节　胸椎骨折

案1. 第12胸椎椎体压缩性骨折

李某，男，49岁，河南省汝南农民。

【就诊经历】患者1999年10月7日不慎从3m高墙上坠落，左臀着地，即感胸腰部剧烈疼痛，不能活动，随后送往昌平某医院，X线检查示第12胸椎椎体压缩性骨折，收入住院。患者为求中医保守治疗，1999年10月14日于罗有明骨伤医院就诊。

【检查】患者神清，一般状况良好，急救车担架推入诊室。罗氏触诊法检查见胸腰段软组织肿胀，胸腰椎生理曲度反张，第12胸椎椎体棘突后凸左偏畸形，棘突压痛阳性，左侧腰肌压痛阳性，左侧骶髂关节压痛阳性，腰椎前屈受限；双足背动脉搏动可及，双下肢感觉及运动功能未见明显异常，二便功能尚可。

【诊断】第12胸椎椎体压缩性骨折。

【治疗】患者取俯卧位，医者站于患者左侧，一助手站于患者前方双手扒住患者双腋下，另一助手双手握住患者双踝，两助手反方向对抗牵拉；同时医者用一掌根贴紧患椎棘突间隙旁斜向下按压，另一手掌根在下一椎体棘突旁向下推，双手配合，同时用力，由轻到重，复平后凸棘突。复位后复贴、捋顺胸腰部及双下肢，以通行气血，用腰围固定，并予活血化瘀、消肿止痛药物对症处理。

1999年10月15日查房，患者腰部疼痛较前轻微减轻，但胀痛持续，罗有明继续手法治疗，以活血、止痛，解除胸腰部肌肉痉挛。

1999年10月22日查房，患者一般状况好，腰部疼痛较前明显缓解，肿胀消除，给予胸腰部1号洗药外用，继续牵引复贴按压法治疗，以解除痉挛，改善胸腰段曲度。

1999年11月2日查房，患者一般状况好，腰部疼痛明显减轻，要求出院。告知患者相关注意事项后予以出院，嘱1个月后复查。

【疗效】胸腰部肿胀及疼痛明显减轻。

【按语】脊柱压缩骨折后,一般局部肿痛,压痛明显,功能障碍,严重者伴有向后移位后凸畸形等。当脊髓横断,神经损伤严重时,即能造成截瘫,大小便失禁,功能丧失。骨折后压迫脊髓、神经根时,也能造成功能障碍,损伤的部位越高,影响功能部位越大。该患者双下肢运动、感觉正常,二便功能正常,未伤及脊髓及神经,后期随访患者恢复良好,未遗留后遗症。

案 2. 第 11 胸椎椎体棘突骨折　第 12 胸椎椎体压缩性骨折

李某,女,62 岁,北京市密云区农民。

【就诊经历】患者 1999 年 8 月 14 日不慎从 1.5m 高墙上坠落,伤后胸腰部剧烈疼痛,不能站立,遂送往密云某医院救治。摄 X 线片示第 12 胸椎压缩性骨折,收入住院。患者为求进一步中医保守治疗,1999 年 8 月 20 日就诊于罗有明骨伤医院。

【检查】患者神清,一般状况良好。罗氏触诊法检查见胸腰椎生理曲度反张,第 12 胸椎椎体棘突后凸右偏,棘突右侧旁肿胀、压痛阳性,局部肌肉紧张痉挛,第 11 胸椎棘突右偏、压痛阳性,腰椎前屈受限,双足背动脉搏动可及,双下肢感觉及运动功能正常,腹胀明显,大便 1 周未解。

【诊断】第 11 胸椎椎体棘突骨折;第 12 胸椎椎体压缩性骨折。

【治疗】患者取俯卧位,医者站于患者右侧。一助手站于患者前方双手扒住患者双腋下,另一助手双手握住患者双踝,两助手反方向对抗牵拉。同时医者一手掌根贴紧患椎棘突间隙旁斜向下按压,另一手掌根贴压第 1、2 腰椎椎间隙处向下推按,力度由轻到重,复平后凸棘突;然后医者两拇指八字贴于第 11 胸椎棘突旁推按,归位偏歪骨折。复位后复贴、捋顺胸腰部及双下肢(通行气血),用腰围固定,并予活血化瘀、消肿止痛药物对症处理。

1999 年 9 月 3 日查房,患者一般状况好,大便已解,腰部疼痛较前明显缓解,给予胸腰部 1 号洗药外用,继续以牵引复贴按压法治疗,以解除痉挛,改善腰椎曲度。

1999 年 9 月 14 日查房,患者一般状况好,腰部疼痛明显减轻,尝试坐起。坐起后胸腰部未出现疼痛加重,但有轻微头晕心慌症状,患者平卧休息后好转。

1999 年 9 月 19 日查房，患者一般状况好，要求出院回家休养。办理出院，嘱患者可行适当腰背肌锻炼，切勿弯腰搬运重物，1 个月后复查。

【疗效】患者胸腰部肿痛不显，可下地缓慢行走。

【按语】此患者为高处坠落所致的胸椎压缩性粉碎性骨折，胸腰部疼痛较重，不能翻身，伤后 6 天就诊于罗有明骨伤医院。罗有明手法检查后，以复贴手法解除痉挛，以牵引按压法复平后凸偏歪棘突，从而减轻患者疼痛，恢复腰椎生理曲度。治疗后患者可下地缓行，出院后随访患者恢复良好。

案 3. 第 11 胸椎椎体压缩性骨折

舒某，女，53 岁，北京市朝阳区白家庄北里，工人。

【就诊经历】患者 1996 年 10 月 2 日乘坐公交车时因颠簸致使腰部出现疼痛，随后被送往北京某医院就诊，摄 X 线片示第 11 胸椎椎体压缩性骨折。患者为求进一步治疗，1996 年 10 月 5 日就诊于罗有明骨伤医院。

【检查】患者神清，一般状况良好，家人搀扶进入诊室。罗氏触诊法检查见胸腰椎生理曲度反张，第 11 胸椎椎体棘突后凸右偏，棘突上及右侧旁、肿胀压痛阳性，局部肌肉紧张痉挛，腰椎前屈受限，双下肢感觉及运动功能正常，大小便功能尚可。

【影像检查】X 线片示：第 11 胸椎椎体压缩性骨折。

【诊断】第 11 胸椎椎体压缩性骨折。

【治疗】患者取俯卧位，医者站于右侧。一助手站于患者前方双手扒住患者腋下，另一助手站于患者足侧，双手握住患者双踝，两助手反方向对抗牵拉。同时医者站患侧，一手掌根贴紧第 11 胸椎棘突下缘旁斜向按压，另一手掌贴压下一椎体棘突旁向下推，两手配合协同用力，力度由轻到重，使其后凸棘突复平。复位后配合化瘀止痛药物治疗。

1999 年 10 月 6 日查房，患者腰部疼痛减轻，继续行手法治疗，手法治疗以牵引复贴按压法为主。

1999 年 10 月 9 日查房，患者一般状况可，要求出院。办理出院，嘱患者加强腰背部功能锻炼，切勿弯腰搬运重物，1 个月后复查。

【疗效】腰部疼痛明显减轻，功能活动尚可。

【按语】中老年患者骨质疏松较为严重，该患者因颠簸致脊柱压缩性骨折，骨折后局部肿痛，压痛明显，功能障碍。脊柱压缩性骨折严重者可伴有向后移位、后凸畸形等，罗氏正骨手法治疗压缩性骨折效果较好，可使偏歪畸形棘突矫正复位，从而缓解疼痛，恢复腰椎功能活动。此患者复查、随访恢复良好。

案 4. 第 12 胸椎椎体压缩性骨折

田某，男，45 岁，北京市崇文门李村东里居民。

【就诊经历】患者 1999 年 1 月 9 日雪天开车上路，为躲闪对面汽车，不慎翻入道沟，当时腰背疼痛，活动尚可，后至当地医院就诊，X 线片示第 12 胸椎椎体压缩性骨折，建议手术治疗，患者未同意，当日乘飞机回北京。1999 年 1 月 13 日就诊北京某医院，仍建议手术治疗，患者拒绝。回家后患者感腰部疼痛加重，不能坐起及翻身，为求进一步治疗，1999 年 1 月 18 日就诊于罗有明骨伤医院。

【检查】患者神清，一般状况良好，由家人抬入诊室。罗氏触诊法检查见胸腰椎生理曲度反张，第 12 胸椎椎体棘突后凸略右偏畸形，棘突旁右侧压痛阳性、瘀血肿胀，局部肌肉紧张痉挛，腰椎活动受限，双下肢感觉及运动功能正常，近几日无大便，腹胀较甚。

【影像检查】X 线片示：第 12 胸椎椎体压缩性骨折（图 1–3–6A，图 1–3–6B）。

【诊断】第 12 胸椎椎体压缩性骨折。

【治疗】患者取俯卧位，医者站于患者左侧。一助手站于患者前方双手扒住患者双腋下，另一助手双手握住患者双踝，两助手反方向对抗牵拉。同时医者一手掌根贴紧患椎棘突间隙旁向对侧斜按压，力度由轻到重，另一手掌根贴压下一椎体棘突旁向下按压，双手配合，同时用力，复平后凸棘突。复位后复贴、捋顺胸腰部及双下肢（通行气血），用腰围固定，并予活血化瘀、消肿止痛药物对症处理。

1999 年 1 月 19 日查房，患者腰部疼痛减轻，但腹胀较前加重，予麻仁润肠丸、沉香舒气片口服及甘露醇外用治疗，继续手法治疗胸腰部，以牵引复贴按压法为主。

1999 年 2 月 11 日查房，入院 3 周，患者一般状况好，在家属的搀扶可下地行走，自诉双下肢无力，嘱患者加强双下肢的锻炼。

1999 年 2 月 14 日查房，患者一般状况好，腰部疼痛不适较前明显减轻，办理出院，嘱患者加强功能锻炼。

患者 1 个月后复查，骨折复位良好（图 1-3-6C，图 1-3-6D）。

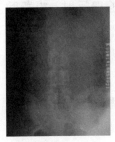 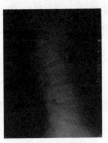 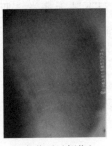 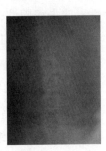

A.复位前（正位）　　B.复位前（侧位）　　C.复位后（侧位）　　D.复位后（正位）

图 1-3-6　第 12 胸椎椎体压缩性骨折

【疗效】患者可自行翻身、起坐，挂双拐下床行走。

【按语】该患者因车祸致胸椎压缩性骨折，就诊两家医院后均建议行手术治疗，但患者仍然坚持保守治疗，最后就诊于罗有明骨伤医院。罗有明手法检查结合 X 线片，明确诊断后予手法治疗。治疗手法以牵引按压法为主，功能锻炼为辅。经过近 1 个月的住院治疗，患者可自行翻身、起坐，挂双拐下床行走。

第五节　胸椎骨折伴截瘫

案 1. 第 11、12 胸椎椎体压缩性骨折术后伴截瘫

何某，男，23 岁，河北省保定市涞源县钢铁厂工人。

【就诊经历】患者 1980 年 7 月 21 日被 5 米高处落下的铁板砸伤腰部。当即昏迷，清醒后腰痛，并伴有双下肢功能丧失，急送本厂医院。X 线片诊断为第 11、12 胸椎椎体压缩性骨折，予钢板内固定术治疗，住院 1 个月，效果不理想，二便不能控制。转送至北京某医院治疗，询问病史及查体后，未予特殊处理。患者不能坐起，双下肢瘫软无力，二便不能控制，1980 年 8 月 28

日就诊于罗有明骨伤医院。

【查体】患者神清，由平车推入病房，一般情况可，查体配合。胸腰段脊柱后凸、畸形，可见一约 20cm 纵行手术瘢痕。罗氏触诊法可触及腰背部竖脊肌外缘隆起、僵硬的筋节，第 12 胸椎、第 1 腰椎椎体棘突后凸。腰部压痛阳性，叩击痛阳性，双下肢无痛觉，肌肉萎缩，肌力 0 级，腹壁反射、提睾反射阳性。Babinski 征阳性，Oppenheim 征阳性，Gordon 征阳性

【影像检查】X 线片示：第 11、12 胸椎内固定术后表现。

【诊断】第 11、12 胸椎椎体压缩性骨折术后伴截瘫。

【治疗】患者取俯卧位，医者站在患者右侧，嘱患者放松，复贴推按手法松解腰背骶部挛缩、紧张的软组织。一助手站在患者前方固定双腋下，另一助手固定双踝，两助手缓缓对抗牵拉。医者右手掌根贴于第 11、12 胸椎及第 1 腰椎椎体棘突下方，嘱患者自然呼吸的同时，轻轻下压、推按后凸的棘突，然后双手拇指由外向脊柱横向推拨第 11、12 胸椎椎体双侧僵硬的竖脊肌，感指下有"咕噜"滑动感即可，可重复 2～3 次。矫正后复贴捋顺点按法疏通双下肢促进气血运行，点按肾俞、大肠俞、环跳、委中、承山等穴位。每周治疗 2～3 次，嘱家属适当辅助患者活动双下肢。

治疗 2 周后患者可坐起。

1980 年 11 月 20 日，患者二便可控制，腰痛有所减轻，可翻身。

1981 年 1 月，患者腰痛明显缓解，双下肢力量较以前明显改善，可持双拐缓行，肌力恢复至 2 级。

【疗效】可持双拐缓行，肌力恢复至 2 级。

【按语】该患者胸椎压缩性骨折，钢板内固定，椎体位置相对固定，但手术治疗效果不佳，考虑术后水肿未消除，压迫脊髓，腰背部肌肉痉挛隆起可触及条索感，故患者腰痛明显，不能翻身。罗氏正骨牵拉按压后凸椎体，推拨手法解除病变椎体双侧肌肉的痉挛粘连，以消除术后水肿，缓解脊髓压迫，从而患者症状改善，可架拐慢行。

案 2. 第 7、8 胸椎椎体骨折并截瘫

柯某，男，35 岁，湖北省黄石市工人。

【就诊经历】患者 1981 年 7 月 24 日井下作业时因受电击（280 伏电压）

跌落昏迷。急送矿医院抢救，后转黄石市某院住院，诊断为第7、8椎体骨折，7月25日内固定术效果不佳。为求进一步治疗，1981年9月12日至罗有明骨伤医院住院治疗。

【检查】患者由平车推入，神清，被动体位，双下肢无知觉不能活动，二便失禁。第4～9椎体处可见一约10cm纵行手术瘢痕。触诊第7、8胸椎椎体轻度后凸畸形，压痛阳性。腹壁反射、提睾反射消失，肌肉明显萎缩，双下肢肌力0级。

【影像检查】胸椎X线片示：第7、8胸椎椎体骨折。

【诊断】第7、8胸椎椎椎体骨折并截瘫。

【治疗】患者取卧位，医者松解患者腰背部肌肉。一助手固定患者双髋，另一助手置患者左右腋下对抗牵拉。同时医者采用罗氏正骨手肘压法轻轻按压第7、8胸椎椎体。整复后继续推拿、按压腰部及双下肢，辅助双下肢做屈伸、直腿抬高等动作，配合罗氏骨伤外洗药物治疗。

1981年9月14日，患者小便可控制。

1981年11月17日，患者可自己坐起，要求出院，回家静养。

【疗效】患者小便可控制，可自己坐起。

【按语】通过和以往截瘫病人对比，该患者外伤时间较短，就诊相对比较及时，手法干预早，大大缩短了康复时间。配合罗氏骨伤外洗药物活血化瘀，促进了骨折的愈合，疗效较理想。

案3. 第7～9胸椎椎体骨折并截瘫

刘某，男，25岁，河北省衡水市工人。

【就诊经历】患者1980年11月3日被电击伤从3m高处跌落地面，背部着地，背部疼痛，下肢不能活动，二便失禁，送往当地医院救治。X线片检查示第7、8、9胸椎椎体骨折，遂转院到北京某部队医院治疗，11月6日予以手术复位。出院后到当地医院休养，半年后自己能翻身、坐起，二便偶有感觉但不能控制。患者为求进一步治疗，1981年6月中旬特来罗有明骨伤医院就诊。

【检查】患者神清，一般情况可。背部可见一约20cm纵行手术瘢痕。第7～9胸椎椎体后突畸形，双下肢弛缓性瘫痪，肌萎缩，肌力0级。上腹壁反射阴性，下腹壁反射阳性，提睾反射阴性，病理征均阳性。

【影像检查】X线片示：第7、8、9胸椎椎体骨折。

【诊断】第7～9胸椎椎体骨折并截瘫。

【治疗】患者取卧位，医者松解背部肌肉。一助手按住患者双踝关节上，另一助手置左右腋下对抗牵拉。同时医者轻轻将胸椎后突畸形的椎体向前推按复位，拨正偏歪的椎体棘突。正骨手法治疗的同时配合理疗。治疗后，患者症状改善。

1981年12月10日，患者坐起有进步，腰部有知觉，但二便无明显变化。

【疗效】坐起有进步，腰部有知觉。

【按语】对开放性骨折术后患者，罗氏手法复位前必须充分了解患者病情，不可盲目复位，更不能使用暴力。医者复位手法要以"稳、准、轻、快"为原则，并配合理疗帮助患者功能恢复。

案4. 第11、12胸椎椎体与第1腰椎椎体压缩性骨折合并截瘫

刘某，女，24岁，辽宁省沈阳市工人。

【就诊经历】患者1976年4月30日骑电瓶车不慎摔伤，双下肢活动轻度受限，即送往附近医院就诊。X线片示第11、12胸椎椎体及第1腰椎椎体压缩性骨折，住院1个月的保守治疗，症状未见缓解。后转至长春某医院行钢板固定及椎板减压术，期间住院留置导尿管3个月。术后1年，患者可自己坐起，架双拐下地走路，医院取出内固定钢板后患者不能架拐走路，且大小便失禁。患者为求进一步治疗，1980年12月10日就诊于罗有明骨伤医院。

【检查】患者神清，一般状况良好，由家人抬入诊室。胸腰段可见25cm手术瘢痕。罗氏触诊法检查见胸腰段生理曲度反张，第11、12胸椎椎体棘突后凸畸形、右侧压痛阳性，肌肉紧张痉挛，腰部活动受限，双下肢呈弛缓性瘫痪、肌力0级，刺激受伤部位有排尿感，痛感觉水平在股骨中段，双下肢肌张力下降，腹壁试验阴性，Babinski征、Chaddock征、Hoffmann征阳性，大、小便失禁。

【影像检查】X线片示：第11、12胸椎，第1腰椎椎体压缩性骨折。

【诊断】第11、12胸椎椎体与第1腰椎椎体压缩性骨折合并截瘫。

【治疗】患者取俯卧位，医者站于右侧，自胸腰骶部推按、揉松肌肉。一助手站于患者头侧，双手握于患者腋下，另一助手站于患者足侧，双手握于患者双踝，两助手反方向对抗牵拉。此时，医者两手重叠按压在脊柱后凸的部位，向下按压斜推平复后凸，再将拇指置于偏歪棘突旁拨推数次，不可暴力蛮劲。

1981年2月14日，可拄拐缓行数十步。

1981年3月28日，可拄拐步行约200m，二便失禁情况好转。

【疗效】拄拐步行约200m，大、小便失禁好转。

【按语】患者胸椎压缩性骨折伴不完全瘫痪，经钢板固定、椎板减压术后症状改善，但拆除钢板后出现双下肢无力，拄拐无法走路。对于骨折术后患者，考虑到手法整复的风险、治疗时间的冗长、愈后会出现不尽人意的地方，罗有明骨伤医院也有顾虑。但出于患者对罗氏正骨的完全信任，慕名前来就诊，且年纪尚轻，终生瘫痪卧床异常痛苦，实在可惜，便收入住院治疗。罗有明通过牵引、按压、推拨、复贴、点穴等综合手法，经过几个月的努力，终于使患者恢复了步行功能，大小便失禁情况也明显改善，初步达到了患者的治疗目的。

案5. 第11、12胸椎椎体与第1腰椎椎体粉碎性骨折

唐某，男，27岁，河北省涿鹿县农民。

【就诊经历】患者1980年3月15日从9米高电线杆摔落，背部着地，当时双脚尚能活动，被人抱起后下肢不能动，随后送往当地某医院救治。X线片示：第11、12胸椎与第1腰椎椎体粉碎性骨折，给予镇静、消炎治疗，并留置导尿管。患者住院3个月，症状未见明显缓解，要求出院。为求进一步保守治疗，患者1980年6月18日就诊于罗有明骨伤医院。

【检查】患者神清，一般状况良好，由家人抬入诊室。罗氏触诊法检查见胸腰段生理曲度反张，第11、12胸椎及第1腰椎椎体棘突后凸畸形，棘突旁压痛、肌肉紧张痉挛，腰部活动受限，双下肢呈弛缓性瘫痪、肌力0级，痛感觉水平在腰1节段以上，双下肢肌张力下降；腹壁反射、提睾反射、提肛反射、膝反射、跟腱反射均未引出，大、小便失禁。

【影像检查】X线片示：第11、12胸椎及第1腰椎体粉碎性骨折。

【诊断】第11、12胸椎椎体及第1腰椎椎体粉碎性骨折。

【治疗】患者取俯卧位，医者站于患者右侧。一助手站于患者前方双手握于患者腋下，另一助手站于患者后方双手握于患者双踝，两助手反方向对抗牵拉。此时，医者站患侧，掌根贴紧第11、12胸椎及第1腰椎棘突间隙，轻轻顺序按压，力度由轻到重，矫正后凸棘突。复位后施以腰部及双下肢捧拢、复贴、点按、牵拉、捋顺手法，疏通经络气血，改善血液循环，同时配合针灸、理疗及内服外用药治疗。

【疗效】治疗半年，患者可扶拐走路，感知觉水平下降至足踝部。

【按语】脊柱椎体骨折后，患者要绝对制动，等待医务人员的急救，如果盲目搬运，可因搬运姿势不正确加重病情，甚至造成不可逆的损伤。此患者摔伤后，因搬运不当出现双下肢瘫痪，后经罗氏正骨牵拉、按压、点按等手法治疗，再配合针灸、理疗及内外用药，患者可下地走路，感知觉水平向四肢远端延伸。

案6. 第4胸椎椎体压缩性骨折伴截瘫

王某，女，40岁，河北省农民。

【就诊经历】患者1981年9月16日驾马车摔伤后，出现双下肢运动不能，感觉消失。遂至当地医院就诊，X线检查示第4胸椎椎体骨折，建议手术治疗。患者为求保守治疗，转至北京某医院，住院期间予营养神经药物治疗1个月，效果不显。为求进一步治疗，12月5日就诊于罗有明骨伤医院。

【查体】患者神清，精神可，仅可仰卧，下肢不能活动，二便失禁，背部可见外伤性瘢痕。第4胸椎椎体轻度后凸畸形、棘突压痛阳性，双下肢肌肉中度萎缩，双侧肌张力下降、肌力0级，剑突下感觉消失，腹壁反射阴性，腱反射阴性，病理征阳性。

【影像检查】X线片示：第4胸椎椎体压缩性骨折。

【诊断】第4胸椎椎体压缩性骨折伴截瘫。

【治疗】以牵引按压法为主。患者取俯卧位，医者站于患者右侧，双掌根复贴、揉按胸背部松解肌肉。一助手站于患者前方，双手握于患者腋下，另一助手站于患者后方，双手握于患者双踝，两助手同时适当用力对抗方向牵拉。此时，医者掌根贴紧第 4 胸椎椎体棘突旁及棘突间按压，力度由轻到重，纠正棘突的后突偏歪。后续配合理疗及推拿、点按、复贴手法，帮助患者伤处气血运行。

【疗效】治疗后，患者胸背疼痛症状改善。

【按语】外伤性截瘫系由外界暴力作用于脊柱，致使某个椎体或多个椎体骨折、脱位、变形，引发脊髓、神经受损或压迫，从而造成瘫痪。该患者第 4 胸椎以下截瘫，罗氏正骨手法通过双踝牵引按压法，使后凸椎体棘突复平，改善了脊柱序列，恢复了正常脊柱的生理曲度，而使脊髓神经受压症状缓解。

案 7. 第 12 胸椎椎体、第 1 腰椎椎体压缩性骨折伴截瘫

王某，男，33 岁，兰州碳素厂工人。

【就诊经历】患者 1976 年 10 月 13 日从高处摔下，双下肢失去知觉，二便失禁。当地医院查 X 线片提示第 12 胸椎、第 1 腰椎椎体压缩骨折。先后就诊于当地多家医院，尝试多种保守方案治疗、康复后，患者可拄单拐缓行约 1000m，大便可控制，小便仍失禁。1982 年 6 月 22 日，患者就诊于罗有明骨伤医院。

【检查】患者一般情况可，行走时髋关节代替下肢发力。罗氏触诊手法触诊发现，第 12 胸椎、第 1 腰椎椎体轻度水平后凸畸形，腰椎棘突偏歪、压痛阳性。双下肢肌力 4 级，双足下垂，左足背力量减弱，右足失去功能。Babinski 征左侧阳性，右侧未引出；Oppenheim 征左侧阳性，右侧未引出；Gordon 征阳性。

【影像检查】X 线片示：第 12 胸椎、第 1 腰椎椎体压缩性骨折。

【诊断】第 12 胸椎椎体、第 1 腰椎椎体压缩性骨折伴截瘫。

【治疗】①正骨：患者取俯卧位，一助手握住患者双踝上部，另一助手把住患者左右腋下，牵拉胸部痉挛紧张的软组织和腰椎，同时医者双手拇指拨正复平棘突。②按摩：正骨后，复贴按摩第 1 腰椎水平附近肌肉，活动瘫痪肢体，以助功能恢复。③理疗药物：配合理疗及活血药口服，洗药外用。

【疗效】患者下肢功能及二便情况略有改善。

【按语】外伤性截瘫伤及脊髓，治疗比较困难。该患者为压缩性骨折导致

瘫痪，来医院时已经外伤后6年，就诊时可缓行，大便功能已恢复。罗氏治疗以正骨复位、按摩及进一步帮助患者恢复失去的功能为主，不可急于求成。

案8. 第11胸椎椎体压缩性骨折伴截瘫

王某，男，52岁，北京市平谷县，下寨大队农民。

【就诊经历】患者1982年11月2日被树砸伤，送当地医院拍X线片诊断为第11胸椎椎体压缩性骨折伴截瘫，转北京某医院住院治疗1个月后，回家养病。1982年12月30日，患者至罗有明骨伤医院治疗截瘫，就诊时二便失禁。

【检查】患者神清，一般状况好。触诊第11胸椎椎体后凸畸形，局部红肿、压痛，胸腰段序列不稳，棘突偏歪、压痛阳性。双下肢肌力0级，肌肉萎缩，肌张力下降。病理征阳性。

【影像检查】X线片示：第11胸椎椎体压缩性骨折。

【诊断】第11胸椎椎体压缩性骨折伴截瘫。

【治疗】①正骨：患者取俯卧位，一助手握住患者双踝上部，另一助手扒住患者左右腋下，牵拉胸腰段痉挛紧张的软组织和胸椎，同时医者双手拇指拨正复平棘突。②按摩：正骨后复贴按摩椎体附近肌肉，活动瘫痪肢体，以恢复功能。③理疗药物：配合理疗及活血药口服，洗药外用。

【疗效】罗有明正骨结合按摩理疗综合治疗3个月后，患者能架拐缓慢行走，二便感觉有所恢复。

【按语】外伤性截瘫伤及脊髓，治疗比较困难。该患者为压缩骨折导致瘫痪，来医院时已经外伤后一段时间，手法复位及功能恢复都比较困难。对于压缩骨折所致截瘫者，罗氏正骨强调（患者身体条件允许）尽早复位，配合中药口服外用、理疗等综合治疗。

案9. 第4、5胸椎椎体压缩性骨折伴截瘫

余某，男，26岁，新疆，司机。

【就诊经历】患者1979年12月驾驶汽车翻车，胸背部被铁管撞击，当即腹部以下感觉消失，大小便失禁。当地医院诊断为第4、5胸椎椎体压缩性骨折，1980年1月施行减压手术后，双膝上约6cm×6cm面积恢复感觉，左侧

较右侧明显,双下肢灼痛麻木。大、小便感觉恢复,但不能控制。为求进一步诊治,患者 1981 年 5 月 11 日至罗有明骨伤医院住院治疗。

【检查】患者胸椎后皮肤可见术后瘢痕,第 4、5 胸椎椎体后凸畸形。腹壁反射消失,膝反射存在,第 12 肋以下感觉消失,双膝上下有 6cm×6cm 区域感觉存在,双下肢自主运动消失。

【诊断】第 4、5 胸椎椎体压缩性骨折伴截瘫。

【治疗】患者取俯卧位,医者站在患者右侧,复贴手法松解患者背部挛缩、紧张的软组织。一助手站在患者上方固定双腋下,另一助手固定髋部,两助手对抗牵拉。医者右手掌根贴于患者第 4、5 胸椎椎体棘突下方(嘱患者自然呼吸),同时轻轻下压、推按后凸的棘突,指下有轻微滑动感即停,可重复 2～3 次。手法整复后,推拿按揉胸背部肌肉,活动瘫痪的肢体做各种功能运动。治疗每周 2～3 次,嘱家属适当辅助患者活动双下肢。

1981 年 12 月 10 日,患者右下肢痛觉恢复达双膝,原大小便睡熟后无感觉,现在有感觉可醒,可以靠墙站立,一人搀扶可行走。

【疗效】右下肢痛觉恢复达双膝,搀扶可行走。

【按语】该患者胸椎压缩骨折术后,手术治疗效果不佳,考虑到术后椎体稳定性破坏较大,水肿未消除,压迫脊髓。治疗采用罗氏正骨牵拉按压后凸椎体,局部按揉复贴手法,消除了术后水肿,缓解了脊髓的压迫,从而改善了患者的症状。

第六节　腰椎骨折

案 1. 第 1 腰椎椎体压缩性骨折

曹某,男,46 岁,北京市通州区梨园镇农民。

【就诊经历】患者 1998 年 7 月 30 日上午 9 点在修理厂干活时,因手拉铁板用力过猛,不慎摔倒,臀部着地,铁板压在右腿上,当即感腰部疼痛、活动功能受限,立即被送到罗有明骨伤医院,收入住院。

【检查】患者神清,一般状况良好,双人搀扶入诊室。罗氏触诊法检查见胸腰段软组织肿胀，第1腰椎椎体棘突后突偏歪，棘突压痛阳性，叩击痛阳性，腰椎侧弯畸形，活动受限，双下肢肌力、肌张力正常，双足背动脉搏动可及，双下肢感觉及运动功能未见明显异常。

【影像检查】X线片示：腰1椎体压缩性骨折（图1-3-7A，图1-3-7B）。

【诊断】第1腰椎椎体压缩性骨折。

【治疗】患者取俯卧位，一助手站于患者前方双手扒住患者双腋下，另一助手双手握住患者双踝，医者立于患侧，复贴按压放松胸腰段棘突两侧肌肉；然后两助手用力拔伸牵引，医者一手掌根贴压后突偏歪棘突间隙旁，轻轻向下按压，力度由轻到重，略向上用力，另一手掌根压在下一椎体棘突向下推，两手协同用力，复平后突棘突，手下有响声感示已复位，手法即停。复位后采用复贴按摩捋顺法，从腰部至双下肢跟腱处，顺正肌筋，畅通气血，采用腰围固定并予活血化瘀、消肿止痛药物对症处理。

1998年8月18日查房，患者腰部基本不痛，症状明显好转，可自行起坐、下地行走。

1998年8月25日查房，患者腰椎骨折恢复良好，腰酸、腰痛症状消失，行走轻松自如、步态平稳。出院回家静养。

【疗效】患者腰椎骨折恢复良好，腰部疼痛等症状消失，可正常下地行走。

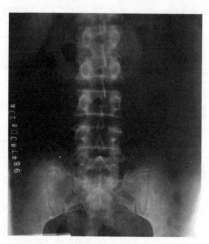
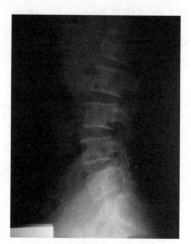

A.复位前（正位）　　　　　　　　　B.复位前（侧位）

图1-3-7　第1腰椎椎体压缩性骨折

【按语】患者经手法整复、内外用药，配合腰围外固定，症状明显减轻，功能改善，行走时轻松自如、步态平稳。与手术治疗方式相比，手法费用低，无创伤，疗效好，更容易为患者所接受。

案 2. 第 2 腰椎椎体压缩性骨折

陈某，男，59 岁，河北省承德市承德县，农民。

【就诊经历】患者 2009 年 8 月 8 日下午 3 点工作时不慎从 2m 高架子坠落，双足着地摔倒，当时腰部疼痛剧烈，不能站立，活动受限，遂至北京某医院就诊，摄 X 片示第 2 腰椎椎体压缩性骨折，建议手术治疗，患者拒绝。为求中医保守治疗，2009 年 8 月 8 日患者就诊于罗有明骨伤医院。

【检查】患者神清，一般状况良好，由担架抬入诊室。罗氏触诊法检查见胸腰段软组织肿胀，第 2 腰椎椎体棘突偏歪后突、横突压痛阳性，腰椎活动受限明显，双下肢肌力 5 级，肌张力正常，双足背动脉搏动可及，双下肢感觉及运动功能未见明显异常。

【影像检查】X 线片示：第 2 腰椎椎体压缩性骨折，腰椎边缘骨质增生。

【诊断】第 2 腰椎椎体压缩性骨折。

【治疗】患者取俯卧位，医者站于患者左侧；一助手站于患者前方双手扒住患者双腋下，另一助手双手握住患者双踝，两助手向相反方向对抗牵拉；同时医者用一手掌根贴紧第 2 腰椎棘突间隙旁斜向下按压，另一手掌根在下一椎体棘突旁向上推，双手配合，同时用力，力度由轻到重，使其后凸棘突复平；然后复贴、捋顺腰部至双下肢跟腱处以通行气血。治疗后用腰围固定并予活血化瘀、消肿止痛药物对症处理。

2009 年 9 月 12 日查房，患者恢复良好，腰部肿胀疼痛较前明显减轻，开始下床活动，复查 X 线片见第 2 腰椎椎体压缩骨折有明显骨痂形成，椎体高度恢复到原椎体高度 70%。

2009 年 9 月 22 日查房，患者一般情况良好，腰部及双下肢无麻木、疼痛，肤温正常，双下肢肌力 5 级，肌张力正常，予以出院。

【疗效】患者腰部肿胀疼痛不显，功能活动改善，X 线片见第 2 腰椎椎体压缩骨折有明显骨痂形成。

【按语】脊柱重度压缩骨折患者，手法治疗后早期应绝对卧床休息，为防止长期卧床出现压疮，卧床期间可在腰围固定下轴向翻身；治疗后期可适当下地行走，并加强腰背部肌肉功能锻炼。治疗过程中配合活血化瘀、消肿止痛药物内服外用，以减轻疼痛，加速骨折愈合。

案3. 第3腰椎椎体压缩性骨折
第8胸椎椎体、第12胸椎椎体压缩性骨折

黄某，女，55岁，广东省博罗县园洲镇人。

【就诊经历】患者1年前曾有外伤史，自诉右肋部有骨裂，现已愈合。因腰痛1年余，功能活动受限，2007年5月6日慕名来罗有明骨伤医院求治。

【检查】患者神清，精神可，一般情况好。罗氏触诊法检查，腰背部压痛阳性，叩击痛阳性，第8胸椎、第12胸椎、第3腰椎椎体后凸，胸腰椎活动受限，双下肢肌力正常，双足背动脉搏动可及，双下肢感觉及运动功能未见明显异常。

【影像检查】X线片示：腰3椎体轻度压缩性骨折，第8胸椎、第12胸椎椎体压缩性骨折，胸腰段骨质增生、骨质疏松。

【诊断】第3腰椎椎体压缩性骨折；第8胸椎椎体、第12胸椎椎体压缩性骨折。

【治疗】患者为陈旧性压缩性骨折，治疗原则以行气血通经络为主。患者卧位，一助手握住患者双踝上部，另一助手扒住患者的左右腋下，采用罗氏拉法牵拉，同时医者双手推按捋顺第8胸椎、第12胸椎、第3腰椎椎体旁肌肉组织，配合理疗及活血药口服，洗药外用。

【疗效】住院治疗2个月，患者症状明显改善。

【按语】脊柱陈旧性压缩性骨折治疗比较困难。该患者为多发性压缩性骨折，治疗不可操之过急，以手法局部按摩为主综合治疗，有助加速气血运行及功能恢复。

案4. 第1腰椎椎体压缩性骨折

李某，男，46岁，北京市密云区，农民。

【就诊经历】患者2002年6月27日下午从树上摔落，臀部着地，活动受限，由家人送至当地医院就诊，X片示第1腰椎椎体压缩性骨折。住院10天，

具体用药情况不详。后经他人介绍，患者 2002 年 7 月 8 日慕名前来罗有明骨伤医院就诊。

【影像检查】X 线片示：第 1 腰椎椎体压缩性骨折（图 1-3-8A，图 1-3-8B）。

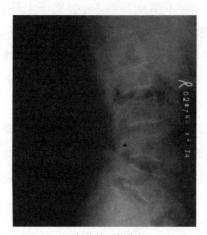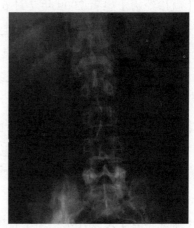

A. 复位前（侧位）　　　　　　　　　B. 复位前（正位）

图 1-3-8　第 1 腰椎椎体压缩性骨折

【检查】患者神清，一般状况良好，由轮椅推入诊室。罗氏触诊法检查见胸腰段软组织肿胀，第 1 腰椎椎体后突偏歪，棘突压痛阳性、叩击痛阳性，活动受限，双下肢肌力正常，双足背动脉搏动可及，双下肢感觉及运动功能未见明显异常。

【诊断】第 1 腰椎椎体压缩性骨折。

【治疗】患者取俯卧位，医者站于患者患侧，手法放松胸腰段肌肉；一助手站于患者前方双手扒住患者双腋下，另一助手双手握住患者双踝，两助手向相反方向对抗牵拉；同时医者手掌根贴按第 1 腰椎棘突间隙，向下按压，力度由轻到重，复平后凸棘突；然后复贴、捋顺腰部及双下肢以通行气血。治疗后腰围固定，并予活血化瘀、消肿止痛药物对症处理。

【疗效】治疗后，患者腰部疼痛等症状消失，1 个月后可下地行走。

【按语】腰椎压缩骨折伤后 3 个月内属于骨折愈合期，患者应以卧床锻炼为主，以增加腰背部肌力，恢复脊椎的稳定性。腰背部肌肉训练可采用腰部背伸动作锻炼，需要注意的是在骨骼的愈合期，要避免脊柱前屈，更不宜过早直立负重，以免加重骨折椎体的变形，影响骨折的愈合。

案 5. 第 1 腰椎椎体压缩性骨折

刘某，男，37 岁，北京市朝阳区高碑店派出所工地工人。

【就诊经历】患者 2009 年 7 月 6 日 19 时不慎从高约 3m 的架子上坠落，腰背部着地，遂感腰部疼痛，可行走。伤后 2 小时腰背痛剧烈，伴活动受限。当天 23 时某院就诊，X 片诊断为第 1 腰椎椎体压缩性骨折，给予静脉滴注甘露醇药物治疗。患者为求进一步诊治，2009 年 7 月 7 日就诊于罗有明骨伤医院。

【检查】患者由担架抬入，痛苦面容，神清，不能翻身，腰部功能活动障碍。视诊腰背部肿胀，罗氏触诊手法发现腰背部皮温高，可触及第 1 腰椎椎体后凸畸形，局部压痛阳性、叩击痛阳性，双下肢肌力、肌张力正常，病理征未引出。

【影像检查】X 线片示：第 1 腰椎椎体压缩性骨折。

【诊断】第 1 腰椎椎体压缩性骨折。

【治疗】患者取俯卧位，医者罗氏复贴手法松解紧张的腰背部软组织；一助手扒住患者的左右腋下，另一助手握住患者的双踝上部，对抗牵拉；患者放松，自然呼吸；医者站于患者右侧，双手重叠，掌根置于第 1 腰椎棘突后突部位，轻轻下压后凸椎体，手法由轻至重；再捋顺双下肢，点按环跳、委中、承山穴。治疗后患者卧床休息，腰围外固定，避免腰部活动，并给予活血化瘀药物口服。

2009 年 7 月 8 日，手法复位 1 次，患者诉腰背痛症状有所减轻，嘱患者注意休息、保暖。

2009 年 7 月 23 日，手法第 6 次治疗，患者诉疼痛明显减轻，可适当活动，予接骨续筋药物口服。

2009 年 8 月 17 日，患者诉疼痛不明显，可持续行走 20 分钟，办理出院。

【疗效】能持续行走 20 分钟。

【按语】罗氏正骨手法治疗椎体压缩性骨折效果显著。本手法重拔伸（牵引）、轻按压，拨正复平，治疗后疼痛明显减轻。但要注意掌握手法的力度，因人而异、因症而异，方可取得较满意的效果。

案 6. 第 1 腰椎椎体压缩性骨折伴截瘫

石某，男，31 岁，山西省平定县，农民。

【就诊经历】患者 1982 年 5 月 10 日被砸伤，昏迷数分钟，急送阳泉市某医院，X 线片诊断为第 1 腰椎压缩性骨折，手术后下肢无知觉，大小便失禁（留滞导尿管 4 个月），住院 4 个月，出院回家。1982 年 10 月 21 日，患者来罗有明骨伤医院治疗。

【检查】患者精神可，一般状况好。背部以第 12 胸椎、第 1 腰椎为中心有术后瘢痕沟 15cm，第 5 腰椎以下无知觉。提肛反射阳性，提睾反射阳性，大小便失禁，双下肢肌肉萎缩。

【影像检查】X 线片示：第 1 腰椎压缩性骨折伴截瘫。

【诊断】第 1 腰椎椎体压缩性骨折伴截瘫。

【治疗】患者取卧位，医者行牵拉理顺手法。每两日 1 次，配合针灸、理疗。

【疗效】下肢肌力恢复、感知改善，可扶双拐下地锻炼。

【按语】骨折伴截瘫患者，手法整复的同时配合针灸、理疗，效果理想。

案 7. 第 2、3 腰椎椎体压缩性骨折

佟某，男，49 岁，吉林省辽源市西安区东山街十委二十组，电工。

【就诊经历】患者 2009 年 10 月 11 日 17 时工作时不慎从高约 2m 的梯子上跌落，臀部着地。伤后即感腰背部、双臀部疼痛，不能翻身及坐起，被急送往当地某医院。X 线片检查诊断为第 2、3 腰椎椎体压缩性骨折，收入住院。药物保守治疗 6 天，患者症状略感缓解。为求中医保守治疗，患者 2009 年 10 月 17 日就诊于罗有明骨伤医院，收入住院。

【检查】患者由平车推入病房，神志清，一般情况可。触诊见腰椎曲度变直，腰椎功能活动障碍不能翻转，软组织肿胀，第 12 胸椎、第 1、2、3 腰椎棘突及椎旁压痛阳性，可触及第 2、3 腰椎椎体轻度后凸畸形并向右侧偏歪。双下肢肌力、肌张力正常，病理征未引出。双足温度稍低，足背动脉搏动良好，腹部叩诊呈鼓音。

【影像检查】X 线片示：第 2、3 腰椎椎体压缩性骨折。

【诊断】第 2、3 腰椎椎体压缩骨折。

【治疗】患者取俯卧位，医者罗氏复贴手法松解紧张挛缩的腰背部软组织；一助手扒住患者的左右腋下，另一助手握住患者的双踝上部，对抗牵拉；同时嘱患者放松，自然呼吸；医者站于患者右侧，拇指抵按在腰 2、3 椎体棘突右下方，向左侧推拨，手下有轻微"咕噜"滑动感后，双手重叠掌根置于第 2、3 腰椎棘突后方，轻轻下压后凸椎体；最后捋顺双下肢，点按环跳、委中、承山穴位。治疗后患者卧床休息，采用腰围外固定，避免腰部活动，给予活血化瘀药物口服，以及脱水、消炎药静脉滴注。

2009 年 11 月 01 日，手法治疗 5 次后，患者诉腰及臀部疼痛有所减轻。嘱患者卧床休息，继续给予抗感染治疗。

2009 年 11 月 27 日，患者诉腰部疼痛明显减轻，臀部疼痛未见明显好转。继续规范手法治疗，给予接骨续筋药口服。

2009 年 12 月 14 日，患者诉腰部、臀部疼痛明显好转，可下床独立行走，上下楼梯，无双下肢麻木感，办理出院。

【疗效】臀部疼痛明显好转，能独立行走，上下楼梯。

【按语】对腰椎压缩性骨折并椎管狭窄患者，手法治疗时用力一定要和缓轻柔，以防伤及脊髓。此外，患者要保持大便通畅，否则便秘腹压增高，腰椎等部位压力增大，影响治疗效果。

案 8. 第 1、2 腰椎椎体压缩性骨折

邢某，男，23 岁，河北省衡水市故城县饶阳镇工人。

【就诊经历】患者 2002 年 8 月 17 日下午 3 时不慎从高约 4m 处摔下，臀部着地，致伤腰部。当时腰部剧痛，活动受限，经人搀扶卧床休息 10 分钟后，打车来罗有明骨伤医院就诊，收入住院。

【检查】平车推入病房，患者强迫体位，痛苦面容，神清。视诊腰背部肿胀，罗氏触诊手法可发现腰背部皮温高、疼痛拒按，可触及第 1、2 腰椎椎体后凸畸形，棘突轻度左偏压痛、叩击痛阳性，双下肢肌力、肌张力正常，病理征未引出，腰部活动受限。

【影像检查】X 线片提示：第 1、2 腰椎椎体压缩性骨折（图 1-3-9A，图 1-3-9B）。

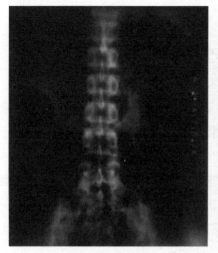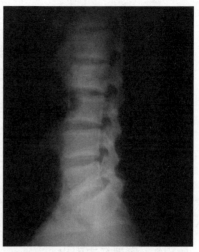

A.复位前（正位）　　　　　　　　B.复位前（侧位）

图1-3-9　第1、2腰椎椎体压缩性骨折

【诊断】第1、2腰椎椎体压缩性骨折。

【治疗】患者取平卧位，一助手扒住患者的左右腋下，另一助手握住患者的双踝上部，对抗牵拉。医者站于患者左侧，拇指抵第1、2腰椎椎体棘突左下方，向右侧推拨。掌根置第1、2腰椎棘突后方，轻轻下压后凸椎体，力度由轻至重；最后捋顺双下肢，点按环跳、委中、承山穴位。治疗后配合腰围外固定，嘱患者卧床休息，避免腰部活动，给予活血化瘀药口服及脱水、抗炎药静脉滴注。

2002年8月18日，手法复位1次，患者诉腰痛症状略感缓解。继续目前治疗，嘱患者卧床休息。

2002年8月28日，患者诉腰痛、腰背部肿胀明显减轻。停用脱水、抗感染药物，嘱患者继续卧床休息。

2002年9月9日，手法复位1次，患者诉腰痛症状明显好转，要求出院，办理出院，回家静养。

【疗效】腰痛症状明显好转。

【按语】高处摔伤，易导致椎体压缩性骨折，棘突偏歪。治疗时，应在助手牵拉开痉挛的肌肉及关节间隙后，再矫正复平偏歪棘突，按压复位后凸椎体。患者外伤后（短时内就诊），整复前活血化瘀的手法宜轻，时间宜短，肌肉放松即可，否则局部肿胀疼痛，或出现不测。

案 9. 第 1 腰椎椎体压缩性骨折

张某，男，28 岁，北京市通州区次渠镇安定营村建筑队工人。

【就诊经历】患者 1998 年 9 月 23 日上午 8 时从高约 3m 处坠地致伤腰部，腰部剧痛，不能站立、行走，伴腰部活动受限，未予特殊处理，当日上午 10 时被急送至罗有明骨伤医院。

【检查】患者由担架抬入病房，痛苦面容，神清，翻身困难。视诊腰部肿胀、板僵，腰椎功能活动障碍。罗氏触诊手法检查，腰背部皮温高，可触及第 1 腰椎椎体后凸畸形，局部压痛阳性、叩击痛阳性，腹胀，双下肢肌力、肌张力正常，病理征未引出。

【影像检查】X 线片示：第 1 腰椎椎体压缩性骨折（图 1-3-10A，图 1-3-10B）。

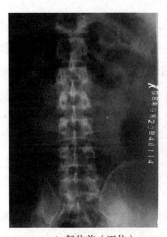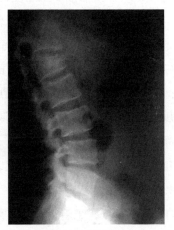

A. 复位前（正位）　　　　　　　　B. 复位前（侧位）

图 1-3-10　第 1 腰椎椎体压缩性骨折

【诊断】第 1 腰椎椎体压缩性骨折。

【治疗】患者取俯卧位，医者罗氏复贴手法松解紧张的腰背部软组织。一助手扒住患者的左右腋下，另一助手握住患者的双踝上部，对抗牵拉；患者放松，自然呼吸；医者站于患者右侧，双手重叠，掌根置于第 1 腰椎棘突后方，轻轻下压后凸椎体，力度由轻至重；然后捋顺双下肢，点按环跳、委中、承山穴位。嘱患者卧床休息，采用腰围外固定，避免腰部活动，口服活血化瘀药物。

1998年9月23日，手法复位1次，患者当即感到腰背部轻松。嘱患者卧床休息，继续口服活血化瘀药物治疗。

1998年10月12日，手法复位已6次，患者诉腰部疼痛明显缓解。停活血化瘀药物，给予接骨续筋药物口服。

1998年10月23日，患者诉腰痛基本消失，行走自如，办理出院。

【疗效】腰痛基本消失，行走自如。

【按语】患者高处坠落至第1腰椎椎体压缩性骨折，无明显棘突偏歪。医者手法整复，需要两名助手配合牵拉，然后再掌压复位。复位时力量由轻至重，以患者能耐受为度，不可强求一次复位，以免手法过重伤及患者脊髓。复位后患者平卧静养，腰椎部位垫3cm厚软垫，注意保暖。

案10. 第5腰椎双侧椎弓根骨折

赵某，男，34岁，北京市朝阳区建华南路10号院居民。

【就诊经历】患者1997年6月26日弯腰搬运纸箱时，用力不当扭伤腰部。腰部有弹响声、疼痛明显，活动受限，至附近医院就诊，治疗后症状加重。患者为求进一步治疗，1997年6月26日就诊于罗有明骨伤医院。

【检查】患者神清，一般状况尚可。腰部活动受限，呈强迫仰卧位。罗氏双拇指触诊法检查发现，患者腰椎生理曲度变直，第5腰椎棘突压痛阳性，棘突旁肌肉紧张、皮温微高。

【影像检查】X线片示：第5腰椎双侧椎弓根呈倒"八"字形骨折（图1-3-11A，图1-3-11B）。

【诊断】第5腰椎双侧椎弓根骨折。

【治疗】患者取俯卧位，医者站于患者右侧，双手复贴患者腰骶部放松腰部肌肉；一助手双手贴紧患者双腋下向上牵引，另一助手双手握患者双踝向下牵引；医者推按偏歪移位的棘突复位骨折；复贴手法通行腰部气血，促进肿痛消失，加速骨折愈合。

1997年7月2日，患者神清，腰骶部疼痛、肿胀明显减轻，可扶双拐下地活动。

1997 年 7 月 3 日，复查 X 线片见骨折复位良好，腰部症状明显改善，腰部功能恢复良好。患者要求出院，回家静养，告知避免腰部大范围活动再次损伤。

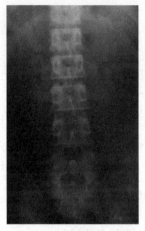 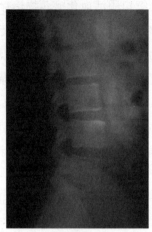

A.正位片　　　　　　　　　　　B.侧位片

图 1-3-11　第 5 腰椎双侧椎弓根骨折

【疗效】骨折复位良好，腰部功能恢复良好，可扶双拐下地活动。

【按语】第 5 腰椎双侧椎弓根部位骨折临床较为少见。骨折后出现移位，压迫刺激神经根，伤后即感腰部疼痛，翻身困难，伴局部压痛、肿胀等症状。罗有明以牵引推按法使骨折复位，复位后神经根的刺激解除，腰部症状明显缓解，患者功能活动改善，1 周后可挂拐下地行走。

第七节　腰椎骨折伴截瘫

案 1. 第 1 腰椎滑脱术后伴截瘫

樊某，男，18 岁，辽宁省沈阳市学生。

【就诊经历】患者 1977 年 6 月 7 日挖沟时塌方砸伤腰部致腰部剧痛，伴有双下肢知觉丧失，急送当地医院。X 线片检查诊断为第 1 腰椎滑脱，椎板减压手术治疗，术后康复治疗 4 个月，1978 年转北京某医院针灸治疗 1 年。

患者仍腰痛，伴双下肢无力，但二便可适当控制。为求进一步系统治疗，1980年12月15日就诊于罗有明骨伤医院。

【查体】患者神清，轮椅推入病房，一般情况可，查体配合。胸腰段脊柱后凸、畸形，胸腰段可见一约20cm纵行手术瘢痕。腰部压痛阳性，叩击痛阳性，第12胸椎、第1腰椎棘突后凸，双下肢无痛觉，肌肉萎缩，肌力2级，腹壁反射阴性，提睾反射阴性。

【影像检查】X线片示：腰椎术后表现。

【诊断】第1腰椎滑脱术后伴截瘫。

【治疗】患者取俯卧位，医者站在患者右侧，复贴手法松解腰部挛缩、紧张的软组织；一助手站在患者上方固定双腋下，另一助手固定双踝，两助手缓缓对抗牵拉；医者右手掌根贴于第12胸椎、第1腰椎棘突下方，嘱患者自然呼吸的同时，轻轻下压、推按后凸的棘突，手下出现轻微滑动感示已复位，即停手法。复位后复贴、点按、捋顺双下肢以促进气血运行，点按肾俞、大肠俞、环跳、委中、承山穴。每周治疗3次，嘱家属适当辅助患者活动双下肢。

1981年1月20日，患者二便可完全控制，持双拐可缓慢行走。

1981年2月17日，患者诉双下肢力量较前明显改善，可缓慢行走20米，肌力恢复至3级。

【疗效】可自行缓慢行走20m。

【按语】该患者外伤后第1腰椎椎体滑脱压迫脊髓造成截瘫，术后恢复不佳原因，是椎体后凸畸形没有改变，脊髓持续受压造成。罗氏正骨法通过规律、持续按压推拨后凸椎体复位，改善了脊髓的压迫症状，患者恢复理想。

案2. 第1腰椎椎体压缩性骨折伴截瘫

于某，男，31岁，吉林省教师。

【就诊经历】患者1979年9月5日因车祸撞伤腰部，遂送当地医院，X线片示第1腰椎椎体压缩性骨折，保守治疗50天，可扶拐杖蹒跚缓行，出院回家休养。为求进一步治疗，患者1980年11月20日至罗有明骨伤医院，收入住院。

【检查】患者神清，精神可，一般状况可。腰部呈弧形后突畸形，第12

胸椎、第 1 腰椎后突隆起。双下肢中度萎缩，肌力 3 级，肌张力下降，痛觉至髋关节以上，小腿内侧感觉良好。腹壁反射阳性，提睾反射阴性，膝反射阴性，Babinski 征、Chaddock 征、Oppenheim 征均未引出。

【诊断】第 1 腰椎椎体压缩性骨折伴截瘫。

【治疗】患者取俯卧放松位，医者站在患者右侧，复贴手法松解腰部挛缩、紧张的肌筋。一助手站在患者上方固定双腋下，另一助手固定双踝，两助手对抗牵拉。医者右手掌根贴于第 12 胸椎、第 1 腰椎棘突下方，嘱患者自然呼吸的同时，轻轻下压、推按后凸的棘突，感手下轻微滑动感示已复位；复位后捋顺、点按、牵拉双下肢，点按肾俞、大肠俞、环跳、委中、承山穴。每周治疗 3 次，嘱家属适当辅助患者活动双下肢。

【疗效】治疗 10 次，可不拄拐行走 1000m。

【按语】患者第 1 腰椎椎体压缩骨折，脊柱后凸畸形，脊柱序列改变，脊髓受压造成截瘫。罗氏正骨牵拉按压手法治疗，可纠正椎体后凸畸形，适当恢复脊柱曲度，减轻脊髓受压情况。配合复贴、牵拉、点按等手法，消除局部水肿，改善肌肉痉挛。规律治疗，恢复其下肢功能。

案 3. 第 4 腰椎椎体粉碎性骨折伴截瘫

霍某，男，22 岁，天津市电力建设公司，工人。

【就诊经历】患者 1977 年 11 月 9 日不慎被水泥桩撞伤腰部，腰痛剧烈，伴双下肢知觉丧失、瘫软无力。急送当地医院，拍 X 线片诊断为第 4 腰椎粉碎性骨折，保守理疗 6 个月，出院静养。患者仍有腰痛，双下肢瘫软、无力，不能行走，为求进一步系统治疗，1980 年 11 月 15 日至罗有明骨伤医院就诊，收入住院。

【检查】患者神清，轮椅推入病房，一般情况可，查体配合。胸腰段脊柱后凸、侧偏畸形，第 4 腰椎棘突左偏。腰部压痛阳性，叩击痛阳性。双下肢肌肉萎缩，肌力 3 级，双下肢外侧感觉差，双足下垂，踝关节功能受限，腹壁反射阴性，病理征未引出。

【影像检查】腰椎 X 线片示：第 4 腰椎粉碎性骨折。

【诊断】第 4 腰椎椎体粉碎性骨折伴截瘫。

【治疗】患者取俯卧位放松，医者站在患者左侧，复贴手法松解腰部挛缩、紧张的软组织。一助手站在患者上方固定双腋下，另一助手固定双踝，两助手缓缓对抗牵拉。医者右手掌根贴于第 4 腰椎椎体棘突旁下，嘱患者自然呼吸的同时，轻轻下压、推按后凸的棘突后，拇指抵在腰 4 椎体棘突左下方向右侧推拨偏歪棘突，感指下有"咕噜"滑动感即可，可重复 2～3 次。复位结束后，复贴、捋顺双下肢（促进气血运行），点按肾俞、大肠俞、环跳、委中、承山穴。每周治疗 2～3 次，嘱家属适当辅助患者活动双下肢。

1981 年 12 月 10 日，患者诉腰痛减轻，双下肢直腿抬高达 20º，双踝关节及足背屈功能改善。

【疗效】双下肢直腿抬高 20º，踝关节及足背屈功能改善。

【按语】患者腰 4 椎体粉碎性骨折，椎体及后关节破坏，生理曲线改变，向后凸隆畸形。采用牵引加压复位手法、推拨法纠正偏歪棘突，使损伤部位接近生理解剖，从而减轻了损伤部位及周围组织的受压状况，促进症状好转。

案 4. 第 1 腰椎椎体压缩性骨折伴截瘫

解某，男，21 岁，山西省长治市知青。

【就诊经历】患者 1979 年 6 月 23 日被钢板砸伤，伤后意识丧失，呼吸、心跳停搏，心肺复苏后，送往当地医院。住院后昏迷半个月，34 天后意识恢复，X 线片检查诊断为第 1 腰椎压缩性骨折，给予人工牵拉加压复位及针灸等治疗 7 个月出院。患者腰痛，双下肢无力，不能行走，二便不能完全控制，为求进一步系统治疗，1980 年 12 月 25 日至罗有明骨伤医院就诊，住院治疗。

【检查】患者神清，轮椅推入病房，一般情况可，查体配合。胸腰段脊柱后凸、畸形。腰部压痛阳性，叩击痛阳性。双下肢无痛觉，肌肉萎缩，肌力 1 级，腹壁反射阳性，提睾反射阴性，病理征未引出。

【影像检查】腰椎 X 线片示：第 1 腰椎椎体压缩性骨折。

【诊断】第 1 腰椎椎体压缩性骨折伴截瘫。

【治疗】患者取俯卧放松位，医者站在患者右侧，复贴手法松解腰部挛缩、紧张的软组织。一助手站在患者上方固定双腋下，另一助手固定双踝，两助手抗牵拉。医者右手掌根贴于第 12 胸椎、第 1 腰椎棘突旁，嘱患者自然呼吸的同时，轻轻下压、推拨后凸的棘突，感手下轻微滑动感示已复位；按揉、复贴双下肢，点按肾俞、大肠俞、环跳、委中、承山等穴。每周治疗 3

次，嘱家属适当辅助患者活动双下肢。

1981年1月29日，患者二便可控制，经人搀扶可站立，双膝关节不打软。

1981年3月28日，患者腰痛明显减轻，持双拐可行走400m。

【效果】痛明显减轻，持双拐可行走400m。

【按语】患者腰1椎体压缩性骨折，脊柱后凸畸形、序列改变，脊髓受压造成截瘫。罗氏正骨采用牵拉、按压、推拨手法治疗，改善椎体后凸畸形，适当恢复脊柱曲度，减轻脊髓受压，配合复贴、点穴手法，消除局部水肿，改善肌肉痉挛。规律治疗，下肢肌力恢复。

案5. 第1腰椎椎体骨折伴截瘫

李某，男，23岁，吉林省舒兰矿务局，工人。

【就诊经历】患者1981年6月30日10时被高空坠物砸伤腰部，当即摔倒，腰部剧痛，双下肢麻木、活动功能障碍，急送当地矿务局某医院。X线片检查诊断为第1腰椎椎体骨折伴向后脱位，给予抗生素、营养支持药物等治疗。患者症状无明显改善，腰痛，双下肢功能丧失，二便失禁。为求进一步系统治疗，1981年7月13日至罗有明骨伤医院就诊。

【检查】患者平车推入病房，神清，精神可，一般情况可，查体配合。臀部可见轻度压疮，胸腰段脊柱后凸畸形。腰部压痛阳性，叩击痛阳性。第1腰椎棘突右偏。双下肢无痛觉感、肌力0级，腹壁反射阳性，提睾反射阴性，跟膝腱反射未引出。

【影像检查】腰椎X线片示：第1腰椎椎体骨折伴后脱位。

【诊断】第1腰椎椎体骨折伴截瘫。

【治疗】患者取俯卧位放松，医者站在患者右侧，复贴手法松解腰部挛缩、紧张的软组织。一助手站在患者上方固定双腋下，另一助手固定双踝，两助手对抗牵拉。医者右手掌根贴于第12胸椎、第1腰椎椎体棘突后方，嘱患者自然呼吸的同时，轻轻下压、推按后凸的棘突（图1-3-12），手下出现轻微滑动感手法即停；双手拇指叠放在第1腰椎椎体右下方，向左侧推拨偏歪棘突，待手下有滑动感即可。复位后捋顺双下肢，屈伸活动下肢关节，点按肾俞、大肠俞、环跳、委中、承山等穴。每周治疗3次，嘱家属适当辅助患者活动双下肢，经常给患者翻身，以防止褥疮的发生。

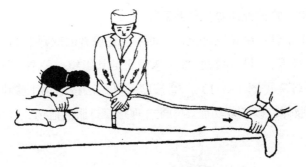

图 1-3-12　第 1 腰椎骨折伴截瘫手法治疗

【疗效】1981 年 9 月 6 日，患者诉腰痛有所减轻，双下肢皮肤有麻感，压疮消失。

1981 年 10 月 28 日，患者诉腰痛明显缓解，双上肢支撑床面可以坐起。

1981 年 12 月 10 日，患者腰痛明显减轻，小便可控制，双下肢可离开床面。

【疗效】小便能控制，双上肢支撑床面可以坐起，双下肢直腿可抬高离开床面。

【按语】该患者外伤后第 1 腰椎椎体滑脱压迫脊髓造成截瘫。罗氏正骨法通过规律、持续的牵拉、按压、推按，矫正后凸、偏歪的椎体，改善脊髓压迫，从而改善了患者症状。另外，患者长时间卧床，腰骶部、双髋部容易出现压疮，护理上一定要让患者勤翻身，避免压疮的发生。

案 6. 第 3 腰椎椎体骨折伴截瘫

刘某，男，24 岁，黑龙江省人。

【就诊经历】患者 1982 年 4 月 26 日从钻塔上摔下，当地某医院 X 线片提示第 3、4 腰椎错位，治疗后下肢活动不能。患者腰以下仅左下肢可小幅度屈伸，不能离开床面，右脚可上下活动，二便可控制。为求进一步诊治，患者 1982 年 7 月 11 日至罗有明骨伤医院就诊。

【检查】罗氏触诊手法检查，脊柱侧弯畸形、压痛阳性。双下肢肌力 1 级，肌肉萎缩，肌张力下降。腹壁反射存在，提睾反射未引出，Babinski 征左侧阴性，右侧未引出。

【影像检查】X 线片示：第 3 腰椎粉碎性骨折，第 3 腰椎节段侧弯成角。

【诊断】第 3 腰椎椎体骨折伴截瘫。

【治疗】①正骨：患者取卧位，一助手握住患者的双踝上部，另一助手扒住患者的左右腋下，对抗牵拉腰部痉挛紧张的软组织、关节，同时医者双手拇指拨正复平棘突（图 1-3-13）。②按摩：复贴法按摩第 1 腰椎水平附近肌肉，活动瘫痪肢体，以恢复功能。③配合理疗，口服活血药，外用洗药。

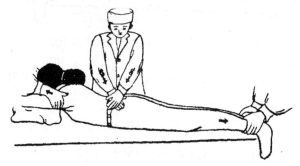

图 1-3-13　第 3 腰椎骨折伴截瘫手法治疗

【疗效】综合治疗 4 天后，患者左下肢功能有所恢复。

【按语】外伤性截瘫伤及脊髓，治疗比较困难。该患者为腰椎压缩性骨折导致瘫痪，外伤后 11 个月来院，手法复位及功能恢复都比较困难。对于压缩骨折所致截瘫，罗氏正骨还是强调（患者身体条件允许）尽早复位，但不可操之过急，1～2 次手法复位不成功时，应多次手法缓慢复位。注意复位前后局部按摩，以加速气血运行及功能恢复。

案 7. 第 1 腰椎椎体压缩性骨折伴截瘫

刘某，男，年龄不详，吉林省人。

【就诊经历】患者 1981 年 6 月 30 日被高处坠物砸伤腰部，当即腰部疼痛难忍、二便失禁，腰以下感觉、运动消失。急诊于当地某医院，X 线片示第 1 腰椎、第 2 腰椎椎体压缩性骨折，住院治疗 3 天（具体治法不详）转至某大型医院，未予特殊处理。患者曾于 1981 年 7 月 12 日至罗有明骨伤医院就诊，当时患者体质较差，高热伴泌尿系感染，腰臀部、双下肢多处皮肤压疮，予手法对症处理。现患者症状较前好转，为求进一步治疗，1982 年 6 月 14 日再次就诊于罗有明骨伤医院。

【检查】患者神清，一般情况尚可，轮椅推入诊室。检查发现患者腰1椎体后凸畸形、压痛阳性，双下肢肌张力下降，肌肉萎缩，肌力0级，病理征阳性。

【影像检查】X线片示：第1腰椎椎体压缩性骨折。

【诊断】第1腰椎椎体压缩性骨折伴截瘫。

【治疗】患者俯卧，一助手握住患者的双踝上部，另一助手扒住患者的左右腋下对抗牵拉，同时医者双手拇指拨正平复棘突，复贴法按摩第1腰椎水平附近肌肉，活动瘫痪肢体，配合理疗、内外用物，以增强疗效。

【疗效】对症处理及正骨治疗4个月后，患者可拄拐杖缓行，二便可控，腰部以下感觉恢复明显。

【按语】外伤性截瘫伤及脊髓，治疗比较困难。该患者为腰椎压缩性骨折导致瘫痪，本次就诊距外伤发生已11个月余，手法复位及功能恢复都比较困难。对于压缩骨折所致截瘫，罗氏正骨强调对症治疗，牵引、复贴、按压、点穴对症治疗，可加速腰部气血运行及功能恢复。

案8. 第1腰椎椎体压缩性骨折伴脊髓损伤

时某，男，37岁，广东省广州市番禺县，搬运站工人。

【就诊经历】患者1979年9月27日由12米高空摔下，腰部着地，不能站起，腰以下感觉消失，大小便失禁，急诊于当地某医院。X线片诊断为第11、12胸椎椎体，第1、2腰椎椎体骨折，正骨、按摩治疗6个月后可站立，1年后拄双拐可行走300m。现时有背痛，大小便有便意，但不能控制，为求进一步治疗，1981年3月18日至罗有明骨伤医院就诊。

【检查】患者神清，一般情况可。可触及第1腰椎椎体后凸畸形、压痛阴性，双下肢肌肉轻度萎缩。直腿抬高试验左80°阳性、右80°阳性，腹壁反射阳性，提睾反射阳性，Babinski征未引出。

【影像检查】X线片示：第1腰椎粉碎性压缩性骨折。

【诊断】第1腰椎椎体压缩性骨折伴脊髓损伤。

【治疗】患者取卧位，医者松解患者腰背部肌肉。一助手固定患者双髋部，另一助手牵拉左右腋下与其对抗；医者采用罗氏正骨手肘压法下压第1腰椎凸起进行复位。复位后，点按下肢环跳、委中、承山穴，捋顺双下肢，辅助双下肢做屈伸、直腿抬高等动作，配合罗氏骨伤外洗1号药外洗局部。

【疗效】治疗半年后，患者拄双拐可行走约800m，大、小便可控制。

【按语】患者外伤时间较长，手法松解、按压腰椎后凸畸形后，可适当强烈刺激下肢穴位以助康复。陈旧性损伤，往往伴有风寒湿邪的侵袭，故选用祛风除湿的罗氏外洗药物配合治疗。

案9. 第1、2腰椎椎体压缩性骨折伴截瘫

孙某，男，31岁，内蒙古建筑工人。

【就诊经历】患者1980年5月5日被坠落的水泥板砸伤腰部。伤后短暂昏迷，苏醒后患者诉腰部剧烈疼痛，无法站立，随即送往当地某医院。摄X线检查示第1、2腰椎椎体压缩性骨折，部分碎骨进入髓腔，建议转至上级医院治疗。转院后予椎管减压术并留置导尿管40多天，后又转至多家医院治疗，症状未见明显好转。患者为求进一步治疗，1980年12月11日就诊于罗有明骨伤医院。

【检查】患者神清，一般状况良好，家人抬入诊室。患者胸腰段有10cm瘢痕。罗氏触诊法检查见胸腰段生理曲度反张，第1、2腰椎椎体棘突后凸畸形，棘突旁压痛，局部肌肉紧张痉挛，腰部活动受限；双下肢呈弛缓性瘫痪，双下肢肌力0级，双足下垂，刺激受伤部位有排尿感，痛觉水平左下肢在小腿中段以上、右下肢在膝关节以上，双下肢肌张力下降；腹壁反射阳性，提睾反射阴性，提肛反射阳性，膝反射阴性，跟腱反射阴性，病理反射未引出。

【影像检查】X线片示：第1、2腰椎椎体压缩性骨折合并截瘫。

【诊断】第1、2腰椎椎体压缩性骨折伴截瘫。

【治疗】患者取俯卧位，医者站于右侧，推按揉、复贴手法放松腰背部肌肉；一助手站于患者前方双手扒住患者腋下，另一助手站于患者后方双手握于患者双踝，两助手反方向对抗牵拉，以患者耐受为度；医者站患侧，掌根贴紧骨折段棘突间顺序推按，力度由轻到重，使脊柱后突逐步改善。整复后，配合腰部及双下肢推拿、点穴、针灸、理疗及内服外用药物。

【疗效】患者1981年2月就诊时可架拐缓行。

【按语】患者被重物砸伤腰部，腰椎压缩性骨折，部分碎骨进入髓腔，导致双下肢瘫痪。行椎管减压术后，双下肢症状未见好转。罗有明采用牵引、按压、揉按、点穴等综合手法，配合罗氏洗药，内外兼治3个月，患者可架拐行走，疗效理想。

案 10. 第 12 胸椎椎体、第 1 腰椎椎体骨折伴截瘫

王某，男，29 岁，辽宁省工人。

【就诊经历】患者 1979 年 12 月因车祸致腰部受伤，当即昏迷，双下肢瘫痪，感觉消失，急送沈阳某医院。拍片诊断为第 12 胸椎、第 1 腰椎椎体骨折，住院治疗 3 个月（期间留置导尿管 2 个月）。出院半年后患者可坐起，但不能行走，患者为求进一步治疗，1981 年 4 月 29 日就诊于罗有明骨伤医院。

【检查】患者神清，精神可，一般状况可。胸腰部后突畸形，第 12 胸椎、第 1 腰椎椎体后突隆起，双下肢肌力 3 级，肌张力下降，双下肢肌肉中度萎缩，腹壁反射阴性，提睾反射阴性，膝反射阴性，病理征未引出。

【诊断】第 12 胸椎椎体、第 1 腰椎椎体骨折伴截瘫。

【治疗】患者俯卧于床上，一助手两手握住患者的双踝部，另一助手双手扒住患者的左右腋下，同时适当用力反方向牵拉；医者双手拇指放在第 12 胸椎、第 1 腰椎椎体棘突旁，拨推偏歪的棘突，手下有滑动感手法即停；矫正后捋顺、复贴局部及其相应部位，引气血下行，点按下肢环跳、委中、承山穴，活动瘫痪的肢体做各种功能运动，配合舒筋通络药物内服外用。

【疗效】治疗 3 个疗程后（10 天为 1 个疗程），患者拄拐杖可步行 5～6m。

【按语】手法正骨治疗截瘫患者存在一定的风险，特别是高位截瘫患者。熟练的正骨复位手法和一定的临床经验是成功的保障，为防止脊髓再度受损，治疗前需对患者进行全面检查，准确定位，一次复位不成功者，可多次缓慢矫正。手法矫正时，注意随时观察患者的表情，如有异常表情应及时停止手法操作，以免引起不测。

案 11. 第 12 胸椎椎体、第 1、2 腰椎椎体压缩性骨折伴截瘫

王某，男，48 岁，湖北省黄石市大冶县工人。

【就诊经历】患者 1980 年 4 月被 2m 高处落下石块（约 150kg）砸伤腰部。伤后神清，双下肢不能活动，并伴有大、小便失禁。就诊于当地医院，X 线片检查诊断：第 12 胸椎、第 1、2 腰椎椎体压缩性骨折，脊髓有碎骨压迫。行脊髓减压术，清除压迫脊髓碎骨，术中可见脊髓有血肿，住院 1 个月后回家静养。治疗、静养后，患者双下肢可抬起，但无法行走。为求进一步系统

治疗，1980年6月初至罗有明骨伤医院就诊。

【检查】担架抬入科，患者慢性病容，营养欠佳，臀部及双下肢重度肌萎缩，第12胸椎、第1、2腰椎处可见约13cm手术瘢痕。触诊第12胸椎至第2腰椎水平可触及骨凸起。腹壁反射正常，提睾反射减弱，膝反射消失，Babinski征阴性。双下肢皮肤感觉迟钝，肌力2级。

【影像检查】腰椎正侧位X线片示：第12胸椎至第2椎体压缩性骨折。

【诊断】第12胸椎椎体，第1、2腰椎椎体压缩性骨折并截瘫。

【治疗】患者取卧位，待松解完毕后，一助手固定患者双髋部，另一助手牵拉患者左右腋下呈对抗牵拉，医者采用罗氏正骨手肘压法，轻轻向下推按胸12、腰1、腰2骨凸起处矫正。整复后点按下肢环跳、承山穴位，配合下肢康复锻炼。

【疗效】治疗2个月，患者能站立，搀扶可行走。

【按语】罗氏正骨法在按压、纠正椎体后凸时，手法力度适中，体现了治疗骨伤的"稳、准、轻、快"手法。正骨复位后，辅助点按穴位，不仅可帮助活动下肢关节肌肉，也可加快截瘫患者肢体的康复。

案12. 第2腰椎椎体压缩性骨折　第3腰椎横突骨折

邹某，男，40岁，北京市半导体厂工人。

【就诊经历】患者1982年6月31摔倒，腰部右侧撞击在三角铁上。就诊北京某医院，止痛治疗后返家休养。返家后患者自感腰部以下有知觉，但不能起床、翻身，腰部疼痛剧烈，双下肢放射性疼痛，不能抬腿，1982年7月16日就诊于罗有明骨伤医院。

【检查】担架抬至诊室，罗氏触诊手法检查发现第2、3腰椎节段肿胀、压痛，腰棘突偏歪。下肢腱反射减弱。Babinski征阳性。

【影像检查】X线片示：第2腰椎轻度楔形变，第3腰椎横突骨折。

【诊断】第2腰椎椎体压缩性骨折；第3腰椎横突骨折。

【治疗】①正骨：患者取卧位，一助手握住患者的双踝上部，另一助手扒住患者的左右腋下对抗牵拉。医者双手拇指推按第3腰椎横突骨折处使之复位（图1-3-14）。②按摩：正骨后复贴法按摩腰1水平附近肌肉，活动下肢，以恢复其功能。③配合理疗及活血药物口服，洗药外用。

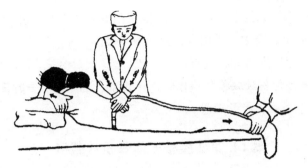

图 1-3-14　腰摔伤后截瘫手法复位

1982 年 8 月 4 日复诊，患者可以走路，但久坐仍觉腰痛，起坐困难，继续手法药物治疗。

1982 年 9 月 8 日复诊，患者基本康复。

【疗效】患者下肢功能恢复。

【按语】该患者为腰椎压缩骨折，导致腰部神经根受损，因就诊及时，罗氏正骨复位后，症状持续改善，直至康复。对于腰椎压缩性骨折，罗氏正骨强调及时复位，以减少腰部脊髓及神经根的损伤，为后续恢复功能创造良好的条件。

案 13. 第 1、2 腰椎椎体压缩性骨折伴截瘫

张某，女，33 岁，江苏省庆阳县，工人。

【就诊经历】患者 1979 年由房上呈坐位跌下，当时下肢丧失感觉，急送当地医院，诊断为第 1、2 腰椎椎体压缩性骨折。住院 2 月余，输液治疗，未见其他处理。患者出院后 10 个月左右，开始拄拐缓行，但大小便无法控制，每星期换 2 次导尿管。患者大、小便失禁，下肢肌力弱，感觉不明显，持双拐可行 20m，为进一步治疗至罗有明骨伤医院就诊。

【查体】患者缓行步入，精神尚可，呈坐位，无力翻身。罗氏触诊法可触及第 12 胸椎、第 1、2 腰椎椎体处轻度后凸、畸形，棘突上压痛阳性。腹壁反射正常，双下肢内侧感觉正常、外侧感觉迟钝，膝反射消失，Babinski 征阴性，肌肉萎缩明显。

【影像检查】X 线片示：第 1、2 腰椎椎体楔形样变。

【诊断】第 1、2 腰椎椎体压缩性骨折伴截瘫。

【治疗】患者取卧位，医者复贴、松解患处紧张的肌肉组织；一助手固定患者双踝关节，另一助手置左右腋下呈对抗性牵拉；医者采用罗氏正骨手肘

压法，向下按压第12胸椎，第1、2腰椎后凸处正骨复位。正骨复位后，点按下肢环跳、风市、委中、承山穴，捋顺双下肢。

【疗效】治疗后患者症状改善。

【按语】患者外伤致腰椎压缩性骨折伴截瘫。医者采用手肘压法复位，复位后配合点穴等手法，疗效理想。

案14. 第2腰椎椎体骨折伴截瘫

张某，男，25岁，吉林省延边农民。

【就诊经历】患者1976年2月16日被爬犁压伤腰部，当即昏迷，苏醒后自感腿部疼痛，延边某医院X片诊断为第2腰椎体骨折，转天津某医院治疗6个月出院，回家休养3年余。患者可自己坐起，平卧时双下肢可在床上滑动，左腿活动略灵活。1980年12月15日至罗有明骨伤医院治疗。

【检查】患者神清，精神可，一般状况好。腰部呈弧形后凸畸形，第1、2腰椎椎体隆起。双下肢肌肉萎缩，肌力2级，肌张力下降，双足下垂。痛觉在膝关节以上，膝反射、跟腱反射消失，Babinski征、Chaddock征、Oppenheim征未引出。

【诊断】第2腰椎椎体骨折伴截瘫。

【治疗】患者取仰卧位放松，医者站在患者右侧，复贴手法松解腰部挛缩、紧张的软组织。一助手站在患者上方固定双腋下，另一助手固定双踝，两助手对抗牵拉。医者右手掌根贴于患者腰椎后凸椎体后方，嘱患者自然呼吸的同时，轻轻下压、推按后凸的棘突，手下有滑动感示已复位，手法即停。然后捋顺、推按双下肢，点按肾俞、大肠俞、环跳、委中、承山穴。每周治疗2～3次，嘱家属适当辅助患者活动双下肢。

【疗效】1981年2月10日，可扶双拐走路半小时。

【按语】患者第2腰椎椎体骨折，后凸畸形，压迫脊髓及周围神经造成弛缓性瘫痪。手法复位重点在于牵拉、按压后凸椎体，适度矫正脊柱畸形，减缓脊髓受压情况。中医认为，正骨手法复位后，拿揉、点按等配合手法，可疏通经络，行气活血，调和阴阳，补虚泻实，可促进受累部位的恢复。

案15. 第1、2腰椎椎体压缩性骨折伴截瘫

朱某，男，30岁，河北省农民。

【就诊经历】患者1979年4月27日从房顶摔下，坐位落地，当时感觉腰

痛，下肢不能活动，没有感觉。当即送附近医院，X线片诊断为第1、2腰椎椎体压缩性骨折。院外治疗，静养后疗效不佳。患者1979年11月12日就诊于罗有明骨伤医院，收入住院治疗。

【检查】患者神清，精神可，一般状况可。腰部呈弧形、后凸畸形，第1、2腰椎椎体后凸，棘突轻度左侧偏歪。双下肢肌肉萎缩，肌力2级，肌张力下降，痛觉至髋关节以上。腹壁反射阳性，提睾反射阴性，膝反射阴性，病理征均阴性。

【诊断】第1、2腰椎椎体压缩性骨折伴截瘫。

【治疗】患者取俯卧位放松，医者站在患者右侧，复贴、按揉手法松解腰部挛缩、紧张的肌筋。一助手站在患者上方固定双腋下，另一助手固定双踝，两助手对抗牵拉。医者右手掌根贴于第1、2腰椎棘突下方，嘱患者自然呼吸的同时，轻轻下压、推按后凸的棘突，手下有滑动感即停；拇指抵在第1、2腰椎椎体棘突左下方，向右侧推拨偏歪棘突，感指下有"咕噜"滑动感即示复位。矫正后推拿、捋顺双下肢，点按肾俞、大肠俞、环跳、委中、承山穴。每周治疗3次，家属适当辅助患者活动双下肢。

【疗效】治疗1个月大小便可控制，治疗2个月可拄双拐行走，出院时可行走1000米，基本恢复。

【按语】患者第1、2腰椎椎体压缩性骨折，脊柱序列改变，脊髓受压造成截瘫。罗氏正骨牵拉、按压、推拨手法可纠正椎体后凸畸形，适当恢复脊柱曲度，减缓脊髓受压。复贴等松解手法可消除局部水肿，改善肌肉痉挛。规律治疗，可通经络，活气血，促进功能恢复。

第八节 腰椎横突骨折

第3、4腰椎横突骨折

王某，男，45岁，航材公司职员。

【就诊经历】1995年11月13日，患者骑自行车时与人相撞摔伤。伤后自觉腰部疼痛，不能直立，需要手部支撑才能行走，即由家人陪同前往罗有明骨伤医院就诊。

【检查】患者腰部前屈、背伸受限，被人搀扶坐在凳子上。触诊腰骶部及左侧肌肉紧张、肿胀，可见散在瘀斑，左侧第 3、4 腰椎棘突旁开 1.5 寸处压痛、叩击痛，可触及骨摩擦感。

【影像检查】X 线片示：第 3、4 腰椎横突骨折。

【诊断】第 3、4 腰椎横突骨折。

【治疗】患者取坐位，双手扶椅，医者双手呈"八"字形复贴在腰骶部推按放松肌肉；一助手立于患者前方，双手从腋下环抱患者上身提起，另一助手辅助患者坐稳；医者双拇指由外向内横向推挤骨折处，手下有响声感示复位，手法停止。矫正后医者掌面顺压局部，护腰带固定腰部，卧床休息 4 周，定期复查，配合活血化瘀药物。手法治疗后，患者疼痛大有好转，腰可背伸直立。

【疗效】治疗 4 次，患者可上班工作。

【按语】腰椎横突骨折属稳定性骨折，一般不需要过多过度的手法治疗，以免加局部重肿胀，延长恢复期。注意手法治疗后，患者要卧床休息，以利康复。

第九节　骨盆骨折

案 1. 骨盆骨折（左耻骨、坐骨骨折）

马某，女，52 岁，河北省三河市赵历屯农民。

【就诊经历】患者 2002 年 3 月 16 日拆房时墙体倒塌，掩埋压伤双腿及腹部，自觉腹部、腰部疼痛，不能活动，遂由家人送至三河市某医院就诊，摄 X 片示左侧耻骨、坐骨骨折。患者为求进一步治疗，2002 年 3 月 17 日就诊于罗有明骨伤医院。

【检查】担架抬入诊室，患者神清，一般情况可。坐骨部肿胀、瘀血，左下肢短缩、不能着地，活动受限，二便可。罗氏拇指触诊法检查发现：患者左臀部压痛阳性，可触及骨擦感，骨盆挤压试验阳性，骨盆分离试验阳性。

【影像检查】X 线片示：左侧耻骨、坐骨骨折（图 1-3-15A）。

【诊断】骨盆骨折（左侧耻骨、坐骨骨折）。

【治疗】患者取仰卧位，一助手双手固定上拉患者双腋下，另一助手握伤侧踝上部略外展下牵伤肢；医者立于患者左侧，双手掌贴压在双骨盆两翼（髂前上棘处），交替轻轻按压摇晃，然后双手指对捏骨折部，将伤肢屈曲外旋拖拉，手下有骨擦感时，示复位。对比双下肢等长，骨盆固定带固定，配合活血化瘀药物口服。

4月3日查房，患者左大腿仍肿胀，患肢较健侧短缩约1cm，再次行正骨手法复位，测量双下肢等长。

4月21日查房，患者一般情况良好，要求提前出院，回家静养。嘱患者注意休息，加强营养，切勿剧烈活动，可行适当功能锻炼，定期复诊。

【疗效】患者肿胀疼痛明显减轻，骨折对位良好（图1-3-15B）。

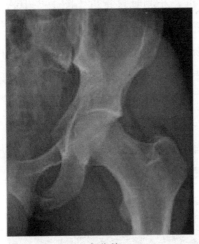 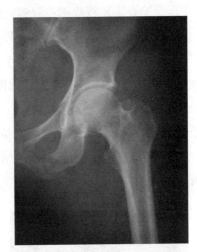

A.复位前　　　　　　　　　　　　　B.复位后

图1-3-15　骨盆骨折（左侧耻骨、坐骨骨折）

【按语】该骨折因外力作用于骨盆侧面，使伤侧骨盆向中线旋转，造成单侧耻骨支、坐骨支骨折。检查可触及移位的骨折块，脐与两侧髂前上棘的距离不等长，双下肢长度不相等，通常患侧较健侧短。该类型损伤特点是骶髂前韧带完整，内旋位不稳定，垂直平面位稳定，治疗采用仰卧位按压、摇晃、盘髋、对捏等复合连环手法复位。

案 2. 骨盆骨折（双侧坐骨骨折　左侧耻骨骨折）

马某，女，65 岁，北京市平谷区夏各庄村农民。

【就诊经历】患者 2002 年 8 月 11 日骑车时不慎摔倒，左臀部着地，当时疼痛难忍，站立困难，由他人搀扶送至家中，按摩治疗。8 月 21 日按摩后臀部疼痛、不能活动，遂至当地卫生院就诊，摄 X 线片示双侧坐骨骨折，左侧耻骨骨折，建议至县医院住院治疗。患者为求进一步就诊，经他人介绍 2002 年 8 月 23 日就诊于罗有明骨伤医院。

【检查】患者神清，一般情况良好。臀部肿胀瘀血，左侧明显，左下肢活动受限。罗氏拇指触诊法检查发现：患者臀部压痛阳性，左侧明显，骨盆挤压试验阳性，骨盆分离试验阳性。

【影像检查】X 线片示：双侧坐骨骨折，左侧耻骨骨折（图 1-3-16A）。

【诊断】骨盆骨折（双侧坐骨骨折 左侧耻骨骨折）。

【治疗】患者取仰卧位，一助手固定患者双腋下并上拉，双下肢分别由助手扶持，伤侧下肢略外展牵引，健侧对抗牵引；医者将髂骨向内外两方向轻推松解嵌插，再将髂骨向远端推压，矫正重叠移位，此时可感觉到复位弹响，放松双下肢牵引，使骨折面嵌插对位。

2002 年 8 月 25 日，患者一般情况尚可，疼痛较前减轻，复查 X 线片见骨折对位对线良好，继予大纱布交叉固定髋部（图 1-3-16B）。

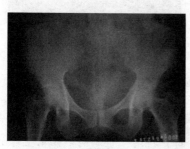 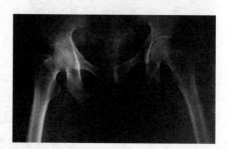

A.复位前　　　　　　　　　　　　　B.复位后

图 1-3-16　骨盆骨折（双侧坐骨骨折、左侧耻骨骨折）

2002 年 9 月 12 日，患者提前出院。嘱患者注意休息、加强营养，1 个月后门诊复诊。

【疗效】患者肿胀疼痛明显减轻，骨折对位良好。

【按语】该患者耻骨、坐骨多处骨折，骨折端轻度移位，但不影响骨盆的稳定性与负重功能，手法复位后卧床休息4～6周即可下地活动。耻骨、坐骨骨折后，髋关节外展与过伸时可使疼痛加剧，卧床时在膝下置一软枕，保持髋关节于屈曲位以减轻疼痛。

案3. 骨盆骨折（双侧骶髂关节部位）

邵某，女，40岁，辽宁省凌海市工人。

【就诊经历】患者2010年11月15日骑自行车时不慎摔倒，右髋部着地，右髋及右臀部疼痛剧烈，右下肢活动受限，平卧时腰骶部不能放平。次日在当地医院行X线检查，未见明显骨折征象，予手法治疗后疼痛较前减轻，可下地缓行，但腰骶部及髂前上棘处持续疼痛。曾于锦州市、沈阳市多家医院就诊，均未明确诊断。患者为求进一步治疗，伤后70天慕名前来罗有明骨伤医院就诊。

【检查】患者神清，一般情况尚可。腰部肿胀疼痛，活动受限，右侧明显；右髂前上棘较左侧髂前上棘高约1.5cm，右下肢较左下肢长约2cm，两侧髋部及骶髂关节处压痛阳性，可触及骨突起，右侧明显。骨盆挤压试验阳性，骨盆分离试验阳性。双足背动脉搏动可及，双下肢末梢血运及运动感觉未见明显异常。

【影像检查】X线片示：右骶髂关节明显错位，右髋骨下移明显，耻骨联合向左侧偏移，左髋骨上缘上移，左骶髂关节分离、增宽伴错位（图1-3-17A）。

【诊断】骨盆骨折（双侧骶髂关节部位）；骨盆错位。

【治疗】患者取仰卧位，宽布带由前胸部绕过两侧腋窝下固定于床头。一助手双手握住一侧错位的小腿，外展外旋下肢，并持续用力向远端牵引。医者站在同侧，两手按住髂肌上缘，牵引2～3分钟后用力向远端推按，在合力的推按、牵引作用下，手下感到复位响声，即示复位。然后同法复位另一侧骶髂关节，比较双下肢等长，给予活血化瘀内服、洗药外用。

2011年1月25日查房，患者一般情况可，平卧时腰骶部可平放，双侧髂前上棘等高，右下肢较左下肢长约 0.5cm。

2011 年 1 月 28 日查房，患者一般情况好，骨盆右侧疼痛较前减轻，左侧疼痛消失，双下肢不等长，再次手法治疗。

2011 年 2 月 1 日查房，患者右髋部稍有疼痛，可缓步行走及上下楼梯，右下肢轻度跛行，双下肢等长，复查 X 线片见双侧髂骨上缘与骶骨距离基本相等，耻骨联合居中（图 1-3-17B），骨盆错位已纠正，予以出院。

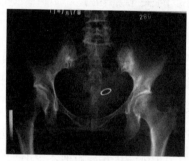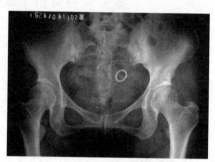

A.复位前　　　　　　　　　　　　　B.复位后

图 1-3-17　骨盆骨折（双侧骶髂关节部位）、骨盆错位

【疗效】患者肿胀疼痛明显减轻，骨折对位良好，可缓步行走及上下楼梯。

【按语】骨盆骨折导致骶髂关节错位属于骨盆骨折的一种类型。骨盆是一个整体，后方骶骨和尾骨倾斜错位，前方耻骨联合错位明显，骨盆错位使骨缝分离，骨盆在运动中处于极不稳定的状态。该类损伤同样需要采用外展外旋牵拉推按法复位，以恢复骨盆环的完整与稳定。

案 4. 骨盆骨折（右侧耻骨、坐骨骨折）

姚某，男，28 岁，河北省邯郸市邱县梁二庄乡农民工。

【就诊经历】患者 2010 年 6 月 18 日施工时被倒塌的土墙掩埋，救出后感右侧髋部、臀部剧烈疼痛，站立及行走困难，遂至北京某医院就诊，摄片示右侧坐骨支、耻骨支骨折。患者为求进一步中医保守治疗，2010 年 6 月 18 日就诊于罗有明骨伤医院。

【检查】患者神清，一般情况可，担架抬入病房。强迫半卧位，腰骶及坐骨部肿胀伴散在瘀斑，右下肢较左下肢长约 2cm，右下肢活动受限。罗氏拇指触诊检查发现，患者右侧骶髂关节肿胀瘀血，压痛阳性，右侧坐骨及耻骨压痛阳性，可触及骨擦感，骨盆挤压试验阳性，骨盆分离试验阳性。右足背温度较左足低，双足背动脉搏动可及，双下肢末梢血运及运动感觉未见明显异常。

【影像检查】X线片示：右侧耻骨支、坐骨支骨折。

【诊断】骨盆骨折（右侧耻骨、坐骨骨折）。

【治疗】患者取仰卧位，一助手固定患者双腋下并上拉，一助手双手握住患侧膝部固定患肢，外展外旋大腿。医者面向患者，右手托患侧大腿根部，向外上方顶托，左手掌根紧贴骨折处用力向外侧推按，使骨折复位。

6月21日查房，患者一般情况可，可平卧位休息，右骶髂关节及右侧坐骨、耻骨仍感疼痛，右足背温度较左足稍低，右下肢较左下肢长约0.5cm。

6月28日查房，患者平卧时腰骶部疼痛消失，但骨折处仍感疼痛，经3次手法正骨治疗，双下肢等长，双足背温度相等。

7月12日查房，患者一般情况良好，平卧时腰臀部及双下肢无疼痛感，双下肢可随意活动。

7月20日查房，患者一般情况好，可独立翻身，可坐起及挂拐站立，复查X线片见骨盆无偏移，骨折对位良好，骨折线模糊，骨痂开始形成。患者恢复良好，予以出院。

【疗效】患者肿胀疼痛消失，可坐起及挂拐站立。骨折对位良好，骨折线模糊，骨痂开始形成。

【按语】单一的耻骨支或坐骨支骨折无损于骨盆的完整与稳定，一般卧床休息2～3周即可下地活动。耻骨支或坐骨支骨折，骨折端常有轻度移位，但不影响骨盆的稳定性与负重功能。但是同侧耻骨支和坐骨支均有损伤，则骨盆的完整性遭到破坏，需进行手法复位，采用牵拉推按手法，以恢复其完整性及稳定性。

案5. 骨盆骨折伴耻骨联合错位

张某，男，53岁，北京市农民。

【就诊经历】患者1982年12月26日被马车轧伤，某医院X线片提示耻骨联合错位伴骨折。伤后右下肢功能丧失，第2天出现血尿1次。1982年12

月 30 日就诊于罗有明骨伤医院。

【检查】患者右侧髂前上棘升高，耻骨联合处肿胀、疼痛剧烈。骨盆挤压与分离试验阳性。右下肢较健侧缩短约 4cm。

【影像检查】X 线片示：耻骨联合错位伴骨折（图 1-3-18A）。

【诊断】骨盆骨折伴耻骨联合错位。

【治疗】患者取仰卧位，助手令患者屈膝、屈髋，并向右外展髋关节，快速下拉右下肢，使右下肢内旋伸直，同时医者向右下压右侧髂前上棘，至骨折处"咔嚓"声响，手下感轻度振动示已复位。复位后比较双侧髂前上棘距脐距离一致，示复位成功。复位后右下肢牵引外固定（多头绷带和木质小夹板）。

1983 年 1 月 4 日复诊，患者右下肢肿胀、疼痛持续减轻，功能恢复正常。

患者可平卧，双侧髂前上棘高度一致，右下肢长短正常、能伸直。复查 X 线片：耻骨联合错位明显改善（图 1-3-18B）。

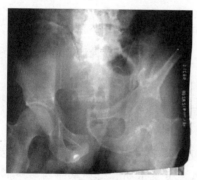 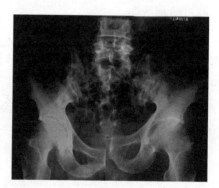

A.复位前   B.复位后

图 1-3-18　耻骨联合错位伴骨折

【疗效】右下肢功能恢复正常。

【按语】耻骨联合分离破坏骨盆的完整性与稳定性，需进行手法复位。牵拉推按手法，可恢复骨盆完整性，复位后固定并卧床休息，可避免耻骨联合的再次分离。

第二篇　脱位医案

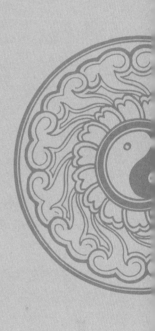

第一章　上肢脱位

第一节　肩关节脱位

案 1. 右肩关节脱位

信某，男，46 岁，北京市通州区后安福胡同居民。

【就诊经历】患者 1988 年 3 月 10 日骑自行车上班不慎摔倒，右手撑地，随即感右肩部不能活动，疼痛逐渐加重，遂由家人陪同就诊于罗有明骨伤医院。

【检查】患者痛苦面容，右前臂下垂，活动受限，右肩峰下方空虚，方肩畸形，肩关节弹性固定。搭肩试验阳性，直尺试验阳性。

【影像检查】X 线片示：右肩关节脱位。

【诊断】右肩关节脱位。

【治疗】复位（牵拉端提戳按法）：患者取坐位，一助手双臂从患侧腋下揽住患者斜向健侧固定，第二助手于伤侧握住前臂下端从轻到重用力顺势牵引。医者站在患侧，一手掌扣住肩峰向患者后侧推，另一手拇指置于腋前方向后下戳按，余四指托住腋下肱骨头向上端提，闻及入臼声响，肩峰下复原，肩关节活动自如，示脱位整复成功。

【疗效】患侧肩关节活动灵活，疼痛与方肩畸形消失，一次复位成功。

【按语】肩关节脱位属于临床常见病，可发生在不同年龄。治疗及时，较易复位，不需麻醉。如有肿胀，可局部冷敷，松解肩部肌肉后再手法整复。复位后需屈肘悬吊前臂 1～2 周，防止再次脱位。

案 2. 左肩关节脱位

张某，女，77 岁，北京市朝阳区管庄农民。

【就诊经历】患者 1987 年 5 月 29 日在家不慎摔伤，左肩关节着地，遂肩关节疼痛、活动障碍，家属陪同于就近医院检查，诊断为左肩关节脱位，因复位无果，即转罗有明骨伤医院就诊。

【检查】患者神清，一般情况尚可。罗氏手法检查发现：患者左肩关节下垂，健侧手托伤臂，肩峰下空虚、压痛，呈方肩畸形，肩关节前方微肿，肩关节活动受限，杜加（Dugas）征阳性。

【影像检查】X 线片示：左肩关节脱位（图 2-1-1）。

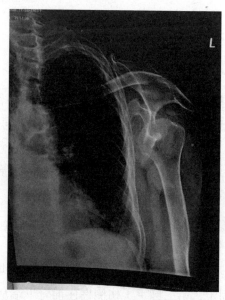

图 2-1-1　左肩关节脱位

【诊断】左肩关节脱位。

【治疗】复位（三人复位法）：患者取坐位，一助手于健侧以双手环抱伤肢腋下，另一助手于伤侧握伤肢前臂向前下方顺势牵拉，在逐步转为内收的同时，顺上肢纵轴轻轻左右旋动上肢；医者立于伤肩外侧，一手掌用力向内推肩峰，另一手四指从腋下扣住肱骨头向外上方扒托，手下有回内感时，即已复位，患者疼痛消失，肩关节活动自如。复位后前臂屈肘用三角巾悬吊于胸前固定 2 周，给予活血止痛药物，配合后期功能锻炼。

【疗效】疼痛消失，肩关节活动自如。

【按语】老年人摔倒时手肘部撑地，极易导致肩关节脱位，临床较常见。须先拍 X 线片，排除骨折的可能，再行手法复位。整复时须严格观察患者表情及呼吸等，避免在手法整复时发生意外。整复时医患沟通配合，要求医者手法柔和连贯，不可暴力抻拉扯拽。复位后须屈肘悬吊 2 周，防止发生习惯性脱位。

第二节 肘关节脱位

案 1. 左肘关节脱位（后脱位）

马某，男，20 岁，北京市通州区学生。

【就诊经历】患者 1996 年 9 月 2 日跑步不慎摔倒，左手掌地，左侧肘关节出现畸形，疼痛肿胀，伸屈活动受限。患者右手掌托左肘关节，由家长陪同至罗有明骨伤医院就诊。

【检查】患者呻吟不止，极度痛苦面容，神清，一般情况可。左肘关节畸形、肿胀，触诊肘关节前后径增宽，前方触及骨突起，后方空虚凹陷，肘关节被动屈伸活动受限，骨擦感未及。

【影像检查】X 线片示：左肘关节脱位。

【诊断】左肘关节脱位（后脱位）。

【治疗】患者取坐位，一助手固定患者上臂，另一助手双手握患者腕关节顺势牵拉；医者双手拇指握患者肘关节前方，扣住肱骨下端，向后上方推按，余四指放在肘后鹰嘴突起处向前下方端托。在持续加大牵引力量时，手下出现入臼感，将肘关节屈曲即可复位。复位后用三角巾悬吊前臂 7 ～ 10 天，即可进行关节活动。

【疗效】关节畸形消失，肘后三角位置正常。关节活动自如。

【按语】肘关节脱位及时治疗，手法复位易成功。复位后给予外固定，维持复位后状态，有利于关节功能恢复。外固定解除后，适当进行功能锻炼，不可被动暴力活动，防止发生骨化性肌炎影响关节功能活动。

案 2. 左肘关节脱位

徐某，女，44 岁，北京市丰台区，文员。

【就诊经历】患者 1989 年 12 月 14 日从约高 1 米处摔下，左肘先着地，当时左肘关节肿胀、疼痛、畸形，活动受限。自行复位后，静养 20 天后仍觉疼痛，为求进一步诊治，1990 年 1 月 4 日就诊于罗有明骨伤医院。

【检查】患者一般情况良好。左肘部肿胀，左肘关节伸直 140°位弹性固定，肱桡关节处压痛明显，牵拉时可闻及响声。

【诊断】左肘关节脱位。

【治疗】患者端坐于椅子上放松，医者复贴手法松解左上肢，助手固定患者左上臂；医者双手对握肘关节前、后面，牵拉的同时拇指与其余四指相对用力归挤按压，当手下有弹响感，即示复位成功。复位后左肘关节疼痛明显减轻。

【疗效】1 周后复诊，左肘关节活动自如。

【按语】肘关节脱位常见于青少年，复位相对容易。对于 40 岁以上的女性，应先复贴松解上肢肌肉再手法复位，复位时切勿使用暴力，以免造成不必要的损伤。

案 3. 右肘关节脱位（前脱位）

张某，男，55 岁，北京市通州区次渠乡北神树村村民。

【就诊经历】患者 1997 年 3 月 26 日上午被人拧伤右肘，当时右肘疼痛、肿胀严重，畸形，遂来罗有明骨伤医院就诊，X 线片检查示右肘关节前脱位，手法整复，超肘关节固定，患者返家休养。1997 年 3 月 29 日复诊，打开外固定可见：右肘关节软组织瘀血肿胀，建议其入院治疗。

【检查】患者精神可，一般情况可。右肘呈半屈曲位，右肘及前臂瘀紫、肿胀明显，肘部皮温略高，功能障碍，可触及骨擦感。

【影像检查】X 线片示：右肘关节前脱位。

【诊断】右肘关节脱位（前脱位）。

【治疗】患者取坐位，助手握患者右上臂固定，医者一手握患者右腕部顺势对抗牵引，另一手拇指向后下推按桡尺骨上端，在肘后端提肱骨下端向前，肘关节脱位复位后进一步复位鹰嘴骨折，然后逐步屈曲右肘关节，弯曲肘部至功能位，超肘关节包扎固定。

1997年4月6日，患者情况较好，肿胀消退，X线片示复位良好。

1997年4月17日，患者无不适感觉。办理出院。

【疗效】患者痊愈。

【按语】肘关节前脱位常伴有尺骨鹰嘴骨折，患者门诊就诊时已对骨折进行整复，但软组织瘀血、肿胀明显，故住院治疗。治疗时以活血消肿为主，预后良好。

第三节　下尺桡关节脱位

案1. 右下尺桡关节半脱位

高某，女，36岁，北京市海淀区，职工。

【就诊经历】患者1992年12月13日骑自行车摔倒扭伤右腕关节，右腕关节疼痛、肿胀，活动受限。就诊附近医院，X线片检查，诊断为尺桡关节半脱位，贴膏药治疗效果不佳。为求进一步诊治，患者1993年1月13日就诊于罗有明骨伤医院。

【检查】患者神清，一般情况可。右前臂旋转活动受限，右腕关节尺侧肿胀突起。触诊右腕关节横径增宽，尺骨茎突压痛阳性，腕关节牵拉环转时可闻及响声。

【影像检查】右腕关节X线片示：右尺桡关节半脱位。

【诊断】右下尺桡关节半脱位。

【治疗】患者取坐位，医者面向患者，采用复贴手法复贴、松解右腕关节周围软组织。助手固定患者右前臂上1/3处，医者一手拇、食两指分捏住桡骨远端，另一手食指半屈曲位顶托住尺骨小头，拇指按压在尺骨小头背面，双手协同动作牵拉、屈曲，轻轻摆动腕关节，同时按尺骨小头背侧拇指将尺骨小头向桡侧横推归挤靠拢，待手下有滑动感，示复位。复位后将顺右前臂，用小夹板固定。

1993 年 1 月 16 日复诊，患者诉右腕关节疼痛基本消失，活动恢复。

【疗效】右腕关节恢复活动功能。

【按语】下尺桡关节脱位是临床上常见的损伤性疾病，手法治疗后要注意保持制动 7 天，避免拧毛巾等翻腕动作。若分离脱位严重，可用塑形夹板固定。

案 2. 左下尺桡关节脱位（横向分离）

李某，女，69 岁，北京市居民，退休。

【就诊经历】患者 1996 年 12 月 13 日因雪天路滑不慎摔倒，左手着地，当时左腕关节稍感疼痛，但腕关节活动尚可，未行特殊处理。12 月 14 日患者自觉左腕关节疼痛、肿胀，活动受限，在家人陪同下就诊于罗有明骨伤医院。

【检查】患者神清，一般情况可。触诊手法检查发现患者左腕关节肿胀，屈伸活动受限，左腕关节横径增宽，左尺桡关节压痛明显，有分离感，琴键征阳性。

【影像检查】X 线片示：左腕下尺桡关节分离。

【诊断】左下尺桡关节脱位（横向分离）。

【治疗】①贴按：患者取坐位，伤肢伸平，掌心向下；医者与患者对坐，双手拇指与余四指将腕部上下对握，稍加复贴、按揉。②环转归挤：医者拇食两指分别捏住桡骨远端，另一手食指半屈曲顶住尺骨小头，拇指按压在尺骨小头背面，双手协同动作向内、外侧环转腕关节，按尺骨小头背侧拇指将尺骨小头向桡侧横推归挤靠拢，待手下无浮动感，示复位，患者自觉症状明显缓解。③固定：患腕关节活血化瘀药物外用，用夹板外固定。

【疗效】2 次治疗后，左腕关节疼痛基本消失，活动恢复正常。

【按语】下尺桡关节脱位是临床上常见的损伤性疾病，多为掌侧或背侧韧带损伤，手法治疗后一般需要固定，为损伤韧带的修复提供适宜的环境。活血化瘀药物外用，可舒筋活血、祛瘀通络，稳定矫正后关节的位置，缩短腕关节周围韧带愈合的时间。

案 3. 左下尺桡关节脱位（背侧移位）

李某，女，45 岁，北京市居民。

【就诊经历】患者 1987 年 7 月 12 日骑车与相会车辆碰撞摔倒，左腕着地后出现关节疼痛，活动轻微受限，被送往附近医院就诊，摄 X 线片诊断为左腕关节尺桡骨错缝，尺骨小头后移，石膏固定及止痛药处理后，建议回家休养。1 周后患者疼痛未见好转，为求进一步治疗，1987 年 7 月 25 日就诊于罗有明骨伤医院。

【检查】患者神清，一般情况良好。罗氏触诊手法检查发现，患者左腕关节肿胀、压痛，腕关节横径稍增宽，尺骨茎突较右侧高，左腕关节屈曲及旋转活动受限伴响声。

【影像检查】X 线片示：左腕关节尺桡骨错缝，尺骨小头后移。

【诊断】左下尺桡关节脱位（背侧移位）。

【治疗】患者取坐位，医者坐于患者对侧，复贴、捋顺患者左前臂至手指尖 5～6 次；一助手握患者前臂固定，医者一手拇食两指分别捏住桡骨远端，另一手拇指半屈曲位顶托住尺骨小头，拇指按压在尺骨小头背面，双手协同向内、向外侧环转腕关节，待手下有回纳感示复位，手法即停。复位后复贴、捋顺左腕关节，前臂旋后位固定。

【疗效】左腕关节疼痛消失，功能活动恢复正常。

【按语】下尺桡关节损伤常因跌仆、腕关节扭伤及长期做前臂旋转活动所致。此患者损伤后口服止痛药物，但疗效不明显，罗有明采用牵拉环转归挤法后疼痛消失，腕关节活动恢复正常。

案 4. 右下尺桡关节脱位（背侧移位）

刘某，女，34 岁，北京市朝阳区，职员。

【就诊经历】患者 1991 年 11 月 13 日拎重物时不慎摔倒，扭伤右腕关节，当即感右腕关节疼痛、肿胀，旋转不能，伴弹响声。就诊附近医院，X 线片检查诊断为下尺桡关节分离脱位，未予特殊处理。患者 1991 年 11 月 14 日就诊于罗有明骨伤医院。

【检查】患者神清，一般情况可。右腕关节肿胀、皮温高。右尺桡关节压痛。右尺骨小头向背侧隆起，琴键征阳性。右前臂旋前、旋后活动受限，活动时关节有弹响声。

【影像检查】右腕关节 X 线片示：下尺桡关节分离脱位。

【诊断】右下尺桡关节脱位（背侧移位）。

【治疗】患者取坐位，医者面向患者，复贴松解右腕关节周围软组织。一助手固定患者右前臂上 1/3 处，医者一手拇食两指分捏住桡骨远端，另一手食指半屈曲位顶托住尺骨小头，拇指按压在尺骨小头背面，双手协同动作牵拉、屈曲，轻轻摆动腕关节，待手下有滑动感，示复位成功，用塑形夹板固定。治疗后嘱患者回家静养，避免腕关节用力。

【疗效】右腕关节活动自如。

【按语】尺桡关节分离错缝，局部可有肿胀、压痛，前臂旋转功能障碍。手法复位成功后，患者疼痛明显减轻，前臂旋转功能恢复。该患者下尺桡关节分离错缝，故复位后需用塑形夹板固定，以避免再次损伤。

案 5. 右下尺桡关节脱位（横向分离）

商某，女，63 岁。

【就诊经历】患者 1997 年 9 月 27 日搬重物时摔倒，右手撑地，即感右腕部刺痛，右腕关节微肿胀，活动受限，右前臂旋转疼痛加重，遂由家人陪同就诊于罗有明骨伤医院。

【检查】患者神清，一般情况良好。右腕关节背侧肿胀，腕关节横径变宽，尺桡关节处压痛伴有浮动感，前臂旋转及腕背伸功能活动受限，右手握力差。

【诊断】右下尺桡关节脱位（横向分离）。

【治疗】患者取坐位，一助手握患者前臂固定，医者双手拇指按在患肢手腕背侧，余四指放置掌侧，先牵拉后转动，在转动腕关节的同时，屈腕向桡侧推挤尺骨小头，闻及响声（或者腕背伸疼痛减轻）示已复位，用月牙形软板绷带缠绕固定 3～4 周，每周复查 1 次。固定期间禁止转动腕部，给予活血化瘀止痛药物。4 周后拆除外固定，适度功能锻炼。

【疗效】患肢疼痛消除，功能恢复。

【按语】腕部解剖结构复杂，腕关节外伤后，诊断可分 2 种或 3 种。如：

三角软骨损伤、腕关节错缝等，治疗只有因人而异、因症施法才可以收到良好的效果，从而避免后遗症及劳损症的发生。

第四节　指间关节脱位

案 1. 左拇指腕掌关节脱位伴撕脱骨折

尚某，男，44 岁，北京市朝阳区高碑店陈家林村农民。

【就诊经历】患者 1995 年 6 月 19 日运动时不慎挫伤腕部，左手与腕部肿胀疼痛、突起畸形，活动受限，家人陪同前往罗有明骨伤医院就诊。

【检查】患者神清，一般情况可。罗氏触诊手法检查发现，患者左手及腕部肿胀明显，拇指掌骨基底部骨突起，腕掌关节活动受限、压痛阳性。

【影像检查】X 线片示：左手拇指腕掌关节脱位伴撕脱骨折。

【诊断】左拇指腕掌关节脱位伴撕脱骨折。

【治疗】患者取坐位，助手固定前臂，医者一手捏持拇指，与助手相对外展背伸位牵引，另一手拇指与余四指对贴在掌骨基底突起处，相对用力归挤推按，手下有响声示已复位，局部骨突畸形消失，拇指内收功能恢复，患者疼痛消减大半。复位后用纸夹板（铝板）固定 4 周，配合活血化瘀止痛药物治疗。4 周后去除固定后，功能锻炼至康复。

【疗效】左手功能恢复良好。

【按语】腕掌关节脱位伴撕脱骨折，一般采用拔伸归挤推按挤法整复，撕脱之伤随之归位。整复后外固定 3 周进行功能锻炼，以防止关节粘连，影响功能活动。

案 2. 右拇指掌指关节脱位

杨某，男，49 岁，北京市人，电线厂工人。

【就诊经历】患者 1995 年 6 月 19 日右手拇指运动时戳在篮球上，关节疼痛、肿大，伸屈活动受限，急诊于罗有明骨伤医院。

【检查】患者神清，一般情况良好。罗有明采用罗氏触诊手法检查发现，患者右拇指短缩畸形，关节肿胀，掌侧面突起，可触及掌骨头，指间关节屈曲，掌指关节弹性固定，活动受限。

【影像检查】X 线片示：右拇指近节掌指关节脱位（图 2-1-2A）。

【诊断】右拇指掌指关节脱位。

【治疗】复位（牵拉屈曲复位法）：患者取坐位，助手握住患者前臂固定，医者将顺拇指局部，一手拇、食二指捏住患指，余四指自然弯曲，食指关节顶贴于掌指关节掌面，与助手对抗牵拉，手下有松动感时屈曲掌指关节，手下有响声，提示复位，患者疼痛消失，关节活动自如。复位后，用铝板（指骨夹板）固定拇指关节于轻度屈曲位，配合活血化瘀药物治疗。2 周后去除夹板。

【疗效】右手关节活动自如，患处疼痛消失（图 2-1-2B）。

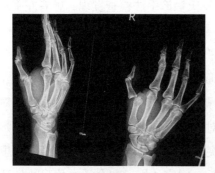
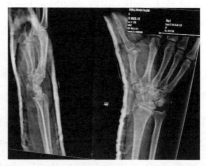

A.复位前   B.复位后

图 2-1-2　右拇指掌指关节脱位

【按语】掌指关节脱位多见于拇指过伸运动时戳伤，伤后及时治疗是关键，罗氏牵拉屈伸法是最佳选择。复位后，外固定 3 周，防止后遗症的发生。

第二章　下肢脱位

第一节　髌骨脱位

案 1. 左髌骨脱位（外侧脱位）

李某，女，14 岁，北京市学生。

【就诊经历】患者 1990 年 3 月 16 日跑步时摔倒，左膝着地，遂感左膝疼痛，活动受限，校医室检查疑似髌骨脱位，建议前往罗有明骨伤医院就诊。

【检查】患者神清，一般情况良好。罗氏触诊手法检查发现，患者左膝关节肿胀明显，左髌骨倾斜，向外侧偏移伴压痛，膝关节活动受限，呈半屈曲位，不能伸直。

【影像检查】X 线片示：髌骨向外侧脱位（图 2-2-1A）。

【诊断】左髌骨脱位（外侧脱位）。

【治疗】患者取仰卧位，医者立于患者左侧，从左大腿下 1/3 至小腿下 1/3 处复贴 5 ～ 6 次后，一手置于患者左髌骨外侧拿膝关节，另一手握患者左踝关节，先微屈膝关节，随后逐渐伸直膝关节，同时拇指向内推挤髌骨，使其越过股骨外髁复位。复位后，用绷带包扎左膝关节，固定于微屈中立位 3 周。

【疗效】左膝关节疼痛明显减轻，髌骨复位良好（图 2-2-1B）。

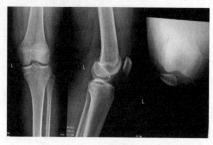
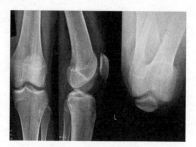

A.复位前   B.复位后

图 2-2-1 左髌骨脱位

【按语】由于膝关节存在生理性外翻角，股四头肌中的股直肌、股中间肌及股外侧肌的作用方向是向外上方，与髌韧带不在一条直线上，使髌骨在用力伸膝时，有向外侧移动的倾向。因此，在外力作用下可发生膝关节脱位。手法复位后，一般外固定 3 周。患者若体重过重，早期应避免负重下蹲，同时积极做股四头肌收缩训练，以免再脱位。

案 2. 右髌骨脱位

许某，女，45 岁，北京市朝阳区工人。

【就诊经历】患者 1990 年 7 月 20 日骑自行车跌倒摔伤右膝关节，右膝关节肿胀，屈伸活动受限。患者返家静养后疼痛加重。为求进一步治疗，1990年 7 月 21 日就诊于罗有明骨伤医院。

【查体】患者神清，一般情况可，经人搀扶跛行步入门诊。右膝关节瘀血、肿胀，皮温略高，髌骨外缘闻及摩擦音，压痛阳性，屈伸活动受限。

【诊断】右髌骨脱位。

【治疗】①复贴按压松解：患者取仰卧位，医者立于患者右下肢外侧，双手贴于右膝关节两侧，复贴松解髌骨及膝关节周围肌肉、韧带。②屈膝推按：一助手双手握住患者右踝关节，医者双手拇指抵在右膝髌骨外缘，余指包覆稳定髌骨，在嘱患者屈膝同时就势向内推按髌骨外缘，手下感关节弹响声，示已复位。③将顺：医者双手捧住右膝关节，自上而下将顺小腿，以活血通脉。④固定：治疗后患者右膝疼痛明显减轻，外固定右膝关节。

1990 年 7 月 25 日复诊，打开外固定，行将顺复贴手法，患者诉右膝关节疼痛不明显。

【疗效】右膝痛明显减轻，行走不受限。

【按语】髌骨脱位常见于膝关节外伤后，表现为髌骨外缘压痛，可闻及摩擦音，活动有弹响声。手法治疗后一般制动7天，以防再脱位。

案3. 左髌骨脱位

张某，男，60岁，北京市朝阳区，已退休。

【就诊经历】患者1986年3月3日骑自行车时摔倒，伤及左膝，当时左膝部肿胀、疼痛，关节活动受限。附近医院X线片检查未见异常，自行口服活血化瘀药物，效果不佳。患者左膝关节疼痛、略肿胀，屈伸活动受限，久行后症状加重，为求进一步治疗，1986年4月10日就诊于罗有明骨伤医院。

【检查】患者神清，一般情况良好，缓行步入诊室。触诊检查发现患者左侧膝关节前方略肿呈皮球状、压痛阳性，髌骨略向内侧偏移，髌骨内侧缘压痛、肿胀，触及复位响声，膝关节屈伸活动受限，且屈伸100°～120°时有摩擦音。

【诊断】左髌骨脱位。

【治疗】①按摩松解：患者取仰卧位，医者立于患者左下肢外侧，双手贴在左膝关节两侧，复贴松解髌骨及膝关节周围肌肉、韧带。②屈膝推按：一助手双手握住左踝关节，医者双手拇指抵在左膝髌骨内缘，余指包覆稳定髌骨，在嘱患者屈膝同时就势向外推按髌骨内缘，感关节弹响示复位。③捋顺：医者双手捧住患膝关节，自上而下捋顺小腿，以活血通脉。治疗后患者膝痛减轻，功能活动好转。嘱患者回家静养，配合口服活血化瘀药治疗。

1986年4月14日复诊，再次手法治疗1次，治疗后膝痛明显好转，活动功能不受限。

【疗效】左膝关节肿胀、疼痛缓解，活动正常。

【按语】患者摔伤伤及膝关节，髌骨脱位，复位后制动7天，以防止再脱位。

第二节　髋关节脱位

左髋关节后脱位

王某，男，9 岁，北京市学生。

【就诊经历】患者 1990 年 6 月 12 日下楼不慎踩空，左髋部着地，伤后左髋部疼痛伴活动受限，随即家人送至罗有明骨伤医院就诊。

【检查】患者神清，一般情况良好。罗氏触诊手法检查发现，患者左髋关节屈曲、内收、内旋、短缩畸形，髋关节弹性固定，"粘膝征"阳性，臀部触及股骨头、压痛，股骨粗隆向上移位。

【影像检查】X 线片示：左髋关节后脱位。

【诊断】左髋关节后脱位。

【治疗】患者取仰卧位，一助手双手按压患者双侧髂前上棘以固定骨盆，医者立于患侧，一手握住患肢踝部，另一手以肘窝提托腘窝部，将髋、膝关节屈曲 90°，在向上提拉的基础上，使大腿内收、内旋，髋关节极度屈曲，让膝部贴近腹壁，然后外展、外旋、伸直患肢，听到入臼声即示复位。复位后，手法停止，比较双下肢等长，臀部高突畸形消失，疼痛消失，髋关节活动障碍消失，说明复位成功。

【疗效】患者左髋关节疼痛消失，双下肢等长。

【按语】该患者年幼，肾气未充，筋骨未健，肌肉韧带较松弛，加之外力暴力致髋关节脱位。伤后左髋关节疼痛，活动受限。治疗上采用"提拉回旋法"使股骨头归位，患者未觉疼痛，治疗结束。复位后避免患肢负重，保持髋关节气血畅通，则愈合较快。

第三节　踝关节脱位

右踝关节脱位

刘某，女，46 岁，铁道部职工。

【就诊经历】1999 年 3 月 6 日与同事旅游时从高坡处跳下，蹾伤右踝关节。伤时右踝部伴响声，随即活动受限，行走困难，右踝关节畸形，足尖部翘起，同事陪同到罗有明骨伤医院就诊。

【检查】患者痛苦面容，呻吟不止。手法触诊，可见右足跟腱处紧张，足尖背翘畸形，踝关节功能活动障碍，足跖屈受限，可触及骨摩擦音，踝周压痛。

【诊断】右踝关节脱位。

【治疗】患者取仰卧位，膝下可垫枕，助手固定小腿部，不可摇晃，将小腿抬起，医者一手握患者踝上向前端提，一手握足背顺畸形就势牵拉，跖屈足背向后推按，手下有响声示复位。复位后外固定 2 ～ 3 周，配合活血化瘀药物治疗，1 周后复查。

【疗效】踝部疼痛好转，踝关节活动自如，畸形消失。

【按语】此类型脱位，治疗及时，手法复位较容易，但不稳定。外固定后需定期复查，外固定塑形板的后侧板长度需要达到小腿中段，以防再次脱位。

第四节　跗骨脱位

左足跗骨关节脱位

王某，男，30 岁，北京市朝阳区工人。

【就诊经历】1996 年 7 月 17 日在凹凸不平工地行走扭伤，重心不稳跌坐地上。左足背凸起，肿胀畸形，不能沾地，单位同事急送罗有明骨伤医院就诊。

【检查】患者痛苦面容，神清，一般情况尚好。检查发现左踝背部畸形、压痛，活动受限，少量瘀斑，背部横径增宽，左足略短缩，可触及骨性突起，未及骨擦音。

【影像检查】X 线片示：左足跗骨关节脱位。

【诊断】左足跗骨关节脱位。

【治疗】患者取仰卧位，助手固定患者左踝关节，医者一手握跗跖关节向远端牵拉，一手按压骨突起端，手下有入臼声响示复位。复位后外固定包扎，配合活血化瘀药治疗，卧床休息。

牵拉、按压手法整复后，患者足背畸形、短缩、疼痛改观。每周复诊 1 次，观察外固定有无松动，避免再次脱位。

4 周后复查，解除外固定，可下地行走，开始功能锻炼。

【疗效】患足肿胀疼痛不显，功能恢复。

【按语】此伤病由突发强力扭转伤引起，治疗及时，脱位矫正，疗效不错，一般不会遗留其他问题。临床触诊未发现骨擦感，如无条件拍摄 X 线片，亦可按照脱位类手法整复。注意外固定后，要随时复诊，及时调整，以防因固定不牢二次脱位，影响功能的恢复，给日后生活带来不便。

第五节　趾间关节脱位

右足趾间关节脱位

王某，女，29 岁，双花园村农民。

【就诊经历】1998 年 3 月 6 日行走时左足尖部踢到硬物，疼痛难忍，遂至罗有明骨伤医院就诊。

【检查】患者神清，一般情况良好。手法触诊，左足第 2 趾间关节肿大、增宽、畸形，压痛阳性，活动受限，骨擦感未触及。

【诊断】右足趾间关节脱位。

【治疗】患者取坐位，医者一手握受伤足背固定，一手拇食二指捏住患趾端顺势牵拉，左右摆动，扽拉，手下有响声示已复位。静养1周后可行走，无需复诊。

【疗效】畸形、疼痛、活动受限症状好转。

【按语】此类脱位，较易复位。一般随着时间推移，功能活动逐渐恢复，必要时可外用活血止痛药或洗剂。

第三章 特殊部位脱位

第一节 下颌关节脱位

案 1. 左下颌关节脱位（外伤）

侯某，男，12 岁，北京市通州区张湾乡，学生。

【就诊经历】患者 1987 年打乒乓球时下颌碰撞到台案上，当时下颌部出血不止，急送附近卫生院清创缝合后回家休息。第二天患者张口、闭口受限，上下牙齿无法正常咬合，进食困难，经他人介绍，就诊于罗有明骨伤医院。

【检查】患者神清，一般情况良好。罗氏手法检查发现患者张口、闭口受限，嘴巴呈半开合状态，说话吐字不清，左下颌向右侧倾斜、压痛阳性，左耳屏前方有凹陷感。

【诊断】左下颌关节脱位。

【治疗】患者取坐位，助手固定患者头部呈后仰位，医者立于患者左侧，一手托扶患者右侧下颌部，另一手拇指按在左侧磨牙位置，由轻到重向下按压下颌骨，余四指托住下颌向后上方托送，手下有入臼声，示脱位已整复。整复后绷带固定，嘱患者闭口休息。

【疗效】患者张口、闭口自如，言语清晰，痛感消失。

【按语】该患者为外伤导致单侧下颌关节脱位，口外手法整复后，下颌关节脱位得以整复。年龄较小患者，可行口外复位法，一般无需手术治疗。复位后嘱患者 2 周内勿咀嚼较硬食物，且张口不宜过大，以避免下颌关节再脱位。固定期间，适当进行叩齿动作，以增加咬肌肌力。

案 2. 左下颌关节脱位（张口过久）

孙某，女，61岁，北京市朝阳区退休工人。

【就诊经历】患者1997年5月12日上午10时镶牙时，由于长时间张口，出现牙齿不能合拢，说话不清，左侧口角流涎，左侧腮部酸痛。院外复位不成功，1997年5月12日13时就诊于罗有明骨伤医院。

【检查】患者神清，一般情况良好。下颌向左侧歪斜、下垂，可触及左侧关节突及下颌窝。

【诊断】左下颌关节脱位。

【治疗】患者取坐位，助手站在患者后方双手稳定头部。医者立于患者对面，右手拇指放置口外下颌支处，中指置于下颌角后面，无名指和小指置于下颌外侧，拇指向下压的同时向前推，余指将下颌上端托向后方，即可复位。

【疗效】患者双侧下颌对等，说话清晰，口角不再流涎。

【按语】下颌关节脱位，手法复位时要根据患者关节脱位情况复位，不可暴力牵拉，以防加重病情。若脱位严重，复位后可行绷带固定，并给予流食、半流食，切勿咀嚼硬食。

案 3. 左下颌关节脱位（进食硬物）

战某，女，54岁，北京市人，工人。

【就诊经历】患者1989年4月13日食用坚果用力过大，致下颌关节脱位、下颌关节疼痛、活动受限，附近诊所手法复位未成功。为求进一步治疗，患者4月13日就诊于罗有明骨伤医院。

【检查】患者神清，一般情况良好。罗氏触诊手法检查发现，患者左侧下颌关节压痛阳性，触及关节响声，关节活动受限，口张不能闭合，牙齿不能咬合。

【诊断】左下颌关节脱位。

【治疗】患者取坐位，医者站在患者对侧，揉按放松左侧面颊部肌肉后，右手拇指放于下颌关节处，余四指扶住下颌，拇指向下按压左侧磨牙牵开下颌关节，向后上方送推下颌骨，手下有响声，牙齿恢复正常咬合关系，即示复位成功，四头带兜住患者下颌部固定。1周后复查。

【疗效】患者牙齿咬合正常，疼痛消失。

【按语】罗氏口外复位下颌关节脱位，手法轻快、便捷，时间短，见效快，且患者痛苦小，同时可有效避免医者手指被患者咬伤，避免医源性损害。下颌关节固定期间，注意每天叩齿数次，以增强咀嚼肌肌力，维持和加强下颌关节的稳定性。

第二节　寰枢关节脱位

案 1. 寰枢关节半脱位

李某，女，44 岁，河南省务工。

【就诊经历】1995 年 10 月 16 日患者自觉颈部疼痛，行颈部功能锻炼，因颈部过度前屈，锻炼后感颈部疼痛加重、肌肉紧张、旋转活动受限，遂于 1995 年 10 月 17 日就诊罗有明骨伤医院。

【检查】患者神清，一般状况可。患者寰枢椎部皮肤肿胀，温度微高，寰枢椎右侧触及骨突感，压痛阳性，颈椎旋转后伸及右旋转活动受限，双侧肩部、背部、肩胛骨内侧缘肌肉紧张、压痛。

【影像检查】X 线片示：寰枢关节半脱位。

【诊断】寰枢关节半脱位。

【治疗】①按压贴揉：患者取坐位，医者立于患者背后，一手扶患者后枕部，另一手置于颈部，单手拇指贴置颈部从上而下按压放松紧张的肌肉。②坐位拔伸牵引推按：一助手经患者颈部拔伸牵引稳定，医者一手拇指深顶在寰枢椎骨突位置，向前推按，拇指下有响声示已复位。若一次复位不成功，可嘱助手在牵引的同时，轻轻转动头部推按。③点、压：医者一手掌复贴在颈部两侧，自上而下贴压肌肉至皮肤温热，再点按风池穴、肩井穴。

【疗效】患者颈部疼痛减轻，功能活动恢复正常。

【按语】寰枢关节脱位是颈椎最常见的损伤，若治疗不及时，其脱位程度常进行性加重，潜在危险性较大，故应积极治疗。治疗该类损伤，手法要求较高，用力稍有不当则可加重病情，导致脊髓高位受压而危及生命，故应引起足够的重视。

案 2. 寰枢关节脱位

王某，女，20 岁，河南省农民。

【就诊经历】患者 2001 年 11 月 2 日不慎从上铺摔下，致伤头颈部。伤后颈部、头部左侧疼痛，头晕，头痛，恶心，急送外院，未予特殊处理。遂就诊于罗有明骨伤医院。

【检查】患者神清，面色萎黄，精神尚可。颈部活动受限、肌肉紧张。枢椎寰枕部皮肤肿胀、压痛阳性，伴患侧上肢放射性麻木肿胀。

【影像检查】X 线片示：颈椎寰枢关节脱位。

【诊断】寰枢关节脱位。

【治疗】患者取坐位，助手站在患者前面，双手捧住患者头部两侧向上牵，医者立在患者身后，一手拇指顶在隆起的骨突部位向对侧推压，同时嘱助手将头部旋转，当手下有滑动感时即已复位。复位后用颈托固定，给予活血化瘀止痛药物配合治疗，定期复查，调整治疗方案。

手法治疗后患者自觉症状减轻，拍 X 线片示复位（图 2-3-1A，图 2-3-1B），颈托固定，休息静养。

11 月 28 日，患者疼痛消失，要求出院。

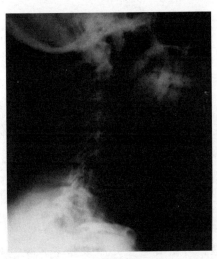 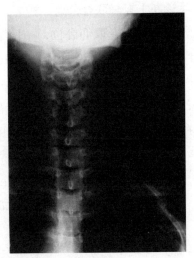

A.侧位片　　　　　　　　　　B.正位片

图 2-3-1　寰枢关节脱位

【疗效】X线片示复位正常，临床症状好转。

【按语】拔伸旋转推压法进行寰枢关节复位时，手法应轻柔缓慢，拔伸力量可稍大些，但要试探进行，不可用力过猛，也不要急于求成，以免伤及脊髓造成不良后果。

第三节　耻骨联合分离

耻骨联合分离

王某，女，24 岁，在京打工人员。

【就诊经历】患者 1996 年 11 月 6 日乘车发生交通事故，导致腰骶部及小腹部撕裂性疼痛，坐起困难，无法站立，急送罗有明骨伤医院就诊。

【检查】患者被抬放在诊疗床上，神清，痛苦面容，一般情况可。耻骨联合处压痛明显，可触及骨突起，有分离感。左下肢较右侧下肢长 2.5cm，髋关节活动受限，骨盆挤压试验阳性。

【影像检查】X 线片示：耻骨联合间隙加大。

【诊断】耻骨联合分离。

【治疗】患者取仰卧位，一助手双手按在患者髂前上棘处固定骨盆，一助手握患者左足踝上，屈髋、屈膝、内收、内旋转动左下肢数次，同时医者双手掌按在骨盆骨突处向下按推，手下有响声后，将左下肢平伸，比较双下肢长短，长短一致，示耻骨联合分离已矫正。矫正后，复贴法松解髋周及耻骨联合处软组织（活血散瘀，疏通气血脉络），骨盆兜外固定，仰卧位休息 4～6 周，给予活血化瘀药物配合治疗。

患者复诊 3 次，4 周后开始功能锻炼。

【疗效】屈髋盘旋按压法治疗后，患者双下肢等长，疼痛缓解。

【按语】单纯耻骨联合分离症，如治疗及时，复位较易，但需卧床休息，维持矫正后状态至痊愈。若愈后欠佳，可给日常生活带来诸多不便，久行困难。

第三篇　筋伤医案

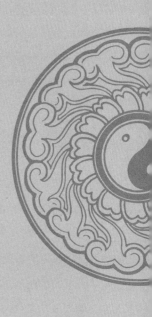

第一章 上肢筋伤

第一节 肩关节周围炎

案1.右肩关节周围炎

杜某，女，55岁，北京市人，退休工人。

【就诊经历】患者1989年5月初受凉后右肩关节疼痛，活动受限，热敷后缓解。两天前洗澡受凉，自行拔火罐治疗，未见好转。为求进一步治疗，患者1989年7月10日于罗有明骨伤医院就诊。

【检查】患者神清，一般情况良好。手法检查发现，患者右肩关节皮温微低，前侧喙突处压痛明显，可触及条索状结节，上举、外展、后伸活动受限。

【诊断】右肩关节周围炎。

【治疗】患者取坐位，医者立于患者后侧方，双手在肩缝周围轻轻揉按、拨推放松肌肉、缓解疼痛，轻轻活动肘部，前后环转肩关节，然后单手拇指拨压推按肩关节周围，尤以条索状筋结为主。一助手双手握患者肘关节向上提拉肩关节，做上举动作，以缓解肱二头肌肌腱的粘连及关节周围的粘连。最后，医者掌根复贴、按压肩部痉挛紧张之肌肉至皮肤温度稍升高，以活血祛寒、通经活络。每周1次。

【疗效】提拉弹拨手法治疗后，患者右肩活动明显改善。1个月后患者症状基本消失，右肩活动恢复正常。

【按语】肩关节周围炎又名五十肩、冻结肩，过劳、受寒、外伤多为发病诱因，手法治疗需循序渐进，坚持一定疗程。罗氏手法讲究两轻一重，柔和有力，刚柔并济，以舒筋通络，活血祛寒，渗透病所，解除粘连。

案 2. 右肩关节周围炎

顾某，女，42 岁，北京市丰台区人，农民。

【就诊经历】患者 1989 年 12 月无明显诱因出现右肩关节疼痛，怕风、怕凉、怕碰，活动受限，得温痛减。肩关节 X 线片检查，未见异常，膏药外敷治疗，略感疼痛缓解。为求进一步治疗，患者 1990 年 3 月 7 日就诊于罗有明骨伤医院。

【检查】患者一般情况良好，步入门诊。右肩关节上举、外展、外旋、后伸等功能受限。右侧肱二头肌上缘、肩峰下、三角肌上缘、肩胛提肌外缘、冈上肌部位肿胀、明显阳性，可触及条索状物。

【影像检查】右肩关节 X 线片示：肩关节骨质未见异常。

【诊断】右肩关节周围炎。

【治疗】患者端坐于椅子上，医者站在患者后方，手掌根部复贴肩峰周围，松解紧张挛缩的肌肉后，持患者右肘轻轻活动，内收旋转肩关节；然后单手拇指复贴、点按肩关节周围，尤以肱二头肌上缘、三角肌上缘、肩胛提肌外缘和冈上肌附着点为主；然后双手握患者右肘关节向上提拉肩关节，做上举运动，以患者耐受为度；最后掌根复贴肩关节周围至皮温稍高为度。治疗后患者右肩疼痛有所缓解，右肩关节活动略有改善。

【疗效】治疗 18 次，患者右肩关节疼痛明显好转，肩关节活动至功能位。

【按语】肩关节周围炎的手法治疗，一般每周 3 次，平时要求患者加强功能锻炼。治疗时，点按分拨肌腱附着点以缓解疼痛，适度牵拉以消除肌腱粘连。治疗后，手法复贴至皮温稍高时以行气血，驱寒气。需要注意的是心脏病、高血压患者要慎用向上提拉法。

案 3. 陈旧性左肩锁关节骨折后继发肩关节周围炎

黄某，女，26 岁，运输公司工人。

【就诊经历】患者 1985 年 5 月 8 日因车祸致左肩锁关节骨折，院外就诊，给予包扎固定，正骨丸、云南白药等内服。现患者左肩部疼痛，痛处拒按，活动受限。为求进一步系统治疗，1985 年 9 月 23 日就诊于罗有明骨伤医院。

【查体】患者精神好，一般情况可。左肩锁部凸起畸形，左肩关节周围及肱二头肌肌腱、三角肌部位压痛阳性，左上臂外展、上举、内旋外旋受限。罗氏八字拇指触诊法可明显触及肩部高低不平骨性隆起。

【影像检查】X线片示：肩锁关节骨折骨痂形成。

【诊断】陈旧性左肩锁关节骨折继发肩关节周围炎。

【治疗】患者取端坐位，医者立于患者左后方，复贴手法施术于左肩关节周围及左上肢，松解挛缩紧张的软组织后，持患者肘部轻轻活动，前后旋转肩关节，点按肩关节周围，以肱二头肌、三角肌、冈下肌中段、肩胛下肌和冈上肌附着点为主，罗氏八字分拨法治疗条索样结节。每周治疗 3 次，并给予罗氏 1 号外洗药，每日 1 次。嘱患者适当行左肩关节功能锻炼。

1985 年 9 月 26 日，患者经 2 次治疗后，左肩部疼痛有所减轻，左肩关节活动有所改善。

1985 年 11 月 4 日，患者左肩部疼痛明显好转，左肩关节活动明显改善，不影响正常生活，办理出院，嘱患者继续行左肩关节功能锻炼。

【疗效】左肩疼痛减轻，活动功能改善。

【按语】骨折后期，虽骨痂形成，但经络、肌肉、筋腱受损，影响肩关节周围及肩关节的功能运动，手法治疗应以分解粘连、运行气血、滑利关节为主，点按天宗、肩井、膏肓等穴，可通经活络，通畅气血，促进肩关节功能恢复。

案 4. 左肩关节周围炎

刘某，男，54 岁，北京市农民。

【就诊经历】患者 1989 年 7 月初受凉后左肩关节疼痛，活动受限，间断性发作，自行热敷及外用膏药等治疗未见缓解，为求进一步治疗，患者 1989 年 9 月 5 日就诊于罗有明骨伤医院。

【检查】患者神清，一般情况可。手法检查发现患者左肩关节部肿胀，皮肤温度较低，肩部广泛压痛，可触及条索状硬结，肩关节外展、外旋、后伸活动受限明显。

【诊断】左肩关节周围炎。

【治疗】患者端坐放松，医者站在患者左肩后侧方，双手揉推、松解肩部痉挛的肌肉；单手拇指拨、压、推、按肩关节周围，重点推拨肱二头肌长头肌腱、肩胛提肌外缘，推按时感指下"弹响"滑动即可。然后持患者肘部轻轻活动，前后适度环转肩关节，最后掌根复贴肩部，以疏通肩部气血经络。

【疗效】手法治疗后，患者左肩疼痛消失，肩关节活动恢复。

【按语】肩关节周围炎病程较长患者可发生粘连，导致肩关节活动受限。治疗重点是推拨肩关节周围疼痛部位，解除粘连；后以复贴松解手法，促进局部炎症吸收；再适当活动肩关节，收滑利关节之效。值得注意的是，肩关节周围炎治疗过程中，手法需柔和有力，由轻到重，不可暴力牵拉，以防肩袖撕裂，造成新的损伤。

案 5. 右肩关节周围炎

王某，男，51 岁，北京市工人。

【就诊经历】患者 3 个月前受凉后右肩关节疼痛，活动受限，自服止痛药物后症状稍有缓解。5 天前夜间再次受凉，服用止痛药物后未见缓解。为求进一步治疗，患者 1989 年 5 月 16 日于罗有明骨伤医院就诊。

【检查】患者神清，一般情况良好。触诊手法检查发现，患者右肩关节皮温微低，右肩关节前侧喙突处及后侧肩胛骨外侧上缘压痛，可触及条索状硬块，右肩关节上举、外展、后伸活动受限。

【诊断】右肩关节周围炎。

【治疗】患者取坐位，医者立于患者右前侧，复贴手法松解患者右上肢；助手站于患者前方右侧，双手握紧患肘并外旋；同时医者右手拇指贴紧右肩前侧喙突条索状物拨、按、推，助手向上提拉转摇患者右肩（解除关节粘连）；医者复贴、捋顺患肢（以通行气血）。治疗后患者右肩活动明显改善。

【疗效】5 次治疗后，患者症状基本消失，右肩活动恢复正常。

【按语】肩关节是人体运动范围最大、最灵活的关节，但也是稳定性较差的关节。肩关节周围炎患者，需多次手法治疗才有效，且手法不可过重，如果手法较重，肩关节可能出现积液加重病情。该患者治疗 5 次，肩关节活动范围恢复正常，突显了罗氏正骨治疗筋伤疾病的优势。

案 6. 左肩关节周围炎

王某，男，56 岁，河北省人，村干部。

【就诊经历】患者 1 年前左肩关节受凉后出现疼痛，晨起肩部僵硬，活动受限，自行贴膏药未见明显好转，1987 年 10 月 20 日就诊北京某医院，摄 X 线片未见明显异常，予理疗及针灸等治疗。治疗后症状稍有改善，但肩部仍感疼痛。为求进一步治疗，患者 1987 年 12 月 16 日于罗有明骨伤医院就诊。

【检查】患者神清，一般情况良好。手法检查发现，患者左肩关节皮温微低，肩关节周围广泛压痛，大小结节及结节间沟处压痛明显，可触及条索状硬块，左肩关节各方向活动受限，外展、外旋、后伸最明显，肩部周围肌肉轻度萎缩。

【影像检查】X 线片示：未见明显异常。

【诊断】左肩关节周围炎。

【治疗】患者取坐位，医者立于患者后侧方，双手轻轻揉按、拨推肩缝周围放松肌肉、缓解疼痛；手持患者肘部轻轻活动，前后环转肩关节；单手拇指拨压推按肩关节周围，尤以条索状筋结部位为主。一助手双手握患者肘关节向上提拉，做上举动作，以缓解肱二头肌肌腱的粘连及关节周围的粘连；医者掌根复贴、按压肩部痉挛紧张之肌肉至皮肤温度稍升高，以活血祛寒，通经活络。复贴、拨按推及提拉等手法治疗后，患者左肩活动改善。

【疗效】4 次治疗后患者症状基本消失，左肩活动恢复正常。

【按语】肩关节周围炎又称五十肩、冻结肩、肩凝症，中老年人发病率较高。由于年老体弱，肝肾亏损，气血不足，筋肉失养，加之外伤或感受风寒湿邪，肩部气血凝滞，不通则痛。罗氏复贴、拨按推等手法，可舒筋通络，活血祛寒，提拉等手法可以解除关节粘连，改善关节活动度，故治疗后患者左肩活动恢复正常。

案 7. 左肩关节周围炎

姚某，女，53 岁，北京市食品厂工人。

【就诊经历】患者 1 年前无明显诱因出现左肩关节疼痛，夜间较重，活动受限，曾于北京某医院就诊，诊断为肩关节周围炎，热疗及电疗后症状轻微改善。1 周前因受凉左肩关节疼痛加重，为求进一步治疗，患者 1988 年 4 月 16 日于罗有明骨伤医院就诊。

【检查】患者神清，一般情况良好。手法检查发现患者左肩关节皮温略低，左侧三角肌肌肉轻度萎缩，左肩关节前侧及喙突处压痛阳性，可触及条索状物，左肩关节外展、内收、外旋、内旋、上举活动受限。

【诊断】左肩关节周围炎。

【治疗】患者取坐位，医者采用复贴、捋顺手法松解患者左上肢；一助手站于患者左侧，双手贴握患者肘部外旋，同时医者右手拇指贴紧左肩前侧条索状物推拨 3～5 次；然后一助手双手握患肢，提拉上举上臂以解除关节粘连；最后医者掌根按压、复贴肩部痉挛紧张之肌肉，至皮肤温度稍升高，以疏通气血，散祛寒凉。

【疗效】7 次治疗后，患者症状基本消失，左肩活动恢复正常。

【按语】中医学认为，肩关节周围炎为年老肝肾亏损，气血不足，筋肉失养，加之感受风寒湿邪，导致肩部经络不通，气血凝滞，不通则痛所致。治疗以贯通气血，和顺筋脉，解除粘连，改善肩关节活动功能的手法为主。

第二节　冈上肌损伤

案 1. 右冈上肌损伤

王某，女，67 岁，北京市农民。

【就诊经历】患者 1989 年 10 月 12 日提重物时抻伤右肩部，右肩部疼痛，未予重视，右肩关节活动随之逐渐受限，至附近医院就诊，摄 X 线片未见骨折与脱位，推拿、理疗治疗后，症状未见好转。患者为求进一步治疗，1989 年 10 月 21 日前往罗有明骨伤医院就诊。

【检查】患者神清，一般情况良好。手法检查发现，患者右肩微肿胀，环转肩关节伴有响声，斜方肌、冈上肌及肩关节外侧压痛阳性，上臂主被动活动可触及条索状物及摩擦响声。

【影像检查】X 线片示：右肩关节未见骨折与脱位。

【诊断】右冈上肌损伤。

【治疗】患者取坐位，医者立于患者后侧，单手拇指指腹沿冈上肌顺滑点压，走行至肱骨结节处，连续 5～6 次；单手拇指点压冈上肌，循环 4～5次；掌根轻轻按摩肩部不适处数次（视症状而定）。手法治疗后，患者自感肩部轻松舒适，疼痛消失。

【疗效】3 次治疗后患者症状基本消失。

【按语】冈上肌是肩部活动力量的集中交点，容易因挤压和摩擦受伤，突然跌倒或肩部急剧外展时，肌肉突然收缩，都能引起冈上肌部分断裂或损伤。此病属于多发病，若不及时治疗，容易引起肌腱粘连硬化，导致肩关节功能障碍。

案 2. 右冈上肌拉伤

徐某，男，52 岁，江西省举重教练。

【就诊经历】患者担任举重教练多年，1 年前感右肩部酸胀疼痛，未行治疗。5 天前来北京出差，自觉上述症状加重，右肩部活动及用力时疼痛明显，受寒后疼痛较重，经朋友介绍 1993 年 3 月 28 日患者就诊罗有明骨伤医院。

【检查】患者神清，一般情况良好。检查发现患者颈部活动尚可，右冈上肌轻度萎缩，可触及条索状物，右肩关节外展活动受限，右肩胛上窝至肱骨大结节处压痛明显，疼痛弧试验阳性。

【诊断】右冈上肌拉伤。

【治疗】患者取端坐位，医者立于患侧，单手拇指指腹沿冈上肌顺滑点压走行至肱骨大结节处，连续 5～6 次后，再拇指点压冈上肌 1～2 次至该肌肉放松。然后，医者双手拇指呈"八"字分开贴压在冈上肌处，触及条索状物时，顺肌纤维方向贴压至肱骨大结节处，连续 4～5 次。若冈上肌仍感紧张，可再反复手法，注意用力均匀柔和。最后，医者一手掌根放在冈上肌处，另一手端拿起患侧肘关节使之屈曲，将肩关节向前、向后环转 4～5 次，以通利关节，活血化瘀。每日 1 次手法治疗。

【疗效】治疗 3 次后，肩关节疼痛、活动受限明显减轻。

【按语】冈上肌是肩部力量集中的交叉点，肩关节外展时冈上肌肌腱受到喙肩韧带和肩缝的摩擦，容易产生无菌性炎症。炎症发生后，易使冈上肌钙化而变脆弱，因此冈上肌极易发生损伤。手法治疗可活血通络，理顺肌筋，通利关节，达到松解筋结、通络止痛的治疗目的。

第三节　肩关节损伤

案 1. 左肱二头肌长头肌腱损伤

鲍某，女，78 岁，北京市退休工人。

【就诊经历】患者 1992 年 9 月 12 日夜间走路不慎摔倒，左手着地，后出现左肩关节疼痛，活动轻度受限，自行药酒涂抹治疗。当日半夜疼痛加重，次日在家人陪同下前往北京某医院就诊，摄 X 线片未见骨折与脱位，给予热疗及针灸治疗，2 周症状未见明显好转。为求进一步治疗，1992 年 10 月 2 日患者于罗有明骨伤医院就诊。

【检查】患者神清，一般情况良好。手法检查发现，左肩前侧喙突处肿胀、压痛阳性，可触及条索状物，局部皮温微低，左肩关节功能活动受限。

【影像检查】X 线片示：未见骨折与脱臼。

【诊断】左肱二头肌长头肌腱损伤。

【治疗】患者取坐位，医者立于患侧，双拇指复贴、拿捏左侧肩关节后，嘱患者左肘屈曲 90°；助手双手握住患肘向下对抗牵引并外旋；同时医者双手拇指贴紧左肩前侧喙突处推拨，感其响声即示筋已归位；继而医者左手拇指贴压在喙突处，右手握患者前臂前屈、后伸并拖拉 3 ～ 5 次。

【疗效】治疗后患者症状基本消失，左肩活动恢复正常。

【按语】患者摔伤后左手着地，导致肩部疼痛、活动受限，自行敷药，未见效果。虽去医院治疗未见效果，后经罗有明手法复位，患者症状消除。罗有明认为：筋出槽患者，需手法使筋归入槽，症状方可消失。如不及时治疗，则可引发筋的纤维化或粘连，继发肩关节周围炎，影响生活质量。

案 2. 左肱二头肌肌腱损伤

陈某，女，61 岁，北京市已退休。

【就诊经历】患者 1993 年 11 月 28 日不慎摔伤左肩，左肩前疼痛，逐渐加重，活动受限。为求进一步诊治，患者 1994 年 1 月 9 日就诊于罗有明骨伤医院门诊。

【检查】患者神清，一般情况尚可。左肩前略肿胀，左臂上举、后伸、外展受限。手法检查发现，患处皮温正常，左肩前部压痛阳性，肱骨头前方可触及条索状物。

【诊断】左肱二头肌肌腱损伤。

【治疗】①患者取坐位，放松左肩，医者站在患者左肩前方，双手拇指呈"八"字形，复贴于患者左肩，并沿左肩前方、外侧交替推、揉、按、压，以松解局部痉挛的肌肉。②患者身体稍向前倾，助手握患者肘部顺势牵引，并将左前臂缓缓从中立→旋后→旋前位转动；同时医者以拇指放在肱二头肌肌腱外侧，横向拨推滚动肌腱。当咯噔的声音消失，手下有"咕噜"滑动感后，将伤肢旋前，屈肘。③复位后，医者掌根在患者左肩前方、外侧采用罗氏正骨复贴手法捋顺至腕部，以疏通气血。

【疗效】1 周后复诊，患者左肩疼痛消失，活动自如。

【按语】患者摔伤导致肱二头肌肌腱损伤，属罗氏正骨"筋出槽"的范畴。患者肩关节周围肌肉紧张、痉挛，故活动时疼痛，治疗时需先复贴、松解肩部，再手法复位，使筋归槽。

案 3. 左肩关节扭伤

崔某，女，49 岁，辽宁省盘锦农民。

【就诊经历】患者 1994 年 3 月 13 日搬举重物致左肩关节肿胀疼痛、外展、上举受限，休息后无明显缓解，患者为求进一步治疗，1994 年 3 月 21 日于罗有明骨伤医院就诊。

【检查】患者神清，一般情况良好。检查发现左肩关节外侧肿胀，三角肌、肩峰下压痛阳性，触及结节感，外展活动疼痛加重。

【诊断】左肩关节扭伤。

【治疗】①松解：患者取端坐位，医者立于患侧，单手拇指指腹沿肩关节三角肌顺滑点压，走行于肱骨大结节，连续5～6次后，在三角肌肩峰下，单手拇指点压1～2次至该肌肉放松。②牵拉、分拨、推按：患者端坐，助手握患者肘部向下牵拉，医者立于患者左肩后，双手拇指呈"八"字分开贴压在肩峰下肱骨大结节处，触及条索状物时，顺肌纤维方向贴压、推按至三角肌处，连续4～5次。若触觉肌肉仍紧张，可反复数次手法，用力均匀柔和。③转摇：医者立于患肩背后，一手掌置放肩关节处，另一手端拿起患侧屈曲的肘关节，将肩关节向前、向后环转4～5次。手法治疗后，患者肩关节部活动明显好转，疼痛肿胀症状减轻。

【疗效】3次治疗后患者症状基本消失，肩关节外展活动正常。

【按语】患者因托举动作致肩关节三角肌中束损伤，治疗首先应放松、解除肌肉痉挛，再牵拉分拨，注意不可暴力或大力拨推肩关节附近的肌肉及韧带，以免加重损伤。

案4. 右肱二头肌肌腱损伤

焦某，女，48岁，北京市农民。

【就诊经历】患者常年从事农业生产活动，半年前装运粮食时不慎扭伤右肩关节，右肩疼痛，活动受限，在家人陪同下前往附近医院就诊，X线检查未见明显骨折与脱位，予药物及理疗治疗，1周后症状减轻，继续劳作。半个月前患者再次出现右肩关节疼痛，活动受限，药物、理疗治疗十余天后，症状未见好转。为求进一步治疗，1987年2月24日于罗有明骨伤医院就诊。

【检查】患者神清，一般情况良好。触诊手法检查发现，患者右肩关节前侧结节间沟处压痛、肿胀，可触及条索状物，局部皮温略低，右肩关节各向活动受限。

【影像检查】X线片示：未见明显骨折与脱臼。

【诊断】右肱二头肌肌腱损伤。

【治疗】患者取坐位，医者立于患者右侧，双拇指复贴、点按、分拨放松肩部肌肉；患者屈肘90°，医者左手掌根贴紧患者右肩部肌肉，右手握患者右肘关节，做肩关节前屈、后伸、旋转、拖拉动作；一助手站于患者右侧，双手握患者上臂向上牵引肩关节，同时医者双手拇指推拨右肩结节间沟条索状物，复位出槽的肌腱；最后复贴、捋顺右上肢，促进气血运行。手法治疗后，患者右肩关节活动改善。

【疗效】4 次治疗后患者症状基本消失，右肩关节活动恢复正常。

【按语】患者常年从事体力活动，导致肱二头肌肌腱损伤，虽经治疗但未痊愈，后因过度劳累致右肩关节疼痛加重，久而久之筋出槽，虽予药物、理疗等治疗，但由于未使出槽之筋归位，故效果不显。罗有明通过手法，使出槽之肌筋归顺本位，收到满意的治疗效果。

案 5. 右肱二头肌肌腱损伤

李某，女，61 岁，河北省张家口市退休文员。

【就诊经历】患者 1989 年 10 月 30 日摔倒伤及右肩，右侧肩关节肿胀、疼痛，活动受限，休息后无明显好转。为求进一步治疗，患者 1989 年 11 月 14 日于罗有明骨伤医院门诊治疗。

【检查】患者神清，一般情况良好。触诊手法检查发现，肩关节前外方略肿，压痛阳性，可触及条索状物，右肩关节活动受限，上举 90°，内收 20°。

【诊断】右肱二头肌肌腱损伤。

【治疗】①复贴松解：患者端坐，肩关节放松，医者站在患侧，双手拇指呈"八"字形，复贴在肩关节前方和外侧，交替推、揉、按、压。②牵拉推拨：患者端坐，身体稍向健侧倾斜，助手握患者右侧肘部顺势牵拉，将前臂缓慢从中立位向旋后→旋前位转动，医者站于患者右肩前，双手拇指呈"八"字形置肱二头肌长缘肌腱处，横向推拨滚动肌腱，当"咯噔"声消失，手下有滑动感时，将伤肢旋前、屈肘，手法即停止。③疏通：医者双手掌根在肩关节前方外侧痛点及周围行贴、推、按压手法至腕部，以疏通气血。

【疗效】手法治疗后，患者肩关节活动明显好转，疼痛、肿胀等症状明显减轻。2 次治疗后患者症状基本消失，肩关节活动正常。

【按语】当上肢于外展位屈伸肘关节时，肱二头肌长头腱易损伤，治疗需牵拉肘部，旋前、旋后往复摇转时顺势推拨复位，不可暴力按压，以免水肿加重，复位更加困难。

案 6. 右肱二头肌肌腱损伤

李某，女，32 岁，北京市朝阳区职工。

【就诊经历】患者 1987 年 8 月 17 日不慎摔倒扭伤右肩关节，右肩关节疼痛、痉挛，上举、内收活动受限，就诊附近医院，X 线片检查骨质未见异常，贴膏药后症状略感缓解。为求进一步诊治，1987 年 8 月 30 日就诊于罗有明骨伤医院。

【检查】患者神清，一般情况良好。触诊右肩关节前方肿胀、压痛阳性，上举 90°，内收 20°。检查可触及肱二头肌肌腱处有条索状物滑动感。

【诊断】右肱二头肌肌腱损伤。

【治疗】①复贴松解：患者端坐，肩关节放松，医者站在患侧，双手拇指呈"八"字形，复贴在肩关节前方和外侧，交替推、揉、按、压。②牵拉推拨：患者体位同前，身体稍向健侧倾斜，助手握患者右侧腕部顺势牵引，将前臂缓慢从中立位向旋后→旋前位转动，医者站于患者右肩前，双手拇指呈"八"字形，置肱二头肌长头肌腱处，横向拨推滚动肌腱，当"咯噔"声消失，手下有滑动感时，伤肢旋前、屈肘，停止手法。③贴按：医者双手大鱼际贴、推、按压肩关节前方外侧痛点及周围至腕部，以疏通气血。

1987 年 8 月 30 日，第 1 次治疗后，患者诉右肩部疼痛明显减轻，右肩关节活动有所改善。

1987 年 9 月 4 日，第 2 次治疗后，患者诉不适症状基本消失。查体右肩关节前方未触及条索状物，肩关节活动正常。

【疗效】肩关节活动正常。

【按语】患者扭伤至肱二头肌肌腱损伤，医者手法复位时，助手充分牵拉的同时旋转上臂的路径为中立→旋后→旋前位。医者在助手牵拉旋转过程中拨推顺势复位，不可暴力，更不可盲目揉按，以免加重损伤。

案 7. 左肩袖损伤

陶某，女，51 岁，北京市退休职工。

【就诊经历】患者 1992 年 8 月、10 月先后两次摔伤左肩关节，左肩疼痛，院外就诊效果不理想，1992 年 10 月 28 日就诊于罗有明骨伤医院。患者左肩疼痛，活动受限，左肩关节弹响。

【检查】患者神清，一般情况可。左肩关节肿大，肱骨头上移，外展活动受限。患处皮温正常，左肩前侧、肩上压痛阳性，可闻及关节活动弹响，扪及摩擦感。

【诊断】左肩袖损伤。

【治疗】患者取端坐位，左肩放松，医者站在患侧，单手轻轻复贴、推按肩关节周围，松解肌肉痉挛；然后单手拇指拨、推、按肩关节周围，重点推拨肱二头肌长头肌腱、肩胛提肌外缘、三角肌上缘和冈上肌肌腱处，感指下"咕噜"滑动即可；再持患者肘部轻轻活动，前后适度环转肩关节；最后掌根复贴肩部至上臂。每周手法治疗2次。

【疗效】手法治疗后，左肩前肿胀、疼痛消失，肩关节活动恢复。

【按语】患者2次摔伤致肩袖损伤，肩关节积液，病程较长，关节活动受限。治疗重点是推拨肩关节周围肩袖损伤部位，解除硬化粘连。推拨后的复贴松解手法可促进局部水肿、炎症吸收。最后适当被动活动左肩关节，有利于肩关节功能的恢复。需要注意的是，肩袖损伤治疗时不能暴力牵拉，以防肩部症状加重。

第四节　肘关节扭挫伤

案1. 左肘关节扭挫伤

丛某，女，37岁，河南省郑州市纺织厂工人。

【就诊经历】患者1987年5月10日工作时因搬抬重物用力不当致左肘关节扭伤，贴膏药后症状未见明显缓解。患者为求进一步治疗，1987年5月14日就诊于罗有明骨伤医院。

【检查】患者神清，一般情况良好。检查发现，患者左肘关节肿胀，活动受限，屈伸活动时疼痛加重，左肘关节内侧和后侧压痛，可触及摩擦感。

【诊断】左肘关节扭挫伤。

【治疗】患者取坐位，医者与患者对坐，助手固定上臂，医者双手掌贴于肘两侧，自上而下捋顺至腕部；然后医者将患者前臂夹于腋下，双手掌对贴置于肘关节前后面，与助手对抗牵拉，同时置肘后之手先左右摆推，再向前顶托肘关节后方，患者疼痛即减，屈伸肘关节2次，手法即停；最后医者双手复贴患处至腕部3～5次，结束治疗。

【疗效】2次手法治疗后，患者左肘关节肿胀疼痛基本消失，肘关节活动度恢复正常。

【按语】肘关节扭挫伤是肘关节损伤中较常见的损伤，致伤原因多为过度牵拉、扭转或碰撞，迫使肘关节过度扭转引起。对于肘关节扭挫伤，很多患者重视程度不够，因此多导致肘关节慢性劳损，迁延不愈，治疗更加困难。该患者肘关节扭伤后及时就诊，手法治疗后功能恢复正常，有效地避免了慢性劳损性病变的发生。

案2. 右肘关节扭挫伤

崔某，女，46岁，黑龙江省人，工人。

【就诊经历】患者1988年3月5日因用力不当扭伤右肘关节，右肘关节肿胀、疼痛伴活动受限，口服止痛药物后，症状未见改善。为求进一步治疗，1988年3月7日就诊于罗有明骨伤医院。

【检查】患者神清，一般情况良好。右侧肘关节肿胀、瘀血。触诊手法检查发现，右侧桡骨小头压痛阳性，可触及"硬结感"，屈伸活动时疼痛加重，可触及摩擦感，闻及"吱吱"响声。

【诊断】右肘关节扭挫伤。

【治疗】患者取坐位，医者与患者对坐，一助手站于患者背后固定右上臂，医者双手掌贴于患肘两侧，自上而下捋顺至腕部。另一助手握患者腕部，两助手相对用力牵拉，左右小幅度摇转。医者双手掌对贴置于肘关节前后面，一手拇指抵压住桡骨小头，在助手对抗牵拉的同时，医者置肘后之手先左右摆推，后顶托肘关节后方，再屈伸肘关节并向下推按桡骨小头，手下有滑动感即停止推按。最后医者双手复贴右侧肘关节至腕部3～5次，结束治疗。

【疗效】治疗后患者右肘关节肿胀疼痛基本消失，肘关节活动度恢复正常。

【按语】该患者肘关节扭伤后及时就诊，经罗有明牵拉、摇转、托顶、推按归位手法后，症状即刻缓解，避免了损伤的进一步加重。

第五节　腕关节扭挫伤

案 1. 右腕关节损伤（摔伤）

陈某，男，26 岁，北京市工人。

【就诊经历】患者 1993 年 4 月 12 日骑自行车摔倒，右腕关节着地，当即感腕关节疼痛，活动受限，未行特殊处理，次日症状未见好转。为求进一步治疗，患者 1993 年 4 月 14 日就诊于罗有明骨伤医院。

【检查】患者神清，一般情况良好。检查发现，患者右腕关节肿胀，尺骨小头压痛阳性，未及明显骨擦音，右腕关节屈伸活动轻微受限。

【诊断】右腕关节损伤。

【治疗】患者取坐位，医者站于患者对侧，复贴、捋顺患者前臂至掌指关节处。一助手握患者右前臂，医者双手拇指贴紧患腕关节背侧，余指握右腕关节，与助手对抗牵引并旋转腕关节，手下有复位感时手法即停。然后捋顺患肢，纸夹板固定右腕关节。

【疗效】1 周后复查，患者右腕关节疼痛基本消失，关节活动基本正常。

【按语】患者摔伤致腕关节损伤，损伤后患者及时就诊，明确损伤部位及损伤类型，手法复位及固定治疗后，患者腕关节活动恢复正常，未对日常生活产生不良影响，体现了罗氏正骨法在正筋、正肌肉、正骨缝的独特疗效。

案 2. 右腕关节扭伤

李某，女，45 岁，北京市工人。

【就诊经历】患者 1987 年 9 月 12 日劳作时不慎扭伤右腕关节，腕部肿胀疼痛、活动受限，按摩及理疗治疗后腕部疼痛较前减轻，但腕部仍活动受限。为求进一步治疗，1987 年 9 月 18 日就诊于罗有明骨伤医院。

【检查】患者神清，一般情况良好。检查发现，患者右手腕关节背侧肿胀、压痛，右手第二掌骨基底部压痛明显，腕关节活动受限。

【诊断】右腕关节损伤。

【治疗】患者取坐位，医者坐于患者对侧，双手握住腕关节，自腕上20cm处向下至掌部复贴，拇指在上贴紧腕关节第二掌骨基底部，余四指在下，缓缓牵腕至掌屈位，左右摇晃腕部，手下有响声手法即停；然后复贴、捋顺腕关节，拔伸捋顺手指2～3次，以通行气血。

【疗效】右腕关节疼痛消失，功能活动恢复正常。

【按语】腕关节损伤大多有跌仆、闪扭、用力过猛等外伤史，腕关节损伤后手法治疗通常能取得满意的临床疗效，《诸病源候论》曰："腕关节损伤，皆是卒然致损，故气血隔绝，不能周荣……按摩导引，令其气血复也。"罗氏正骨手法既可矫正腕关节错缝，又能捋顺腕部肌筋，从而使"气血周荣"，达到通则不痛的治疗效果。

案 3. 右腕关节扭伤

卢某，女，44岁，北京市工人。

【就诊经历】患者1990年8月1日不慎跌倒致右腕关节损伤，未予重视，第二天右腕关节疼痛加重，活动受限，至附近医院就诊，拍摄X线片检查未见明显骨折及脱位，予止痛药及膏药外用。1周后症状稍有好转，但活动时疼痛加重。为求进一步治疗，1990年8月8日就诊于罗有明骨伤医院。

【检查】患者神清，一般情况良好。检查发现患者右腕关节背侧压痛、肿胀，屈伸活动受限，腕背部触及骨突起感，牵引旋转腕关节有复位弹响音。

【影像检查】X线片示：右腕关节未见骨折及脱位征象。

【诊断】右腕关节扭伤。

【治疗】患者取坐位，医者与患者对坐，双手握住患腕关节，自腕上10cm处向下至掌部复贴放松筋肉；医者双手握住患者腕关节，拇指在上，余四指在下，缓缓牵腕至掌屈位，并左右摇晃腕部至手下有响声即可；医者一手扶腕部，另一手拔伸捋顺手指2～3次，以通行气血。

【疗效】复贴、牵拉、旋转等手法2次治疗后，患者腕关节疼痛明显减轻，腕关节活动恢复正常。

【按语】腕部活动频繁又有众多肌腱附着，用力不当易发生筋伤疾患。由于筋喜柔不喜刚，治疗手法应柔和深透，避免暴力手法。腕关节损伤后期，容易发生腕部韧带挛缩，出现腕关节僵硬，应积极进行功能锻炼。

案 4. 右腕关节损伤（劳损）

皮某，女，55 岁，北京市车间工人。

【就诊经历】患者半个月前切菜时发现右腕关节疼痛，活动受限，未行特殊处理，后腕关节疼痛加重，自行贴膏药后症状稍有好转，但腕关节活动时疼痛加重。为求进一步治疗，患者 1996 年 5 月 28 日就诊于罗有明骨伤医院。

【检查】患者神清，一般情况良好。手法检查发现，患者右手第 4、5 掌骨基底部压痛，可触及摩擦感，握拳时疼痛加重，右手第 4、5 指屈曲活动受限。

【诊断】右腕关节损伤。

【治疗】患者与医者对坐，医者双手握住患腕关节从腕上 90cm 处向下至掌部复贴；医者一手握桡腕关节掌背，另一手握手掌，拇指在上，余四指在下，缓缓牵腕至掌屈位，并左右轻轻摇晃腕部，手下有响声手法即停；医者一手扶患腕部，另一手拔伸、捋顺手指 2～3 次即可。

【疗效】患者右腕关节疼痛明显减轻，右手第 4、5 掌指关节活动改善，2 次治疗后患者症状基本消失。

【按语】患者长期挥腕劳动导致腕关节损伤，伤后虽外用膏药，但效果有限，后因腕关节疼痛影响工作、生活，遂至罗有明骨伤医院就诊，罗有明 2 次手法治疗后，基本痊愈。

案 5. 右腕关节挫伤

王某，女，35 岁，北京市工人。

【就诊经历】患者 1993 年 4 月 12 日不慎摔倒，右手撑地，当即感右腕关节疼痛，活动受限，经附近医院拍片示骨质未见明显异常，使用活血止痛类药物后自行回家休息。此后腕关节常感疼痛不适，劳累及受凉后加重。近期天气寒冷，症状加重。为求进一步治疗，1994 年 2 月 8 日就诊罗有明骨伤医院。

【检查】患者神清，一般情况良好。患者右侧腕关节未见明显肿胀，屈伸活动稍受限。触诊右腕关节桡背侧压痛，触及骨突起及骨棱感。

【诊断】右腕关节挫伤。

【治疗】①复贴：患者取坐位，医者与患者对坐，双手握住右前臂，自腕横纹上 20cm 处向下复贴至掌部。②牵拉转腕：患者坐位，医者双手握在桡腕关节背侧，拇指在上，余四指在下，缓缓牵腕至掌屈位，缓慢、左右摆动腕部，同时用拇指按压桡侧突起处，手下有响声即可。然后一手扶腕部，另一手将手指进行拔伸、捋顺 2～3 次即可。

【疗效】4 次治疗后，患者腕关节疼痛基本消失，关节活动正常。

【按语】患者摔伤致腕关节损伤，损伤后患者未及时就诊，在家休养一年后，症状并未减轻，经罗有明检查后明确损伤部位及损伤类型，并进行手法归位及固定。因患者病程较长，须经多次复诊治疗，才能使腕关节活动恢复正常，未对日常生活产生不良影响，因此出现此类关节挫伤时应做到早发现、早治疗。

案 6. 左腕关节损伤（外伤）

徐某，女，73 岁，北京市退休工人。

【就诊经历】患者 1990 年 4 月 12 日半夜上厕所不慎致左腕关节损伤，未予重视，天亮后感左腕关节疼痛，活动受限，由家人带其前往附近医院就诊，X 线片检查未见骨折与脱位，予止痛药及膏药外用。1 周后患者症状稍有好转，再次就诊附近医院，按摩、针灸及理疗后症状未见进一步好转。患者 1990 年 5 月 8 日就诊于罗有明骨伤医院。

【检查】患者神清，一般情况良好。手法检查发现，患者左腕关节背侧压痛、肿胀，屈伸活动受限，腕关节横径增宽，可触及骨突起感，牵引旋转腕关节有弹响音。

【影像检查】X 线片示：左腕关节未见骨折与脱位。

【诊断】左腕关节损伤。

【治疗】患者取坐位，医者坐于患者对侧，自前臂中上段至手指尖行复贴、捋顺手法放松肌筋；一助手固定患者左前臂，医者双拇指贴紧腕关节背侧骨突起处，余指握腕关节掌侧，对抗牵拉并稍稍旋转腕关节，然后拇指推按贴压骨突起处，手下有感觉时手法即停；最后医者双手握患腕关节，横向归挤，再复贴、捋顺患肢以通行气血。

【疗效】手法治疗后，患者左腕关节疼痛明显减轻，腕关节活动恢复正常。

【按语】患者因用力不当致腕关节损伤，虽在外院治疗后症状稍有改善，但仍然存在腕关节疼痛及关节活动受限等症状，经罗有明一次治疗后症状基本消失。肌筋、韧带损伤后需进行"正筋"归位治疗，即对症治疗。

案 7. 右腕关节损伤（摔伤）

叶某，男，37 岁，北京市超市职工。

【就诊经历】患者 1990 年 4 月 12 日夜不慎摔倒致右腕关节损伤，未予重视，天亮后感右腕关节疼痛，屈伸受限，附近医院 X 线片检查未见骨折与脱位，予止痛药及膏药外用。4 周后腕部症状稍有好转，但右腕关节仍觉疼痛无力，为求进一步治疗，1990 年 5 月 12 日就诊于罗有明骨伤医院。

【检查】患者神清，一般情况良好。患者右腕关节略肿胀，背侧压痛，屈伸活动受限，背伸无力，旋转腕关节有摩擦音。

【影像检查】X 线片示：右腕关节未见骨折与脱位。

【诊断】右腕关节损伤。

【治疗】①复贴：患者取坐位，医者与患者对坐，双手握住患者右前臂自腕横纹上 20cm 处向下复贴至掌部。②牵拉转腕：医者一手握患者桡腕关节掌背处，另一手握尺侧部，拇指在上，余四指在下，缓缓牵腕至掌屈位，左右摆动腕部，同时拇指向下按压，手下有响声即可。③捋顺：医者一手牵拉患侧手掌，另一手自上而下复贴捋顺右腕关节周围 3 遍。每周治疗 2 次，治疗 2 周。

【疗效】腕关节疼痛明显减轻，腕关节活动恢复正常。

【按语】腕关节损伤属肌筋损伤，损伤后"正筋"对症治疗，可收到很好的疗效。

案 8. 左腕关节挫伤

张某，女，45 岁，河北省武清县农民。

【就诊经历】患者 1987 年 5 月左腕关节肿胀、疼痛，左手麻木、发凉，上窜至左上臂，曾针灸等方法治疗未见明显缓解。为求进一步治疗，1987 年 7

月 25 日就诊于罗有明骨伤医院。

【检查】患者神清，一般情况良好。手法检查发现，患者左手拇指活动受限，背伸外展约 20°，左腕桡背侧肿胀，拇指指腹触及宣胀感，第 1 掌骨基底部触及骨突起感，压痛阳性，牵拉推按拇指时可及复位声响。

【影像检查】X 线片示：未见明显骨折及脱位。

【诊断】左腕关节挫伤。

【治疗】患者取坐位，医者与患者对坐，医者双手握患腕关节，在从腕上 20cm 处向下复贴至掌部；然后一手握患手桡腕关节掌背侧，另一手握尺侧，拇指在上，余四指在下，缓缓牵腕至掌屈位，并左右摇晃、戳按，手下有响声即可；最后医者一手扶患腕部，另一手拔伸将顺手指 2 ～ 3 次。

【疗效】腕关节疼痛消失，腕关节活动基本正常。

【按语】该患者因活动不当致拇指基底部挫伤，出现麻木、疼痛等症状，虽经针灸等治疗，症状未见明显缓解，罗有明通过手法使出槽之肌筋归位，故患处症状消失。罗有明认为筋伤错缝虽未骨折，但会出现患处疼痛、肿胀及功能障碍等临床症状，手法治疗是首选，若不进行矫正则症状难以消除。

第六节　掌指关节挫伤

案 1. 右手第 4、5 掌指关节挫伤

李某，女，61 岁，北京市退休工人。

【就诊经历】患者 1992 年 1 月 16 日滑倒不慎挫伤右手，右手第 4、5 掌指关节肿胀疼痛，屈伸受限，1992 年 1 月 17 日于罗有明骨伤医院就诊。

【检查】患者神清，一般情况良好。手法检查发现，患处皮温升高，右手第 4、5 掌指关节肿胀瘀血，压痛明显，关节活动受限，可闻及摩擦音。

【影像检查】X 线片示：骨质未见异常。

【诊断】右手第 4、5 掌指关节挫伤。

【治疗】①拿捏：患者取端坐位，右手平伸，掌心向下，医者坐在患者对侧，一手握住患侧腕关节，另一手拇食二指捏住伤指关节的内、外侧。②捻

揉、摇晃：医者拿伤指之手轻轻揉捻掌指关节，再拿捏住患指近端指间关节，由外向内环转摇晃 6 ～ 7 次。③拔伸戳按：医者将患者指关节反复屈伸数次，然后轻轻拔伸 1 ～ 2 次，拔伸的同时另一手拇指在关节背侧戳按，手下有摩擦感，手法即停。

【疗效】手法治疗后，患者掌指关节活动明显好转，肿胀疼痛症状减轻。第 2 次治疗后患指症状基本消失，活动正常。

【按语】患者掌指关节挫伤，捻转、摇晃、拔伸、戳按手法可修复掌指关节周围损伤的韧带。注意治疗时牵拉、捻转手法要轻柔，不可暴力揉按，以免损伤加重。

案 2. 右手第 4、5 掌指关节挫伤

鲁某，女，70 岁，北京市人，已退休。

【就诊经历】患者 1993 年 10 月 16 日摔倒，右手撑地，右手第 4、5 掌指关节肿胀疼痛，屈伸受限。患者为求进一步治疗，1993 年 10 月 17 日于罗有明骨伤医院门诊治疗。

【检查】患者神清，一般情况良好。触诊手法检查发现，右手皮温升高，第 4、5 掌指关节肿胀，压痛明显，掌指关节活动受限。

【诊断】右手第 4、5 掌指关节挫伤。

【治疗】患者取端坐位，右手平伸，掌心向下。医者站在患侧，一手拿住右手第 4、5 指，另一手拇食二指捏住伤指关节的内、外侧，拿伤指之手轻轻摇晃，捏关节之手揉捻抚顺舒筋。然后医者一手拇食二指捏住伤指关节上部的指骨两侧，另一手拇食二指捏住伤指关节下部的指骨上、下方，由外向内环转摇晃 6 ～ 7 次，再拔伸、反复屈伸指关节数次，手下有响声停止手法。

【疗效】手法治疗后，患者掌指关节活动明显好转，肿胀疼痛症状减轻。2 次治疗后患者症状基本消失，各指间关节活动正常。

【按语】指间关节两侧有侧副韧带，以维持关节的稳定性，限制侧向运动。当指间关节屈曲时，侧副韧带松弛，而伸直时则紧张。因此，在手指处于伸直位时，如受到过伸或侧方暴力时，就可伤及侧副韧带，导致受伤的指掌关节活动障碍。罗氏牵拉、抚顺、捻转、戳按手法治疗掌指关节挫伤疗效满意。

第二章 下肢筋伤

第一节 下肢肌肉损伤

案 1. 左股四头肌撕裂伤

张某，男，26 岁，河北省唐山市职员。

【就诊经历】患者 6 天前骑自行车摔倒，左膝跪地，左膝上方疼痛肿胀伴撕裂感，虽可勉强行走但伸膝困难，自服止痛药物及外用膏药治疗，未见明显改善。为求进一步治疗，患者 1998 年 4 月 16 日就诊于罗有明骨伤医院。

【检查】患者神清，一般情况良好，左下肢跛行。手法检查发现患者左股四头肌肿胀、压痛阳性，可见皮下明显瘀斑，主动伸膝功能障碍。

【诊断】左股四头肌撕裂伤。

【治疗】患者取仰卧位，医者立于患侧，双手掌捧拢复贴在大腿部，自上而下至膝关节两侧捋顺数次；一助手双手固定患者髂前上棘，另一助手双手握患肢踝关节处，两人对抗牵拉，握踝助手再内外旋转患肢；同时医者双手拇指沿股四头肌周围痛点，横向推拨按压数次，继予复贴法反复数次至疼痛缓解，再屈曲、伸直活动膝、髋关节数次即可。

【疗效】每日治疗 1 次，1 周后膝关节活动恢复正常。

【按语】股四头肌损伤多由间接暴力所致，急性损伤若不及时治疗，可发展成持续疼痛。初期肿胀疼痛严重，一般不在损伤局部施用重手法，可在损伤周围用双手拇指推散瘀血，配合口服活血止痛药和外用洗药，以散瘀、活血、消炎、止痛。

案 2. 左股内收肌损伤（肌肉拉伤）

赵某，男，20 岁，山东省学生。

【就诊经历】患者半个月前踢足球时拉伤左大腿内侧肌肉，当时感左膝关节内侧和左大腿根部疼痛不适，跛行，服用跌打损伤药和外敷膏药，病情未见明显好转。近 2 天上述症状加重。为求进一步治疗，患者 1995 年 6 月 10 日就诊于罗有明骨伤医院。

【检查】患者神清，一般情况良好，跛行步态。手法检查发现患者左下肢呈半屈曲、外旋位，左股内侧轻度肿胀，可触及紧张的肌纤维，其上下均有压痛，左腿内收、外展活动受限，抗阻力髋关节内收试验阳性。

【诊断】左股内收肌损伤。

【治疗】患者取仰卧位，双下肢稍外展，医者立于患侧，双手掌面复贴捧拢患肢，自腹股沟下方至膝部捋顺、复贴（贴内收肌之手稍加用力，可使紧张的肌肉组织放松）；然后医者双手拇指沿内收肌周围痛点，横向推按几次，继而改用复贴手法，反复数次至疼痛缓解；最后反复数次拿按、复贴患肢，以通行血脉。

【疗效】治疗 2 周后，患者疼痛消失，行走自如。

【按语】外伤使股内收肌强力牵拉或收缩，从而撕裂，引起局部气血不畅，经脉受阻，气血瘀滞，不通则痛。罗氏手法可舒筋通络、解痉止痛，筋脉舒展、血通脉和、瘀祛新生则诸症自除。

第二节　膝关节半月板损伤

案 1. 右膝关节半月板损伤（摔伤）

贾某，男，62 岁，北京市农民。

【就诊经历】患者 1986 年 8 月 16 日骑自行车摔倒，右膝着地，随即右膝关节疼痛，活动受限，当时未行特殊处理，第 2 日疼痛加剧。为求进一步治疗，患者 1986 年 8 月 17 日于罗有明骨伤医院就诊。

【检查】患者神清，一般情况良好。患者右膝关节功能活动受限，膝关节外侧肿胀，周围广泛压痛，外侧及腘窝处压痛明显，可触及条索感，局部皮温微高，右膝关节回旋挤压试验阳性。

【诊断】右膝关节半月板损伤。

【治疗】患者取仰卧位，医者立于患侧，双手捧拢伤膝，自上而下，缓缓用力，复贴捋顺数次；然后医者一手拇指按压痛点，助手双手握住踝关节顺势牵引、旋转、屈伸膝关节，动作连贯，同时医者拇指推拨按压条索处，手下自觉有响声即停手法；最后医者双手拇指与其余四指环握膝关节内外侧，按压复贴至膝部微温发热。

【疗效】3 次手法治疗后患者右膝关节肿胀、疼痛消失。

【按语】半月板对于稳定膝关节具有重要意义，但其极易受到损伤。该患者外伤后致膝关节半月板损伤，手法治疗后，症状消失，右膝关节功能恢复。临床治疗时，注意手法柔和有力连贯，以力达半月板损伤处又不加重局部损伤为度，避免使用蛮力。

案 2. 右膝关节半月板损伤（运动伤）

刘某，男，35 岁，北京市东城区干部。

【就诊经历】患者 1991 年 1 月 17 日踢球后右膝关节出现疼痛，活动稍受限，外院诊断为右膝关节半月板损伤，予口服活血化瘀止痛药物治疗。此后症状反复发作，久行后右膝关节疼痛加重。1991 年 2 月 12 日活动后膝部症状加重，屈伸活动受限明显。患者为求进一步治疗，1991 年 2 月 15 日就诊于罗有明骨伤医院。

【检查】患者神清，一般情况可。患者右膝关节外侧轻度肿胀，股四头肌轻度萎缩，外侧副韧带处压痛阳性，可触及摩擦感，被动屈伸膝关节有弹响，膝关节研磨挤压试验阳性。

【诊断】右膝关节半月板损伤。

【治疗】①捧拢复贴：患者取仰卧位，医者站在患侧，双手掌捧拢伤膝部，自上而下，缓缓用力，下滑数次。②屈伸按压：医者一手拇指按于痛点，一助手双手握踝，外展小腿，顺势牵拉，做膝关节屈伸的连贯动作，同时医者拇指在外侧副韧带处推按，自觉指下有响声后手法停止。③复贴按压：医者双手拇指与四指环握膝关节内外侧，复贴按压至膝部微温发热。

【疗效】手法治疗后，患者膝关节疼痛感缓解，活动改善。治疗1个疗程（10次1个疗程）后，患者症状完全消失。

【按语】膝关节半月板损伤，因其位置较深，手法应渗透有力，直达病所，但忌用暴力及反复操作，以免加重半月板损伤或造成膝部其他组织损伤。

案 3. 右膝关节半月板损伤（劳损）

童某，女，56岁，福建省农民。

【就诊经历】患者3年前右膝关节疼痛，走路有绞索感，休息后症状缓解。1个月前患者不慎摔倒，当即感右膝关节疼痛、活动受限，送往附近医院就诊，X线检查未见明显骨折，予活血化瘀、消肿止痛药物对症处理。治疗后患者症状未见好转。为求进一步治疗，1987年12月15日于罗有明骨伤医院就诊。

【检查】患者神清，一般情况良好。患者右膝关节轻度肿胀，屈伸受限，膝关节内外侧间隙边缘增厚，压痛明显，麦氏（McMurray）征阳性。

【影像检查】X线片示：右膝关节未见骨折征象。

【诊断】右膝关节半月板损伤。

【治疗】患者取仰卧位，医者立于患侧，双手捧拢伤膝部，自上而下，缓缓用力，复贴捋顺数次；然后医者一手拇指按压痛点，助手双手握住踝关节顺势牵拉，牵引、旋转、屈伸膝关节；此时医者拇指推拨按压条索处，当手下自觉有响声时手法即停；最后，医者双手拇指与其余四指环握膝关节内外侧，捧拢、按压、复贴至膝部微温发热。治疗后配合罗氏1号洗药外用，以活血通络。

【疗效】经罗有明推拨手法治疗后，右膝关节症状明显减轻。4次治疗后患者右膝关节肿胀、疼痛基本消失。

【按语】膝关节半月板比较脆弱，但可抗压，是稳定膝关节的复杂结构中不可缺少的部分，骤然的屈伸、旋转膝关节均可使半月板撕裂。该患者长期在山区进行重体力劳动，以致膝关节磨损严重，本次外伤则加剧了膝关节损伤。罗氏手法治疗效果满意，但应注意复贴、屈伸、拨推、按压等综合手法的连贯性。

案 4. 陈旧性左膝关节半月板损伤

杨某，女，48 岁，工人。

【就诊经历】患者 1988 年 8 月 28 日走路时不慎扭伤左膝关节，当时自觉关节有响声，回家后膝关节肿胀疼痛、活动受限。静养半年后症状无明显改善，左膝关节仍疼痛，行走困难。患者为求进一步治疗，1989 年 4 月 3 日于罗有明骨伤医院就诊治疗。

【检查】患者神清，一般情况良好。患处轻微肿胀，左膝关节内外侧间隙压痛，膝关节活动受限，股四头肌轻度萎缩，麦氏（McMurray）征阳性。

【诊断】陈旧性左膝关节半月板损伤。

【治疗】①捋顺：患者仰卧于治疗床上，医者站在患者左下肢外侧，双手掌捧拢伤肢，自上而下捋顺至小腿处。②屈伸按压：医者一手拇指按于痛点，助手双手握患者踝部，外展小腿顺势牵引，屈伸膝关节，同时医者拇指向内侧按压，当指下有响声，手法停止。③复贴捋顺：医者双手拇指与余四指环握患膝关节内外侧，按压复贴，至膝部微温发热，手法柔和用力。

【疗效】手法治疗后，患者膝关节活动明显好转，肿胀疼痛症状减轻。6 次治疗后，患者症状基本消失，膝关节活动正常。

【按语】膝关节半月板损伤，早期手法治疗效果良好，若到了晚期，软组织增生肥厚，手法治疗收效较慢。此外，可配合针灸、微波等理疗治疗。

案 5. 右膝关节半月板损伤（扭伤）

杨某，女，71 岁，北京市东城区退休干部。

【就诊经历】患者 1992 年 1 月 17 日快走扭伤右膝关节，膝关节肿胀疼痛，院外诊断为"半月板损伤"。此后症状反复发作，久行后右膝关节疼痛加重。1997 年 3 月 12 日活动后症状明显加重，并伴有屈伸活受限，口服活血化瘀止痛药物疗效不明显，1997 年 3 月 15 日就诊于罗有明骨伤医院。

【检查】患者神清，一般情况可，缓慢步入门诊。右膝关节活动受限，膝关节前方略红肿，内外膝眼压痛阳性，活动右膝关节可触及骨擦感，研磨试验阳性，麦氏（McMurray）征阳性。

【诊断】右膝关节半月板损伤。

【治疗】①捋顺：患者仰卧于治疗床上，医者站在患者左下肢外侧，双手掌捧拢伤肢，自上而下捋顺至小腿处。②屈伸按压：医者一手拇指按于痛点；助手双手握踝部，外展小腿顺势牵引，屈伸膝关节；医者拇指向内侧按压，自觉指下有响声，手法停止。③复贴捋顺：医者双手拇指与余四指环握膝关节内外侧，按压复贴，至膝部微温发热。

【疗效】治疗后，患者膝关节疼痛略感缓解，活动有所改善。

1997 年 3 月 22 日复诊，患者诉可步行 500m 且症状无加重。

【按语】该半月板损伤患者为劳累后急性加重，复位手法宜轻柔连贯，以免造成进一步损伤，加重症状。

案 6. 左膝关节半月板损伤（摔伤）

张某，女，46 岁，北京市朝阳区工人。

【就诊经历】患者 1986 年 3 月 30 日骑自行车时不慎摔倒，伤及左膝，当时左膝部肿胀、疼痛，关节活动受限，附近医院 X 线片检查骨质未见异常，自行口服活血化瘀药物，效果不佳。现患者左膝关节疼痛、轻微肿胀，屈伸活动受限，久行后症状加重，为求进一步治疗，1986 年 4 月 10 日就诊于罗有明骨伤医院。

【检查】患者神清，一般情况良好，跛行步入门诊。左膝关节活动轻微受限，浮髌试验阳性，膝关节肤温偏高，膝关节内侧压痛阳性，活动时有弹响声，麦氏（McMurray）征阳性。

【影像检查】左膝关节正侧位 X 线片示：膝关节骨质未见异常。

【诊断】左膝半月板损伤。

【治疗】①捋顺：患者仰卧于治疗床上，医者站在患者左下肢外侧，双手掌捧拢伤肢，自上而下捋顺至小腿处。②屈伸按压：医者一手拇指按于痛点；助手双手握患者踝部顺势牵引，同时屈伸膝关节；医者拇指向内侧按压，自觉指下有响声后手法停止。③复贴捋顺：医者双手拇指与余四指环握膝关节内外侧，按压复贴，至膝部微温发热。④点穴：点按委中穴、承山穴，以行气活血。

【疗效】1986 年 4 月 14 日复诊，患者左膝痛明显好转，活动功能不受限。

【按语】该患者摔伤半月板，罗有明认为膝关节损伤后切勿盲目揉搓，盲目揉搓会加重瘀血的产生，使症状加重。罗氏治疗半月板损伤，要求手法稳准轻快，动作柔和连贯，熟练操作，切不可手法生疏，手下滞涩，盲目用力。

第三节 膝关节韧带损伤

案 1. 左膝关节外侧副韧带损伤（摔伤）

陈某，男，16 岁，北京市朝阳区学生。

【就诊经历】患者 1990 年 2 月 17 日湖边滑冰，不慎滑倒，左膝关节外侧疼痛，后逐渐肿胀，行走困难，影响学习及生活。为求进一步治疗，患者 1987 年 2 月 19 日由家人陪同就诊于罗有明骨伤医院。

【检查】患者神清，一般情况良好。患者左膝关节外侧肿胀、疼痛明显，皮下可见青紫瘀斑，左膝关节呈 130°半屈曲位，主动和被动活动受限，左膝关节分离试验阳性。

【诊断】左膝关节外侧副韧带损伤。

【治疗】患者坐在治疗床上，医者双手掌对握捧拢膝关节上方，自上而下捋顺 3～5 次，缓解患者紧张感及膝关节痉挛紧张的状态。然后医者一手拇指贴按于膝关节外侧处，助手握患肢踝关节，在牵拉状态下缓缓伸直膝关节，并最大限度屈曲膝关节。此过程中放置膝关节外侧之手拇指下有感觉时，改用戳按手法，助手再次屈伸膝关节 1～3 次即可。

【疗效】1 次手法治疗后，患者当即症状明显减轻，膝关节活动范围有较大改善；3 次治疗后，左膝关节肿胀疼痛基本消失，膝关节活动度恢复正常。

【按语】膝关节侧副韧带部分撕裂者，早期手法不可多做，以免加重损伤，可屈伸膝关节 1～3 次，以舒顺筋膜，恢复韧带轻微之卷曲、错位；晚期使用手法可解除粘连，恢复关节功能。若膝关节侧副韧带断裂，则需用小夹板或者石膏托固定膝关节于功能位 4～5 周。

案 2. 右膝关节内侧副韧带损伤（扭伤）

陈某，女，22 岁，山东省职员。

【就诊经历】患者 1991 年 10 月 3 日跳远时不慎扭伤右膝关节，右膝关节疼痛肿胀，屈伸活动受限，贴敷膏药后无明显缓解。为求进一步治疗，1991年 10 月 8 日就诊于罗有明骨伤医院。

【检查】患者神清，一般情况良好，跛行。患者右膝关节屈伸活动受限，膝关节肿胀明显，皮肤温度略高，膝关节内侧压痛阳性，可触及撕裂感，浮髌试验阳性。

【诊断】右膝关节内侧副韧带损伤。

【治疗】患者坐于床上，医者立于患侧，双手掌捧拢伤肢，自上而下顺滑至小腿放松患肢肌肉；医者一手拇指置于撕裂部复贴推按，另一手握踝关节，被动屈伸伤肢膝关节，手下有响声即停止；一助手牵引踝关节，另一助手固定大腿处，医者双拇指置于伤部，先左右分拨，进而上下复贴，手下无响声，膝可伸直，手法即停；最后捋顺患肢，以疏通经络气血。

【疗效】2 次手法治疗后，患者膝关节肿痛症状明显好转，屈伸受限消失。

【按语】膝关节周围韧带较多，对维持膝关节的稳定及伸屈活动起着重要作用。因膝关节活动量大，摩擦劳损及创伤机会多，故膝部筋伤在临床中较为常见。治疗时采用理筋、顺筋手法，可以舒展卷曲的筋膜，疗效较好。但膝关节损伤初期此类手法不宜过多重复操作，否则有可能加重损伤。

案 3. 双膝关节韧带损伤（扭伤）

陈某，男，10 岁，河南省南阳市学生。

【就诊经历】患者 1990 年 5 月 3 日跑步不慎扭伤双侧膝关节，关节疼痛肿胀，休息后无明显缓解，屈伸受限，行走困难，1990 年 5 月 9 日就诊于罗有明骨伤医院。

【检查】患者神清，面容痛苦。患者双侧膝关节髌骨下缘略肿胀，左膝关节髌韧带内侧触及细条索感，膝关节屈伸活动受限，右膝关节内、外侧膝眼处压痛阳性，有拨动感。

【影像检查】X 线片示：骨质无明显异常。

【诊断】左膝关节髌韧带扭伤；右膝内、外侧副韧带扭伤。

【治疗】①复贴捋顺：患者坐于床上，医者立于患肢处，双手掌面捧拢伤肢，自上而下顺滑下至小腿外，重复手法至患肢肌肉放松。②屈伸点按：医者一手拇食指置于左膝髌韧带处，另一手握踝上，将伤肢膝关节牵引屈伸旋转，手下有响声即停止。③牵拉分拨：一助手固定左大腿处，另一助手握住左踝上缘向下牵拉，同时往返内旋、外旋左小腿。医者双拇指置于左膝伤处左右分拨至条索感消失即可。④复贴：手法结束后复贴伤处，被动屈伸活动左膝关节，使关节活动自如。同法操作右膝。

【疗效】手法治疗后，患者膝关节肿胀明显好转，屈伸受限等症状减轻。3 次治疗后患者症状基本消失，可下地行走。

【按语】治疗膝关节韧带损伤，应注意手法轻柔，忌重力或暴力施法。复贴捋顺下肢，活动关节，可行气活血，促进康复。

案 4. 左膝关节内外侧副韧带损伤（扭伤）

冯某，女，35 岁，北京市朝阳区工人。

【就诊经历】患者 1995 年 1 月 12 日爬楼梯不慎扭伤左膝关节，左膝关节疼痛、肿胀，活动功能受限。冷敷、贴膏药等自行对症处理，疼痛及症状有所缓解。现患者左膝关节疼痛，久行后症状加重。为求进一步治疗，1995 年 1 月 24 日就诊于罗有明骨伤医院。

【检查】患者神清，一般情况良好，跛行步态。左膝关节活动受限，局部青紫、轻度肿胀。左膝关节温度偏高，左膝关节内、外侧可触及纵行条索感。

【诊断】左膝关节内外侧副韧带损伤。

【治疗】①患者仰卧于治疗床上，医者站在患侧，双手掌捧拢伤肢，自上而下捋顺松解至小腿处。②一助手固定左大腿处，另一助手握住左踝上缘向下牵拉，同时往返内旋、外旋左小腿；医者双拇指置于左膝外侧伤处左右"八"字分拨至条索感消失。同法操作左膝内侧伤处。③复贴伤处，拇食二指分别置于膝关节内外侧屈伸活动右膝关节，使关节活动自如。

【疗效】1995 年 1 月 27 日复诊，患者左膝肿胀、疼痛及条索感基本消除。

【按语】罗氏手法（分拨、复贴、抚顺）治疗膝关节多处韧带损伤，原则是具体问题具体分析，既存在异病同治，又存在同病异治，只有明确受损部位，有针对性地牵拉、分拨，效果才能显著。

案5. 左膝关节外侧副韧带损伤（外伤）

解某，女，67岁，北京市退休人员。

【就诊经历】患者1995年9月16日行走时被自行车撞倒，站起后左膝关节疼痛，活动受限，随即送往附近医院就诊，查X线片未见明显骨折，给予消肿止痛药物对症处理。1周后上述症状未见明显好转。为求进一步治疗，患者1995年9月24日于罗有明骨伤医院就诊。

【检查】患者神清，一般情况良好，跛行步态。患者左膝关节微肿，膝关节外侧、后侧压痛阳性，触及条索感，左膝关节屈曲受限。

【影像检查】X线片示：未见明显骨折征象。

【诊断】左膝关节外侧副韧带损伤。

【治疗】患者仰卧于治疗床上，医站在患者侧，双手掌捧拢伤肢，自上而下捋顺至小腿处；一助手固定患者左大腿，另一助手握住左踝上缘向下牵拉，同时往复内旋、外旋左小腿；医者双拇指置于左膝外侧伤处分拨推按条索状物，然后屈伸膝关节，最后复贴捋顺患肢，以疏通气血经络。

【疗效】1次手法治疗后，患者左膝疼痛明显减轻，步行走出诊室。每周治疗2次，1个月后患者活动自如。

【按语】膝关节损伤在临床中较为常见，侧副韧带损伤通常伴有肌筋移位，出现肿胀、疼痛等症状，筋肉损伤若不归位，则肿胀、疼痛难以消除，而反复按揉则肿胀、疼痛加重，因此，在治疗时手法要轻柔，筋喜柔不喜刚，忌用重力或暴力。

案6. 右膝关节外侧副韧带损伤（扭伤）

李某，女，53岁，北京市无业。

【就诊经历】患者1991年2月11日不慎扭伤致右膝关节肿胀、疼痛，屈伸活动受限，未予正规治疗。休息后仍有膝关节疼痛，不能久行，为求治疗，患者1991年2月18日就诊于罗有明骨伤医院。

【检查】一般情况可。右膝关节屈伸功能受限，压痛、肿胀，皮温略高，膝关节外侧下缘压痛，触及条索感，麦氏（McMurray）征阳性。

【影像检查】X线片示：右膝关节退行性变。

【诊断】右膝关节外侧副韧带扭伤。

【治疗】①复贴捋顺：患者坐于床上，医者立于患肢处，双手掌面捧拢伤肢，自上而下顺滑下至小腿，重复手法至患肢放松。②牵拉分拨：一助手固定右大腿处，另一助手握住右踝上缘向下牵拉，同时往返内旋、外旋右小腿，医者双拇指置右膝外侧伤处左右分拨至条索感消失。③复位结束后医者复贴伤处，拇食二指分别置于膝关节内外侧屈伸活动膝关节，使关节活动自如。

【疗效】3次手法治疗后，患者膝关节痛基本消失，膝关节活动不受限。

【按语】患者膝关节扭伤伤及外侧副韧带，罗氏正骨法通过手法诊查找准患处后，采用牵拉分拨的手法使之复位，患者疼痛快速缓解，疗效显著。

案7. 右膝关节内外侧副韧带损伤（摔伤）

鲁某，女，42岁，北京新华保险公司职员。

【就诊经历】患者1993年2月3日不慎摔倒，右膝着地，右膝关节疼痛、肿胀，活动功能受限，某医院治疗4周后疼痛轻微缓解，但仍需拄双拐行走。患者为求进一步治疗，1993年2月24日就诊于罗有明骨伤医院。

【检查】患者神清，一般情况良好，跛行步态，右膝关节轻度肿胀。触诊髌骨外上缘扪及硬结块物，右膝关节内侧缘凸起、压痛阳性。右膝关节外侧可触及纵行条索样感、压痛阳性。右膝关节屈伸、旋转时有摩擦音。

【影像检查】X线片示：未见骨质改变。

【诊断】右膝关节内外侧副韧带损伤。

【治疗】①患者仰卧于治疗床上，医者站在患侧，双手掌捧拢伤肢，自上而下捋顺至小腿。②一助手固定患者右大腿，另一助手握住右踝上缘向下牵拉，同时往返内旋、外旋右小腿；医者双拇指置于右膝外侧伤处左右分拨至条索感消失即可。同法操作右膝内侧伤处。③复贴伤处，拇、食二指分别置于膝关节内外侧，适度屈伸活动右膝关节，使关节活动自如。

【疗效】治疗1次后，患者右膝痛明显减轻，功能活动好转，脱拐步行走出诊室。此后每周治疗 2 次，1 个月后患者右膝疼痛完全消除，活动自如。

【按语】膝关节周围韧带损伤属于中医"筋伤"范畴，罗氏正骨治疗强调手法轻柔，禁忌暴力牵拉与按压。

案 8. 左膝关节内侧副韧带损伤（扭伤）

佟某，男，48 岁，广西工人。

【就诊经历】患者 1990 年 9 月 2 日游玩时不慎扭伤左膝关节，关节疼痛肿胀，贴敷膏药休息后无明显缓解，屈伸受限，行走困难。患者 1990 年 9 月 8 日就诊于罗有明骨伤医院，接受治疗。

【检查】患者神清，面容痛苦。罗氏触诊手法检查发现，患者左膝关节前方肿胀明显，皮肤颜色微红，浮髌试验阳性，膝关节屈伸活动功能受限，内侧副韧带触及条索感。

【影像检查】X 线片示：左膝关节退行性病变。

【诊断】左膝关节内侧副韧带损伤。

【治疗】①复贴捋顺：患者坐于床上，医者立于患肢处，双手掌捧拢伤肢，自上而下顺滑下至小腿，重复手法至患肢放松。②牵拉分拨：一助手固定患者左大腿，另一助手握住左踝上缘向下牵拉，同时往返内旋、外旋左小腿；医者双拇指置于患膝内侧伤处，左右分拨至条索感消失。③复位结束后复贴伤处，拇、食二指分别置于膝关节内外侧适度屈伸活动左膝关节，使关节活动自如。

【疗效】手法治疗后，患者膝关节肿胀明显好转，屈伸受限等症状减轻。2 次治疗后患者症状基本消失，无行走困难。

【按语】患者左膝内侧副韧带扭伤，罗氏正骨手法检查明确受损部位后，采用牵拉拇指分拨的方法治疗，整复后上下复贴患处，屈伸关节，以恢复关节功能，疗效满意。

案 9. 右膝关节交叉韧带损伤（扭伤）

屠某，男，38 岁，北京市东城区职员。

【就诊经历】患者 1990 年 12 月剧烈奔跑时不慎扭伤右膝关节，右膝部剧痛、肿胀，屈伸活动受限，同事搀扶就诊于附近医院，X线片检查未见膝关节骨质异常。予口服药物等治疗后，患者右膝关节肿胀减轻，但疼痛缓解不明显。为求进一步治疗，患者1991年3月28日就诊于罗有明骨伤医院。

【检查】患者一般情况可。右膝关节皮温高，膝关节内侧压痛明显，可触及条索感，屈伸、外展受限，抽屉试验阳性。

【诊断】右膝关节交叉韧带损伤。

【治疗】患者取仰卧，医者双手捧住膝关节，轻柔复贴，力达皮下即可。松解完毕后，医者站立患者右侧，助手握患肢踝关节，医者双手拇指按压于内侧条索感处，助手弯曲患者右小腿并右内旋下肢，同时医者指压复位（可有"吱吱"声）。最后医者于患膝关节外侧，自膝上20cm处至小腿复贴按压数次，双手沿髌骨的上缘及下缘对抓捏住髌骨向上轻提2～3次，再双手握踝向上牵拉抖颤下肢。

【疗效】每周2次手法治疗，半年后膝关节功能恢复正常。

【按语】患者扭伤导致膝关节交叉韧带损伤，治疗时手法一定要轻缓柔和，牵拉、旋转下肢要根据损伤情况与部位顺势而为，不可暴力拉按，以免损伤加重，延长恢复过程。

案10. 右膝关节外侧副韧带损伤（扭伤）

王某，女，48岁，广东省广州市教师。

【就诊经历】患者1988年8月4日打羽毛球扭伤右膝关节，活动受限，久站久行后疼痛加重。为求进一步治疗，1988年8月20日于罗有明骨伤医院就诊。

【检查】患者神清，一般情况良好。手法检查发现，膝关节处未见明显肿胀，右膝外侧髌骨外缘轻微肿胀，压痛阳性，触及条索感，膝关节活动受限。

【诊断】右膝关节外侧副韧带损伤。

【治疗】①复贴捋顺：患者坐于床上，医者立于患侧，双手掌捧拢伤肢，自上而下顺滑下至小腿，重复手法至患肢可放松。②牵拉分拨：一助手固定右大腿，另一助手握住右踝上缘向下牵拉，同时往返内旋、外旋右小腿。医者双拇指置于右膝外侧伤处左右分拨至条索感消失。③医者一手拇、食二指分别置于膝关节内外侧，另一手握踝适度屈伸右膝关节被动活动，使关节活动自如。

【疗效】手法治疗后，患者膝关节活动明显好转，疼痛减轻。3次治疗后患者症状基本消失，可长时间行走站立。

【按语】由于患者打羽毛球剧烈奔跑，致使肌肉猛然收缩，将膝关节扭伤。治疗时，注意手法轻柔、缓和、稳准，手下有复平感手法即停，不可反复拨按，以免二次损伤，加重患者痛苦。

案11.右膝关节内侧副韧带损伤（拉伤）

王某，女，24岁，四川省学生。

【就诊经历】患者1988年7月右下肢外展时捫伤大腿内侧，右股内收肌呈线状疼痛至右膝关节内侧，伴右下肢外展受限，曾就诊多家医院均未给出明确诊断，口服止痛药物可缓解。为求治疗，患者1993年6月28日就诊于罗有明骨伤医院。

【检查】患者一般情况可。右膝关节皮温稍低，内侧肿胀，压痛，可触及硬条索状，屈伸、外展均受限。

【诊断】右膝关节内侧副韧带损伤。

【治疗】①患者仰卧于治疗床上，医者站在患者右侧，双手掌捧拢伤肢，自上而下由右大腿内侧腹股沟处捋顺至小腿处松解。②一助手固定患者右大腿，另一助手握住右踝上缘向下牵拉，同时往返内旋、外旋右小腿，医者双拇指置于右膝内侧伤处左右分拨至条索感消失即可。③复位结束后复贴伤处，拇、食二指分别置于膝关节内外侧，屈伸活动右膝关节，使关节滑利活动自如。

1993年6月28日，治疗1次后，患者大腿内侧牵拉感明显缓解。嘱患者静养，避免做踢腿等动作。

1993年7月4日复诊，再次手法治疗1次，患者症状较前明显减轻，膝关节屈伸、外展有所改善。

1993年7月10日复诊，患者不适症状明显好转，膝关节屈伸、外展明显改善。

【疗效】膝关节屈伸、外展活动自如。

【按语】患者下肢外展伤及右膝内侧韧带，症状反复发作，伤后 5 年于罗有明骨伤医院就诊，为陈旧性损伤。治疗时须先复贴、松解患处肌肉、筋膜，再牵拉、摇转、分拨、捋顺患膝内侧韧带，最后被动屈伸患者膝关节，以环环相扣，步步到位。

案 12. 左膝关节外侧副韧带损伤（摔伤）

杨某，女，41 岁，北京市朝阳区工人。

【就诊经历】患者 1989 年 3 月 30 日骑自行车时不慎摔倒，伤及左膝，左膝肿胀、疼痛，活动受限，就诊附近医院，X 线片检查未见骨质异常，口服活血化瘀药物治疗，效果不佳。为求进一步治疗，患者 1989 年 4 月 10 日就诊于罗有明骨伤医院。

【检查】患者神清，一般情况良好，跛行步入门诊。检查发现患者左膝关节至足背肿胀，大面积表皮瘀血，左膝关节后外侧压痛明显，触及条索感，髌骨外缘周围广泛压痛，侧方挤压试验阳性，膝关节屈伸活动受限。

【影像检查】X 线片示：骨质未见异常。

【诊断】左膝关节外侧副韧带损伤。

【治疗】①捋顺：患者坐于床上，医者立于患肢处，双手掌捧拢患肢，自上而下顺滑下至小腿，重复手法至患肢放松。②屈伸：医者一手拇指置于损伤部，另一手握踝上，将伤膝关节被动屈伸，手下有响声即停止屈伸，若有轻微错缝即可矫正。③分拨：一助手牵引患侧踝上，另一助手固定患侧大腿，医者拇指置于患膝关节外侧条索部左右分拨，再上下复贴，至手下无响声，膝可伸直，手法停止。

【疗效】治疗 1 次后，患者左膝痛减轻，功能活动好转；2 次治疗后，患者症状完全消失。

【按语】患者摔伤至膝关节外侧韧带损伤，罗氏认为，治疗膝关节损伤，手法操作要柔和有力，不可暴力，并可配合捋顺、点按委中、承山穴以行气活血。

案 13. 右膝关节内外侧副韧带损伤（扭伤）

尹某，女，27 岁，北京市公务员。

【就诊经历】患者 1986 年 3 月 16 日跑步不慎致右膝关节扭伤，右膝关节活动受限，随即送北京某医院，X 线片检查未见骨折及脱位，给予膏药及口服药对症处理，3 天后症状未见好转。患者为求进一步治疗，1986 年 3 月 19 日于罗有明骨伤医院就诊。

【检查】患者神清，一般情况良好。手法检查发现，右膝关节前方微肿，内外侧间隙处压痛阳性，可触及撕裂感及条索感，右膝关节温度微高，屈伸活动受限，浮髌试验阳性。

【诊断】右膝关节内外侧副韧带损伤。

【治疗】患者取仰卧位，医者立于患者右侧，捋顺、复贴手法松解患者右下肢，拿捏手法解除髌骨粘连；然后一助手站于患者后方，双手紧握患者右踝关节做膝关节屈伸运动，同时医者双手拇指分别贴紧右膝关节内外侧撕裂处，先内侧再外侧推按数次，继而屈伸膝关节数次；最后医者捧拢复贴伤肢，以疏通经络气血。

【疗效】手法治疗后，患者膝关节活动恢复正常，症状基本消失。

【按语】膝关节为人体最大最复杂的关节，关节的连接主要来自韧带的维持，韧带损伤后，活动受限，肌筋错位，若不及时纠正则患膝部肿胀长久难消，影响膝关节的活动功能。复贴推按手法使肌筋归顺本位，捋顺手法促进气血运行，则膝关节肿胀消除，活动功能恢复正常。

案 14. 左膝关节外侧副韧带损伤（扭伤）

张某，男，37 岁，北京市朝阳区工人。

【就诊经历】患者 1987 年 12 月 1 日不慎扭伤左膝关节，膝部疼痛、肿胀，伴屈伸功能受限，就诊于私人诊所，给予止痛药物口服及膏药外用后，疼痛略感缓解。患者左膝关节疼痛，久行后症状加重。为求进一步治疗，患者 1987 年 12 月 24 日就诊于罗有明骨伤医院。

【检查】患者神清，一般情况良好，缓慢步入门诊。左膝关节活动略受限，膝部青紫、轻度肿胀，膝关节温度偏高，膝关节外侧可触及纵行条索样感。

【影像检查】左膝关节正侧位 X 线片示：膝关节骨质未见异常。

【诊断】左膝关节外侧副韧带损伤。

【治疗】患者仰卧于治疗床上，医者复贴手法松解放松左下肢，重点松解放松左膝关节；一助手牵拉患者左踝部，医者双拇指抵住条索样组织，在助手外旋的同时向内侧弹拨，当指有滑动感即已正筋；然后辅助患者屈伸活动左膝关节。

1987 年 12 月 24 日，治疗 1 次后，患者诉左膝疼痛明显减轻，功能活动好转。嘱患者回家静养，口服活血化瘀药物配合治疗，3 日后复诊。

1987 年 12 月 27 日复诊，给予手法治疗 1 次，患者左膝疼痛明显好转，功能活动进一步好转。

1987 年 12 月 30 日，第 3 次复诊，治疗后，患者左膝疼痛不明显，活动功能不受限。

【疗效】左膝疼痛不明显、活动功能不受限。

【按语】罗氏认为治疗膝关节扭伤，除加速肿胀消除的复贴手法外，按压、拨正条索样物的手法也很重要。

案 15. 左膝关节内侧副韧带损伤（扭伤）

张某，女，43 岁，河南省南阳市职工。

【就诊经历】患者 1990 年 5 月 3 日游玩时不慎扭伤左膝关节，关节疼痛肿胀，休息后无明显缓解，私人保健医院治疗后膝部疼痛加重，屈伸受限，不能行走。患者为求进一步治疗，1990 年 5 月 9 日就诊于罗有明骨伤医院。

【检查】患者神清，面容痛苦。手法检查发现，患者左膝关节肿胀明显、压痛阳性，内侧明显，可触及隆起肿大包块，左膝关节屈伸活动受限，活动时可闻及摩擦音。

【诊断】左膝关节内侧副韧带损伤。

【治疗】①捋顺：患者坐于床上，医者立于患肢处，双手掌捧拢伤肢，自上而下顺滑下至小腿，重复手法至患肢放松。②屈伸：医者一手拇指置于膝关节压痛部位，另一手握踝上，被动屈伸伤肢膝关节，手下响声消失，示轻微错位矫正。③分拨：一助手牵引踝关节，另一助手固定左大腿，医者双拇指置于损伤部位，先左右分拨筋聚，再上下复贴患肢，手下无响声或局部组织放松，膝关节可伸直时，停止操作手法。

【疗效】手法治疗后，患者膝关节肿胀明显好转，屈伸受限等症状减轻。第3次治疗后患者症状基本消失，可下地行走。

【按语】此患者膝关节侧副韧带扭伤后到私人保健按摩医院治疗，由于手法不当致膝关节内侧副韧带筋腱移位，使膝关节损伤加重。膝关节韧带损伤患者，应找专科医生治疗，切忌有病乱投医，暴力施法，盲目指拨，造成筋腱移位、肿胀，加重患者痛苦。

案16. 左膝关节内侧副韧带损伤（摔伤）

钟某，女，55岁，北京市农民。

【就诊经历】患者1989年10月16日从树上下跳时不慎扭伤左膝关节，当即感左膝关节疼痛，活动受限，随即前往北京某医院就诊，X线检查未见明显骨折征象，予针灸、理疗及口服药物对症处理。治疗1周后，症状未见好转，肿胀较前加重。患者为求进一步治疗，1989年10月24日就诊于罗有明骨伤医院。

【检查】患者神清，一般情况良好。患者左膝关节呈半屈曲位，活动受限，膝关节内侧间隙处肿胀，压痛阳性，患处肤温略高，触按有撕裂感及条索感。左膝关节挤压研磨试验阳性，侧方挤压试验阳性，麦氏（McMurray）征阴性。

【影像检查】X线片示：未见明显骨折征象。

【诊断】左膝关节内侧副韧带损伤。

【治疗】患者取仰卧位，医立于患者左侧，捧拢、捋顺、复贴手法放松患肢；然后医者一手拇指置于韧带撕裂部，另一手握住踝关节，将患肢膝关节被动伸屈，手下有响声示错位矫正；一助手牵引患者踝关节，另一助手固定大腿处，医者双手拇指置于损伤处，先左右分拨数次，再上下复贴，手下无响声或局部放松，膝可伸直，手法即停。

【疗效】捧拢、捋顺、推拨、复贴手法治疗后，患者膝关节活动恢复正常，2次治疗后患者症状基本消失。

【按语】膝关节为身体最大的最复杂的屈戌关节，关节的稳定主要依靠韧带的维持。膝关节位于下肢的中部，受力较大，易引起损伤。筋肉损伤若不理顺复位，则肿胀、疼痛难以消除，故受伤后应尽快就医，及时正确处理。

第四节　踝关节扭伤

案 1. 左踝关节扭伤

毕某，女，16 岁，北京市学生。

【就诊经历】患者 1987 年 5 月 16 日下楼梯不慎致左踝关节扭伤，踝关节疼痛、肿胀，活动受限，随即送往校医务室，检查未见骨折与脱位，予冰敷及膏药贴敷，回家休养。后患者踝部肿胀、疼痛持续不减，局部皮肤温度较高，5 月 19 日至罗有明骨伤医院就诊。

【检查】患者神清，一般情况良好。患者左足外踝肿胀、瘀血，距腓韧带处压痛，触及条索感，左足外踝温度较对侧偏高，左踝关节屈伸活动受限。

【影像检查】X 线片示：未见骨折及脱位征象。

【诊断】左踝关节扭伤。

【治疗】患者坐在治疗床上，医者站于患足侧，手法复贴小腿中下段至足尖数次；一助手固定患者左小腿，医者左手握患足使其跖屈内收，右手拇指贴紧外踝距腓韧带条索处推拨，触及弹响感手法即停；最后捋顺左足以通行气血。

【疗效】手法治疗后，患者踝关节疼痛消失、活动恢复正常。

【按语】踝关节扭伤在临床较为常见，若暴力损伤可导致踝关节骨折或脱位，故治疗前应先行影像学检查排除骨折和脱位。踝关节扭伤后通常会导致韧带撕裂及筋出槽，治疗时需捋顺、复贴撕裂韧带或出槽之肌筋。后推拨复位，为其愈合提供良好的基础。若仅给予止痛药物而未对损伤肌筋、韧带进行治疗，则肿胀疼痛难以消除，甚至导致再次损伤。

案 2. 右踝关节扭伤

常某，男，73 岁，北京市人。

【就诊经历】患者 1987 年 7 月 21 日摔倒致伤右踝关节。右踝肿胀、疼痛，行走困难。自行贴敷膏药休息后疼痛稍缓解，但右足底不能平放，行走后右踝仍肿胀、疼痛。患者为求进一步治疗，1987 年 8 月 3 日于罗有明骨伤医院就诊。

【检查】患者神清，一般情况良好。右踝关节肿胀，外翻畸形，右外踝关节间隙狭窄，压痛阳性。右踝关节后方肿胀，压痛阳性。右踝跖屈受限，被动活动右踝关节时有摩擦音。

【影像检查】X 线片示：右踝关节骨质增生，踝关节间隙狭窄。

【诊断】右踝关节扭伤。

【治疗】①复贴松解：患者取仰卧位，医者站于患者右足侧，双手掌捧拢右小腿下 1/3 处，自上而下，捋顺至足尖部，重点复贴踝关节外侧。②牵拉背屈：助手双手固定右小腿上 1/3 处，医者一手托握足跟部，另一手握足背部，与助手对抗牵拉并背屈、摇转右足，力量由轻渐重，手下感踝关节微微松动时，握足背部手向下猛然拽拉，同时托足跟部手的拇指向内推按右踝关节外侧的压痛点。触及弹响感后，手法即停止。③拿捏跟腱：手法复位后，从上至下拿捏右侧跟腱 3 ～ 4 次。

【疗效】手法治疗 3 次后，患者右足外翻矫正，右踝关节无肿胀、疼痛，右足足底可放平，行走正常。

【按语】此患者年龄较大，且已有骨质增生，踝关节退变，因此治疗时手法一定要轻柔缓和，牵拉推按动作不易过大，触及弹响感，感指下踝关节外侧间隙恢复即可。患者关节损伤时间较长，跟腱紧张，足底不能放平，整复后拿捏跟腱可帮助其放平足底，尽快恢复踝关节的功能。

案 3. 右踝关节扭伤

陈某，女，30 岁，北京市通州区工人。

【就诊经历】患者 1996 年 4 月 20 日穿高跟鞋不慎踩滑扭伤右踝，右踝关节疼痛、肿胀，未予特殊处理，送家静养。20 天后踝关节仍肿胀、疼痛，行走不便。患者为求进一步治疗，1996 年 5 月 11 日就诊于罗有明骨伤医院。

【查体】患者神清，一般情况可，跛行步入门诊。右踝关节及足背弥漫性肿胀，右踝关节前方压痛，可触及骨棱感，足背伸活动受限，牵拉踝关节可触及关节摩擦感。

【诊断】右踝关节扭伤。

【治疗】①复贴松解：患者取仰卧位，医者站于右足侧，双手掌捧拢右小腿下 1/3 处，自上而下，将顺至足尖部，重点复贴关节外侧。②拗拉按压：助手双手固定右小腿上 1/3 处，医者一手托握足跟部，另一手握足背部，与助手对抗牵拉并屈伸、摇转右足，力量逐渐加重，手下感踝关节微微松动时，握足背手向下猛然拗拉，同时托足跟部手的拇指向内推按右踝关节前方骨棱凸起处。触及弹响感后，手法即停止。③复贴抚顺：复位结束后，复贴抚顺踝关节及右足部，包扎固定。

【疗效】2 次手法治疗后，患者诉右踝关节疼痛不明显，骨棱感消失。

【按语】罗氏复贴手法活血散瘀效果显著，且不会出现治疗后肿胀等不良反应。故矫正踝关节错缝前采用复贴手法，可松解痉挛的肌肉、韧带，治疗后采用复贴手法可行气活血、消肿止痛。

案 4. 左踝关节扭伤

崔某，女，19 岁，北京市通州区学生。

【就诊经历】患者 1988 年 5 月 21 日下台阶时不慎踩空扭伤左踝，左踝关节疼痛、肿胀，不能行走。当地医院急诊，X 线片检查未见骨质异常，给予活血化瘀止痛药物口服治疗，回家静养。2 周后患者左踝关节仍觉疼痛，行走不便，1988 年 6 月 5 日就诊于罗有明骨伤医院。

【查体】患者一般情况可，跛行步入门诊。左踝关节内侧及足舟骨处微肿，压痛（＋），触及结节感。环转踝关节伴弹响感，踝关节外翻活动受限。

【诊断】左踝关节扭伤。

【治疗】①将顺松解：患者取仰卧位，医者站于患者左足侧，双手掌捧拢左小腿下 1/3 处，自上而下，将顺至足尖部，重点复贴踝关节内侧。②拗拉：

助手双手固定左小腿上 1/3 处，医者一手托握足跟部，另一手握足背部，内翻左踝关节的同时按压舟骨结节处，双手同时用力拖拉关节，出现弹响声即示复位。

【疗效】患者疼痛立减，当即可正常行走。

【按语】踝关节结构特殊，容易扭伤，造成关节错缝及踝关节周围韧带损伤（筋伤）。根据罗氏经验，扭伤后踝关节内部失于平衡，行走疼痛，踝穴间隙不等，治疗时会发出响声。治疗时应视患者受伤情况，选择足背屈、内旋、外展等不同位置拖拉、按压患处复位，关节内部恢复平衡，疼痛可立即缓解。

案 5. 右踝关节扭伤

董某，女，29 岁，北京市朝阳区职工。

【就诊经历】患者 1987 年 6 月 23 日下楼时不慎踩空扭伤右踝，右踝关节疼痛、肿胀，急送医院 X 线片检查未见骨质异常，回家静养。1 周后踝部肿胀有所减轻，但踝关节仍疼痛，行走不便。为求进一步治疗，患者 1987 年 6 月 30 日就诊于罗有明骨伤医院。

【查体】患者神清，一般情况可。足趾呈背屈仰趾位，右踝关节前方稍肿胀、青紫，跗骨处可触及条索感，压痛阳性，跖屈受限、疼痛加重。

【诊断】右踝关节扭伤。

【治疗】患者取仰卧位，医者站于患侧，双手掌捧拢、复贴右小腿至右足尖松解伤肢，用力轻柔、和缓；一助手双手固定小腿上 1/3 处，医者一手托握足跟部，另一手握足前部，内旋足尖，推按足趾使之平复；然后医者一手拇指置跗骨条索结节处，分拨推按，同时另一手扶足尖部往复内旋、外翻，触及弹响感及条索复平后，手法即停止；再捧拢复贴右足数次，手法结束。

手法治疗后，患者踝关节活动有所改善，疼痛有所减轻，条索感消失。

1987 年 7 月 5 日复诊，再次手法治疗后，患者右踝关节疼痛已不明显，仅长时间行走后略感不适。

【疗效】右踝关节无明显疼痛。

【按语】患者扭伤右足，韧带损伤。复位后疼痛自然缓解，功能逐渐恢复。

案 6. 双侧踝关节扭伤

胡某，女，43 岁，北京市海淀区，职工。

【就诊经历】患者 1988 年 7 月 13 日下楼时不慎扭伤双踝，双踝关节疼痛、肿胀，行走困难，冷敷、贴膏药效果不佳。为求进一步诊治，于 1988 年 7 月 16 日至罗有明骨伤医院就诊。

【检查】患者神清，一般情况可，跛行步入门诊。双踝关节轻微肿胀，瘀血青紫，双侧外踝压痛阳性，可触及条索感。

【影像检查】踝关节 X 线片示：踝关节骨质未见异常。

【诊断】双侧踝关节韧带损伤。

【治疗】①复贴松解：患者取仰卧位，医者站于右足侧，双手掌捧拢右小腿下 1/3 处，自上而下，捋顺至足尖部。②牵拉背屈：助手双手固定右小腿上 1/3 处，医者一手托握足跟部，另一手握足背部，与助手对抗牵拉并被动屈伸、摇转右足。力量逐渐加重，手下感踝关节微微松动时，握足背部手向下猛然抝拉，同时握足背之手的拇指向下戳按点压痛点。触及弹响感后，手法即停止。左踝关节损伤治疗同前。③捋顺：复位后再次自上而下复贴捋顺患处。左踝关节损伤治疗同前。

【疗效】治疗后患者即感疼痛缓解，关节活动不受限，可下地行走。

【按语】踝关节扭伤在临床上比较常见，一般肿消后仍有疼痛。结合该患者体征，诊断为韧带损伤（筋伤），采用牵拉背屈推贴手法，可短时间将出槽之筋复位，复位后疼痛立刻缓解。

案 7. 右踝关节扭伤

姬某，女，36 岁，北京市商贩。

【就诊经历】患者 1986 年 5 月 16 日跑步时不慎致右踝关节扭伤，肿胀疼痛、活动受限。遂至附近医院就诊，X 线检查未见骨折征象，给予口服药及膏药对症处理。1 周后症状未见明显好转，患者为求进一步治疗，1986 年 5 月 24 日于罗有明骨伤医院就诊。

【检查】患者神清，一般情况良好。右踝关节屈伸活动受限，右足外踝下缘肿胀、压痛阳性，可触及条索感，局部皮肤温度较健侧偏高。

【影像检查】X线片示：未见明显骨折征象。

【诊断】右踝关节扭伤。

【治疗】患者取仰卧位，医者立于患足旁，采用捧拢复贴手法从右小腿至右足远端捋顺数次；一助手固定患者右小腿，医者一手握患者右足使其跖屈，而后先内收后背屈，另一手拇指贴紧外踝下缘在条索处推拨，触及弹响感手法即停；最后复贴捋顺患肢以通行气血。

【疗效】推拨手法治疗后，右踝关节疼痛明显减轻。3次治疗后患者症状基本消失，踝关节活动正常。

【按语】踝关节扭伤为常见疾病，该患者扭伤后在外院消肿止痛对症处理，但未行手法矫正，筋未入正槽，则肿胀、疼痛继续存在。手法治疗后，使出槽肌筋归顺本位，所以肿胀、疼痛等症状很快消失，充分体现"正筋"的重要性。

案8. 左踝关节软组织损伤　左内踝疑似骨折

刘某，男，25岁，北京市人海淀区北安河，农民。

【就诊经历】患者1985年6月23日左小腿不慎被拖拉机压伤，左小腿及左足疼痛，无法站立。遂就诊于北京某医院，X线检查提示左内踝疑似骨折，予口服药物治疗。1周后患者左小腿及左踝关节肿胀、疼痛未见缓解，1985年7月1日就诊于罗有明骨伤医院。

【检查】患者神清，一般状况良好。左小腿及左踝关节瘀血、肿胀，左小腿皮肤破损。触诊法检查发现左足外踝压痛明显，可触及条索感，左足内踝可触及骨棱感，左踝关节屈伸活动受限，左下肢足背动脉搏动可及，末梢血运及运动感觉未见明显异常。

【影像检查】X线片示：左内踝疑似骨折。

【诊断】左踝关节软组织损伤；左内踝疑似骨折。

【治疗】患者取坐位，助手握患者左膝下缘固定左下肢，医者一手握患者足背，另一手握足跟，同时拇指复贴戳按左内踝凸起处使其复平，然后拇指贴紧外踝下缘韧带处推拨复平（图3-2-1），最后采用超踝关节夹板固定，口服活血化瘀药物增强疗效。

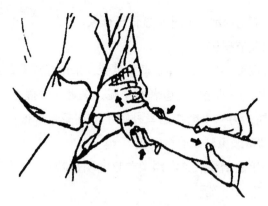

图 3-2-1　左踝关节软组织损伤手法治疗

1985 年 7 月 10 日查房，患者左小腿及左踝关节疼痛减轻，左小腿及踝关节瘀血消除，肿胀明显减轻，手法治疗同前，嘱患者加强患肢功能锻炼。

1985 年 7 月 22 日查房，患者左小腿及踝关节肿胀、疼痛消失，无其他不适症状，出院。

【疗效】左小腿及踝关节肿胀、疼痛消失，可缓慢步行。

【按语】该患者被拖拉机压伤后出现左小腿及左踝关节的软组织损伤，在外院口服药物治疗后症状未见明显改善，经罗有明复贴、戳按、推按、捋顺等手法，调整踝关节面间隙，改善损伤局部血运，达到舒筋活血、消肿止痛的治疗目的。

案 9. 右踝关节扭伤

欧阳某，女，15 岁，北京市，学生。

【就诊经历】患者 1989 年 8 月 2 日不慎扭伤右踝，右踝关节肿胀、疼痛，活动受限，为求进一步治疗，1989 年 8 月 3 日就诊于罗有明骨伤医院。

【检查】患者神清，一般情况良好。触诊手法检查发现患者右踝关节外侧肿胀，内翻活动受限。踝关节外侧压痛阳性，可触及条索感，右踝关节环转活动受限伴弹响声。

【影像检查】X 线片示：未见明显骨折征象。

【诊断】右踝关节扭伤。

【治疗】①复贴松解：患者取仰卧位，医者站于右足侧，双手掌捧拢右小腿下 1/3 处，自上而下，捋顺至足尖部，重点复贴关节外侧。②背屈拀拉推拨：助手双手固定右小腿上 1/3 处；医者一手托握足跟部，另一手握足背部，与助手对抗牵拉并将右足做被动背屈、内旋动作，力量逐渐加大，手下感踝关节稍松动时，握足背部手向下猛然拀拉，闻及关节弹响即可；用托足跟部手的拇指推拨捋顺右踝外侧条索，指下感"咕噜"滑动即可。③复贴按压：医者双拇指置右踝关节处，在踝前方及踝关节内、外侧、后侧交替复贴、捋顺，疏通气血。

【疗效】患者踝关节疼痛即刻缓解，肿胀明显减轻。

【按语】患侧右脚扭伤，伤及右踝关节及踝关节外侧距腓韧带。关节复位后继续续分拨、推按外踝韧带处，使之归位，脉络通顺，关节功能恢复。

案 10. 左踝关节扭伤

宋某，男，36 岁，北京市，公务员。

【就诊经历】患者 1986 年 5 月 16 日下台阶时不慎摔倒致左踝关节扭伤，左踝关节肿胀疼痛、皮肤瘀血，活动受限，随即送至附近医院就诊，X 线片检查未见明显骨折，建议患者回家休养并予消肿止痛药对症处理。1 周后患者左踝关节疼痛减轻，活动受限改善，但足背肿胀未消，走路稍久肿胀加重，以足背部明显，为求进一步治疗，于 1986 年 5 月 23 日就诊罗有明骨伤医院。

【检查】患者神清，一般情况良好。触诊手法检查发现，患者左踝关节肿胀，足背明显，左踝关节屈伸活动受限，左外踝前外侧压痛阳性，可触及条索感，局部温度较高。

【影像检查】X 线片示：未见明显骨折及脱位。

【诊断】左踝关节扭伤。

【治疗】患者取仰卧位，医者位于患者左足侧，采用捧拢复贴手法从小腿中段至足尖捧拢复贴 5 ～ 6 次；一助手双手固定患者小腿，医者左手握左足先跖屈内收后背屈，右手拇指贴紧条索处推拨，触及弹响感手法即停；然后背伸跖屈踝关节 3 ～ 5 次，掌根按压患处数次。治疗后予罗氏 1 号洗药熏洗外用。

【疗效】手法治疗后，踝关节疼痛明显减轻。3 次治疗后患者肿胀基本消失，踝关节活动正常。

【按语】该患者不慎扭伤踝关节，手法治疗使出槽之筋归位，配合罗氏 1

号洗药熏洗外用，以活血、消肿、通络，患者肿胀疼痛很快消失。手法治疗踝关节扭挫伤效果较好，但是，手法要柔和连贯，如行云流水般，复贴将顺按压等活血手法，可加速血液运行。急性扭伤、挫伤24小时内冷敷可减少局部出血。

案 11. 右踝关节扭伤

王某，男，35岁，北京市，售货员。

【就诊经历】患者1989年5月17日不慎扭伤右踝关节，当即感踝关节肿胀疼痛，活动受限，至附近医院就诊，X线片检查未见明显骨折，建议患者回家休养并予消肿止痛药膏及口服药对症处理。3天后踝关节仍瘀血肿胀明显，为求进一步治疗，1989年5月20日就诊罗有明骨伤医院。

【检查】患者神清，一般情况良好。罗氏触诊手法检查发现患者右踝关节内翻畸形，踝关节至足背瘀血肿胀，外踝前方及踝下压痛明显，可触及条索感，踝关节环转活动受限伴弹响声。

【影像检查】X线片检查：未见明显骨折征象。

【诊断】右踝关节扭伤。

【治疗】患者取仰卧位，医者立于右足旁，采用捧拢复贴手法从右小腿至右足远端将顺数次，然后嘱一助手固定患者右小腿，医者一手握患者右足使其先处于跖屈内收位，后改为足背屈位，另一手拇指贴紧外踝前缘、下缘，在条索处推拨，触及弹响感手法即停，最后复贴将顺患肢以通行气血。

【疗效】经治疗后患者踝关节疼痛即刻缓解，肿胀明显减轻。

【按语】踝关节扭伤需排除骨折可能，存在踝关节内翻畸形，需要及时矫正治疗，否则内翻畸形时间过久，不仅影响关节活动，还会导致站立时受力不均匀，久而久之易造成踝关节骨质增生，为日后关节疼痛埋下隐患，影响生活质量。

案 12. 左踝关节扭伤

张某，男，30岁，北京市，工人。

【就诊经历】患者1997年9月1日下公交车时不慎扭伤左踝关节，左踝关节疼痛但尚能行走，未予重视。回家后左踝关节肿痛、活动受限，冰敷后症状未见明显缓解。为求进一步治疗，患者 1997 年 9 月 3 日就诊于罗有明骨伤医院门诊。

【检查】患者神清，一般情况良好。患者左外踝关节至足背外侧缘瘀血肿胀，外踝下方及周围压痛，可触及条索感，内翻旋转疼痛加重。功能活动受限。

【影像检查】X 线片示：未见明显异常。

【诊断】左踝关节扭伤。

【治疗】患者取仰卧位，医者位于患者患侧，采用捧拢复贴手法从小腿中段至足尖捧拢复贴 5 ～ 6 次；助手双手固定患者小腿，医者一手托握足跟部，另一手握足前部，迅速拖拉左踝关节 2 ～ 3 次，继而左手握左足使其先跖屈内收后背屈，右手拇指贴紧条索处推拨，触及弹响感手法即停；然后背伸跖屈踝关节 3 ～ 5 次，掌根按压患处数次。治疗后予罗氏 1 号洗药熏洗外用。

【疗效】手法治疗后，患者踝关节疼痛明显减轻、活动明显好转。

【按语】手法治疗踝关节扭挫伤效果较好，拖拉踝关节时，需掌握牵拖的力度。拖拉既可使卷曲肌筋恢复正常，又能避免损伤加重。

案 13. 左踝关节扭伤

赵某，女，35 岁，北京市教师。

【就诊经历】患者 1996 年 5 月 16 日参加运动会不慎扭伤左踝，左踝关节疼痛、活动受限，随即送往校医务室，予止痛药及膏药对症处理。患者回家休养 1 周后，左踝关节疼痛未见好转，且不能着地，为求进一步治疗，1996 年 5 月 24 日于罗有明骨伤医院就诊。

【检查】患者神清，一般情况良好。患者左足外踝下缘瘀血、肿胀，距腓韧带压痛，可触及条索感，左足皮肤温度较高，踝关节跖屈内收活动受限。

【影像检查】X 线检查：未见骨折与脱位。

【诊断】左踝关节扭伤。

【治疗】患者取仰卧位，医者立于左足旁，复贴、拿捏左小腿至左足尖；助手固定患者左小腿，医者左手握左足跖屈内收，右手拇指贴紧外踝下缘推拨，触及弹响感手法即停；然后右手跖屈背伸牵拉踝关节 3 ～ 5 次，最后用掌根复贴患处，配合罗氏 2 号洗药外用。

【疗效】左踝关节疼痛明显减轻，2 次治疗后症状基本消失。

【按语】患者踝关节扭伤，外用膏药及止痛药后症状未见好转。罗有明采用牵拉推拨屈伸关节等手法使出槽肌筋归位，再配合罗氏 2 号洗药外用，达到舒筋活血，消肿止痛作用，由此可见"正筋、理筋"的重要性。

第三章　躯体筋伤

第一节　颈椎病

案 1. 颈椎病（神经根型）

白某，女，50 岁，北京市海淀区，教师。

【就诊经历】患者 1987 年 6 月长时间伏案后出现颈肩部酸痛，伴左上肢麻木、放射痛，劳累及受凉后症状加重。外院 X 线片检查为颈椎生理曲度变直，颈椎退行性变。自行口服活血化瘀止痛药物，效果不佳。为求进一步治疗，患者 1987 年 7 月 11 日就诊于罗有明骨伤医院。

【检查】患者神清，一般情况良好。颈椎生理曲度变直，颈部活动稍受限。双侧斜方肌紧张，第 5、6 颈椎椎体棘突左偏，棘突旁左侧压痛阳性，左侧臂丛牵拉试验阳性。

【影像检查】颈椎 X 线片示：颈椎生理曲度变直，颈椎退行性变。

【诊断】颈椎病（神经根型）。

【治疗】患者取坐位，医者立于患者身后，手法松解颈肩部肌肉；医者一手扶额部，将头推向健侧前方，另一手拇指压在第 5、6 颈椎椎体棘突左偏处，放在头部的手使头轻轻向前、向突出的一方回旋直至后仰头位，同时置于棘突的拇指向右侧推拨棘突，两手同时用力，指下有滑动感，手法停止，用力不要过大，扳拨 2～3 次即可。复位后辅助患者做颈椎前屈、后伸、左右侧屈等动作，并点按风池、肩井、曲池、后溪、合谷等穴位。

颈部侧扳法治疗 1 次后，患者颈肩痛及左上肢痛麻有所好转，颈部活动有所改善。嘱患者治疗期间避免长时间伏案工作。

1987年7月15日二诊，给予患者手法治疗1次，治疗后颈肩部疼痛及左上肢痛麻明显减轻，颈部活动明显改善。

1987年7月20日三诊，给予患者手法治疗1次，治疗后颈肩部疼痛及左上肢痛麻不明显，颈部活动不受限。嘱患者避免乘车颠簸及着凉。

【疗效】颈肩部疼痛及左上肢痛麻不明显，颈部活动不受限。

【按语】患者长期伏案工作至颈部不适，颈椎棘突左侧偏歪压迫左侧神经根。侧扳拨推法可矫正偏歪棘突，恢复颈椎正常序列，减轻对神经的压迫，松解肩颈部肌肉，改善颈部活动受限的症状。

案2. 颈椎病（神经根型）

蔡某，男，46岁，北京市丰台区，干部。

【就诊经历】患者1988年12月受凉后出现颈肩部酸痛，并向左上肢放射，夜不能寐。院外X线片检查显示颈椎退行性变，外用膏药治疗，症状略感缓解。近几天由于长时间伏案工作，颈肩痛加重，为求诊治，1989年1月5日就诊于罗有明骨伤医院。

【检查】患者神清，一般情况良好。手法检查发现，颈椎生理曲度变直，局部皮温略低，颈肩部肌肉紧张，以左侧为著。第5、6、7颈椎椎体棘突轻度左偏，棘突旁压痛阳性，臂丛神经牵拉试验左侧阳性。

【影像检查】颈椎X线片示：颈椎生理曲度变直，骨质增生。

【诊断】颈椎病（神经根型）。

【治疗】①复贴按压松解：患者取坐位，医者立于患者身后，单手或双手掌贴于颈部，推拿、按揉，以缓解痉挛之肌肉。②端提推按：助手双手捧拢患者双下颌，向上端提，使颈椎间隙加大，医者一手拇指放在第5、6、7颈椎体棘突旁向前推拨，然后助手端提下颌的同时缓慢小幅度左右旋转颈部，医者顺势将左偏棘突向右侧推按。操作3～4次即可。③松解点穴：拿捏松解颈部肌肉，加以点按风池、肩井、大椎、列缺等穴位。每周治疗2次。嘱患者避免长时间工作及颈肩部负重着凉。

【疗效】治疗4周后，患者症状明显减轻，左上肢窜痛消除，肌力恢复。

【按语】颈椎病患者，治疗时应手法得当、慎重，禁忌暴力推按，并循序渐进，规律治疗。治疗后需嘱患者避免劳累及受凉，以防症状再次加重。

案 3. 颈椎病（混合型）

郭某，女，49 岁，北京市通州区，农民。

【就诊经历】患者 3 个月前因着凉出现颈部疼痛伴头晕，随后就诊北京某医院，X 线片检查诊断为颈椎生理曲度变直，第 4、5 颈椎椎间隙变窄，项韧带钙化，给予牵引、理疗等治疗。治疗 1 个月后，症状未见明显好转，患者为求进一步治疗，1994 年 4 月 5 日于罗有明骨伤医院就诊。

【检查】患者神清，一般情况良好。触诊手法检查发现，患者头顶部皮肤肿胀，颈椎生理曲度变直，颈椎活动受限，第 4～6 颈椎棘突压痛，按压第 4 颈椎棘突时左侧颈肩部有放射性疼痛，左侧臂丛牵拉试验阳性，头部叩顶试验阳性。

【影像检查】X 线片示：颈椎生理曲度变直，第 4、5 颈椎椎间隙变窄，项韧带钙化。

【诊断】颈椎病（混合型）。

【治疗】患者取坐位，医者位于患者后侧，采用复贴、拿捏手法在患者颈部及左上肢复贴、拿捏数次放松肌肉；助手站于患者前方，双手分别捧拢患者双侧下颌部将颈椎向上端提并使之后伸，医者拇指贴放在第 4、5 颈椎棘突旁向前方推按，闻及弹响手法即停；最后点按肩背部及左上肢腧穴，以通行气血。

【疗效】手法治疗后，患者颈肩部疼痛明显好转，头晕症状减轻。5 次治疗后患者症状基本消失。

【按语】患者年轻时颈部曾受外伤，3 个月前因受凉出现颈部疼痛伴头晕，经牵引、理疗等治疗后症状未见明显好转，后经罗有明治疗，患者症状消除。罗有明认为：外伤若未能及时治疗，可引发关节骨质增生，韧带钙化，加之风寒湿邪等外来因素的侵袭诱发颈椎病，进而产生一系列症状。所以对于骨伤疾病应尽早治疗，若是任其发展可能为其他疾病的发生埋下隐患。

案 4. 颈椎病（颈型）

郝某，女，20 岁，北京市海淀区，学生。

【就诊经历】患者 1982 年 5 月无明显诱因出现颈部酸痛不适，活动轻度受限，外院行按摩治疗，症状未见缓解。现患者颈部酸痛明显，为求进一步治疗，1982年6月8日于罗有明骨伤医院就诊。

【检查】患者神清，一般情况良好。触诊手法检查发现，患者颈椎曲度反弓，肌肉僵硬，局部皮肤温度较低，感知觉正常，臂丛神经牵拉试验阴性，椎间孔挤压试验阴性。

【影像检查】X线片示：颈椎曲度反弓，未见其他明显异常。

【诊断】颈椎病（颈型）。

【治疗】患者取坐位，医者站于患者后侧，运用复贴、推拨、理顺等手法松解颈部紧张僵硬的肌肉；然后推拨棘间韧带，并拔伸牵引推按矫正颈椎反弓的生理曲度；最后采用复贴、理筋等行气活血手法治疗。治疗后患处肌肉紧张及颈部活动好转，患处皮肤温度恢复正常。

【疗效】完全康复，颈部无异常不适感。

【按语】罗氏正骨推拨、复贴手法治疗慢性劳损性疾病效果显著，尤其是粘连疾病，可有效解除粘连。

案 5. 颈椎病（神经根型）

刘某，男，34岁，北京食品厂工人。

【就诊经历】患者因长期低头工作致颈部疼痛伴右上肢麻木，颈椎活动受限，贴敷膏药后症状未见好转。1990年11月25日曾在按摩店进行治疗，治疗后颈部疼痛加重。为求进一步治疗，患者1990年12月16日于罗有明骨伤医院就诊。

【检查】患者神清，一般情况良好。触诊手法检查发现，颈椎生理曲度变直，第5颈椎棘突右偏，棘突右侧肌肉压痛阳性，右手握力较左手差，右上肢臂丛神经牵拉试验阳性，颈椎间孔挤压试验阳性，叩顶试验阴性。

【诊断】颈椎病（神经根型）。

【治疗】患者取坐位，医者立于患者后侧，采用复贴手法松解患者颈部及右上肢；助手站于患者前方，双手贴紧患者双侧下颌向上牵引，同时医者右手拇指贴紧第5颈椎棘突下缘向左前方推按，触及弹响手法即停；然后点按肩井穴、曲池穴、合谷穴以通气血。

【疗效】手法治疗后，患者颈部活动恢复正常，右上肢麻木明显减轻，颈部疼痛改善。4次治疗后患者症状基本消失。

【按语】坐位端提推按法为罗氏正骨治疗颈椎病的特色手法，此手法风险低，疗效快，患者未感觉到疼痛，就治疗结束，体现了罗氏正骨手法"稳、准、轻、快"的治疗特点。

案6. 颈椎椎间盘膨出伴后纵韧带钙化

卢某，女，43岁，粮油公司职工。

【就诊经历】患者1993年11月摔倒在栅栏上致伤颈部，后渐感颈肩背部酸胀麻木，偶有耳鸣症状，伴右侧偏头痛，头晕，偶见恶心，视物模糊，行走时感膝关节无力，右下肢严重，遂到当地医院检查，诊断为第3~6颈椎椎间盘膨出，第2~5颈椎有密度块刺入椎管，第3~5颈椎后纵韧带钙化压迫硬膜囊。患者因颈肩背部酸胀、麻木半年，1994年6月16日于罗有明骨伤医院就诊。

【检查】患者神清，精神尚可，一般状况良好。触诊手法检查发现，患者颈椎生理曲度变直，头颈部运动试验：前屈25°、后伸20°、左右侧弯各30°，压顶试验阴性，左侧臂丛牵拉试验阳性，霍夫曼（Hoffmann）征阳性，左手握力下降，左上肢轻度肌肉萎缩，头部木胀，腰腿麻木，右侧重。

【诊断】第3~6颈椎椎间盘膨出伴后纵韧带钙化。

【治疗】患者取坐位，医者立其后，助手站在患者面前，用双手捧拢双下颌处向上端牵，以加大颈椎间隙。医者一手拇指放在患椎棘突后向前轻轻推按。反复操作2~3次，推按后予复贴手法捋顺颈部肌肉。

【疗效】患者1个月后复诊，头部活动范围明显增大，左侧上肢压迫症状缓解并逐步消失，颈椎生理曲度恢复。

【按语】该患者为颈椎曲度变直，椎间盘膨出压迫神经。罗氏手法在治疗此类疾病时，多以坐位端提推按法治疗，通过助手端牵加大颈椎间隙，医者推拨改善并恢复颈椎正常生理曲度，从而缓解椎间盘压迫的症状。

案7. 颈椎病（颈型）

吕某，女，32岁，北京市朝阳区，文员。

【就诊经历】患者1997年8月因劳累颈肩部酸痛，无头痛、头晕，双上肢无放射痛，贴膏药等治疗后症状有所缓解。患者近几天长时间低头工作，颈肩痛加重，背部紧缩如背重物，1998年2月15日就诊于罗有明骨伤医院。

【检查】患者一般情况良好。触诊手法检查发现，颈肩部肌肉紧张，皮温略低，第5颈椎椎体旁肿胀，压痛阳性，第6颈椎棘突向右侧偏歪，臂丛神经牵拉试验阴性，颈椎间孔挤压试验阴性。

【诊断】颈椎病（颈型）。

【治疗】患者取端坐位，医者立于患者后侧，自颈部至肩部行复贴、推拿等松解手法松解周围紧张的肌肉；助手双手自患者下颌向上端提充分牵拉，医者双手拇指向左拨正偏歪的第6颈椎棘突；最后松解颈肩及双上肢。治疗后嘱患者避免长时间低头等伏案工作。

【疗效】2次治疗后，患者不适症状基本消失。

【按语】罗氏牵拉拨正法治疗慢性颈椎病疗效理想，一般手法治疗后症状和体征均可消除，但患者治疗后运动锻炼恢复也很重要，一定要坚持，同时要避免用颈过度。

案8. 颈椎病（交感神经型）

史某，女，34岁，江西省安义县，工人。

【就诊经历】患者1988年开始颈项背部疼痛，偶有头晕恶心、双眼模糊，近1个月症状加重，贴敷膏药休息后无明显缓解，于1989年1月12日就诊罗有明骨伤医院。

【检查】患者神清，一般情况良好。触诊手法检查发现，患者颈椎生理曲度改变，后突畸形，第4、5颈椎棘突旁压痛，左侧斜方肌紧张，压痛明显，颈椎屈伸旋转活动受限。

【诊断】颈椎病（交感神经型）。

【治疗】①推按拿捏：患者取坐位，医者立于患者背后，单手贴于颈部推按拿捏，以缓解痉挛之肌肉。②拔伸侧转推按：助手双手置患者双下颌，将颈椎向上拔伸后稳定头部；医者一手拇指复贴在压痛点之棘突旁，向健侧推按，然后在拔伸的同时，将颈部左、右侧转，动作要轻柔缓慢，感手下颈部松软，手法即停。一般各方向做2～3次即可，要视患者耐受情况而行，不可勉强。③复贴、点穴：医者单手交替八字复贴、按压，再辅以指点风池、肩井、大椎、天宗、内关等穴位，以疏通经络气血。

【疗效】手法治疗后，患者颈部活动明显好转，头晕恶心症状减轻，双眼朦胧感消失。4次治疗后，患者症状基本消失，颈椎屈伸旋转活动正常。

【按语】此患者在京打工，长期低头工作，偶有头晕恶心、双眼模糊，未予重视。后患者症状加重，严重影响工作和生活，前来就诊。根据患者颈椎活动受限及头晕恶心等症状，诊断为交感神经型颈椎病，因患者无棘突偏歪，治疗时无需侧扳复位，仅拔伸推按法矫正颈椎生理曲度，再疏通气血，解除斜方肌等肌肉痉挛即可。

案9. 颈椎病（神经根型）

唐某，女，56岁，河南省嘉禾县，农民。

【就诊经历】患者1986年始出现颈肩背痛，左上肢麻木至手指，伴有酸胀感。劳累及受凉后加重，院外治疗症状无明显缓解。为求进一步诊治，1987年8月26日至罗有明骨伤医院就诊。

【检查】患者神清，精神可，一般状况良好。触诊法检查发现，颈椎生理曲度反张，第4、5颈椎棘突旁压痛，伴左上肢放射性酸胀感。颈部运动功能前屈30°、后伸20°、左侧屈10°、右侧屈20°。左手握力减退，左臂丛牵拉试验阳性。

【影像检查】X线片示：颈椎生理曲度消失，反张畸形，骨质增生，项韧带钙化。

【诊断】颈椎病（神经根型）。

【治疗】患者取坐位，医者立于患者身后，单手或双手掌贴于颈部推拿、按揉，以缓解痉挛之肌肉；助手用双手捧拢双下颌向上端提，使颈椎间隙加大，医者一手拇指放在第4、5颈椎棘突旁向前推拨；助手端提下颌同时缓慢小幅度左右旋转颈部，医者顺势分拨第4、5颈椎棘突旁压痛处，操作3～4次即可。然后继续拿捏，松解颈部肌肉，点按风池、肩井、大椎、列缺等穴位。

【疗效】手法治疗后颈部疼痛症状明显减轻，功能活动范围增大。经3次治疗后，患者上肢麻木症状基本消失，颈椎功能活动范围恢复正常。

【按语】颈椎病，亦称颈椎综合征，大多由于生理退化引起，复受外伤、风寒、劳损等诱因后，导致一系列症状。罗氏端提、推拨、旋转手法矫正了颈椎的曲度及小关节之间的不平衡，为症状缓解起到了促进作用，后期恢复要注意保暖和适当功能锻炼。

案 10. 颈椎病（颈型）

肖某，男，56 岁，北京市丰台区，干部。

【就诊经历】患者 1998 年 12 月无明显诱因颈肩部酸痛，无头痛、头晕等症状，无双上肢放射痛。院外 X 线片检查显示为颈椎生理曲度变直，予贴膏药治疗，症状略感缓解。近期由于长时间伏案工作颈肩痛加重，为求诊治，1999 年 1 月 5 日就诊于罗有明骨伤医院。

【检查】患者一般情况良好。触诊手法检查发现，颈椎生理曲度变直，颈肩部肌肉紧张，皮温略低。第 5、6、7 颈椎棘突旁压痛阳性，轻度左偏。臂丛神经牵拉试验阴性，颈椎间孔阴性。

【影像检查】颈椎 X 线片示：颈椎生理曲度变直，骨质增生。

【诊断】颈椎病（颈型）。

【治疗】患者取坐位，医者立于患者身后，双手掌贴于颈部推拿、点按，以缓解痉挛之肌肉；助手双手捧拢患者双下颌，向上端提，使颈椎间隙加大，医者一手拇指分别放在第 5、6、7 颈椎棘突旁向前推拨；助手端提下颌的同时缓慢小幅度左右旋转颈部，医者顺势将左偏棘突向右侧推按，操作 3～4 次即可。然后继续拿捏，松解颈部肌肉，点按风池、肩井、大椎、列缺等穴位。嘱患者避免长时间工作及颈肩部负重着凉。

【疗效】2 次治疗后，患者颈肩部酸痛症状消失。

【按语】罗氏端提、拨推法治疗慢性颈椎病，在纠正颈椎生理曲度及偏歪棘突后，颈肩部不适症状也会随之减轻或消除。

案 11. 颈椎病（脊髓型）

徐某，女，45 岁，北京市海淀区，教师。

【就诊经历】患者长期低头伏案工作，时间稍久即感颈部疼痛伴双上肢麻木，针灸、理疗等治疗后症状好转。半年前无明显诱因出现颈部疼痛伴头晕，双上肢握力减弱，就诊北京某医院，诊断为脊髓型颈椎病，建议手术。患者坚持保守治疗，但推拿、针灸治疗后症状未见好转，为求进一步治疗，1990年12月16日于罗有明骨伤医院就诊。

【检查】患者神清，面色较差。触诊手法检查发现，患者颈椎生理曲度变直，颈部肌肉紧张，第4、5颈椎椎间隙压痛阳性，双上肢肌肉轻度萎缩，手部大小鱼际肌轻度萎缩，颈部皮温较低，双手握力减低，霍夫曼（Hoffmann）征弱阳性。

【影像检查】X线片示：颈椎生理曲度变直，第4、5颈椎椎间隙变窄。

【诊断】颈椎病（脊髓型）。

【治疗】患者取坐位，医者立于患者后侧，采用复贴手法松解患者颈肩部及双上肢肌肉；助手站于患者前方，双手贴紧患者双侧下颌向上牵引并后伸，医者右手拇指依次贴紧第4、5颈椎棘突下缘向前方推按3～5次；最后点按肩井、曲池、合谷等穴以通行气血。

【疗效】3个疗程（10次1个疗程）手法治疗后，患者颈部疼痛明显改善，双手麻木减轻，双手握力增强。

【按语】脊髓型颈椎病起病缓慢，病情复杂，脊髓损伤后往往出现不可逆的改变，治疗难度大，效果差，一般建议手术治疗，但该患者坚持保守治疗。罗有明采用牵引矫正推按法为患者治疗3个疗程后，患者症状明显改善。非手术治疗并非消极治疗，手法矫正生理曲度、小关节的紊乱，松解颈肩部肌肉，通行经络气血，改善循环，缓解症状。临床及时合理的治疗可增强疗效，提高患者生活质量。

案12. 颈椎病（神经根型）

徐某，女，78岁，北京市居民。

【就诊经历】患者9年前出现肩颈疼痛伴上肢麻木，症状反复发作。1980年10月9日于某医院行X线检查示：颈椎生理曲度变直后凸，第5、6颈椎椎间隙变窄，相应椎体骨质增生。1981年7月曾至罗有明骨伤医院治疗，症状改善后返家静养。1982年1月4日症状反复，再次于罗有明骨伤医院就诊。

【检查】患者神清，精神尚可，一般情况良好。触诊发现第2～7颈椎棘突旁压痛阳性，拇指触诊第5颈椎棘突后凸，第5、6颈椎棘上韧带增厚，伴条索感，压颈试验阳性。

【影像检查】X 线片示：颈椎生理曲度变直，第 5、6 颈椎椎间隙变窄，相应椎体骨质增生。

【诊断】颈椎病（神经根型）。

【治疗】患者取坐位，医者站其背后，一手稳定患者，免其摇晃，另一手拇指与四指相对在患者颈椎两侧自上而下推、拿、贴、按，拿捏两侧颈肌至松软，以消除痉挛紧张之疼痛感；助手双手贴紧患者双下颌向上端牵，使颈椎间隙加大，医者一手拇指放在第 5 颈椎棘突下缘向前推按，至手下有"咕噜"滑动感，手法即停。

复诊治疗以筋腱松解法为主，嘱患者注意定时调整颈部姿势，切勿旋转摇晃颈椎，注意颈部的保暖。

【疗效】手法治疗后患者颈部疼痛、上肢麻木症状显著改善。

【按语】该患者病程较长，症状反复，属于颈椎病后凸改变，罗氏手法检查、诊断明确，坐位端提推按法治疗本病效果良好。该患者年岁已高，治疗时手法要轻柔和缓，不可暴力施法。

案 13. 颈椎病（神经根型）

于某，男，51 岁，河南省濮阳县，教师。

【就诊经历】患者 1982 年元月无明显诱因右食指麻木，逐渐右颈肩部疼痛，并牵涉右上肢疼痛、麻木。先后就诊于当地多家医院，X 线片检查诊断为颈椎骨质增生、颈椎病，给予口服药物及颈椎牵引治疗，效果不佳。为求进一步系统治疗，患者 1985 年 10 月 23 日就诊于罗有明骨伤医院。

【检查】患者精神尚可，一般情况良好。颈椎生理曲度侧弯畸形，颈椎活动正常，皮温正常，第 6 颈椎棘突右偏，棘突旁右侧压痛，第 5～7 颈椎椎间隙明显变窄，右侧臂丛神经牵拉试验阳性。

【影像检查】颈椎 X 线片示：颈椎侧弯，第 5、6、7 颈椎骨质增生伴椎间隙狭窄。

【诊断】颈椎病（神经根型）。

【治疗】患者坐位，医者站立在患者背后，一手放在患者头顶部，将头推向左前方，另一手拇指置于第 6 颈椎棘突右侧，放在头部的手慢慢回旋，直至仰头位；同时置于棘突旁的手指向左前方适度推拨棘突，指下有"咕噜"

滑动感，示复位成功。复位后，松解颈肩部肌肉，点按风池、肩井、合谷、天宗、曲池、后溪等穴位。每周治疗 2 次。

1986 年 1 月 21 日，患者诉不适症状基本消失，办理出院。

【效果】手指麻木、肩部疼痛症状消失。

【按语】该患者颈椎棘突偏歪，骨质增生压迫神经，导致右侧肩背疼痛及右上肢麻木。罗氏旋转侧扳法矫正偏歪棘突，减轻神经根的压迫粘连，临床症状随之消除。

案 14. 颈椎病（神经根型）

赵某，男，33 岁，河北省唐山市，钢铁工人。

【就诊经历】患者因劳累致颈部疼痛伴左上肢麻木，颈部活动受限，就诊北京某医院，牵引、热疗及口服药物治疗，症状未见明显缓解。患者为求进一步治疗，1990 年 2 月 16 日于罗有明骨伤医院就诊。

【检查】患者神清，一般情况良好。触诊手法检查发现，颈椎生理曲度变直，第 6 颈椎棘突后突左偏，左侧棘突旁压痛阳性，双侧斜方肌紧张（左侧较重），左手握力较右手差，颈椎活动轻度受限，颈部皮温低。左侧臂丛神经牵拉试验阳性，椎间孔挤压试验阳性，叩顶试验阴性。

【诊断】颈椎病（神经根型）。

【治疗】患者取坐位，医者立于患侧，采用复贴手法松解患者颈部及左上肢肌肉；助手站于患者前方，双手贴紧患者双侧下颌向上牵引（左手牵引力较右手稍大），同时医者右手拇指贴紧第 6 颈椎棘突下缘向右前方推按，闻及弹响示复位成功；点按肩井、曲池、合谷等穴位以通气血。

【疗效】手法治疗后，患者颈部活动明显改善，颈部疼痛及左上肢麻木明显减轻。2 次治疗后患者症状基本消失，颈部活动恢复正常。

【按语】此患者为神经根型颈椎病，外院理疗及药物治疗后症状未见明显好转，罗有明坐位端提推按法矫正了偏歪的棘突，解除了神经根的粘连，从而缓解了颈部疼痛及左上肢麻木的症状，达到预期治理效果。

第二节　颈部扭挫伤

案 1. 颈肩肌肉损伤

李某，女，63 岁，河北省张家口市退休职工。

【就诊经历】患者 1996 年 2 月 25 日下蹲擦地后感颈肩部疼痛，游泳着凉后疼痛加重，抬肩困难。休息后症状未见改善，患者为求进一步治疗，1996 年 3 月 10 日就诊于罗有明骨伤医院。

【检查】患者神清，一般情况良好，被动低头位。颈椎曲度变直，颈项肌肉僵直，第 3 颈椎至第 4 胸椎节段后突，棘突上皮肤肿胀，肤温稍高。颈部活动受限，左侧肩部冈下肌、小圆肌处触及条索及棱嵴感，压痛阳性。

【诊断】颈肩部肌肉损伤；颈椎病。

【治疗】①拿捏松解：患者取坐位，医者立于患者背后，双手贴于颈部推按拿捏颈肩部紧张的肌肉。②端提推按：患者取坐位，医者立其后，助手用双手捧拢双下颌向上端牵，使颈椎间隙加大，医者右手掌根放在第 3 颈椎至第 4 胸椎节段后突棘突上，自上而下向下推按，同时将颈部左、右侧转，前屈后仰，手下感颈部松软，手法即停。一般各方向活动 2 ～ 3 次即可。③推拨肌肉：医者双手拇指呈"八"字分拨左侧冈下肌、小圆肌条索感处，使之平复。④复贴、点穴：医者双手交替复贴、按压肩颈部肌肉，指点风池、肩井、大椎、天宗、内关穴。

【疗效】手法治疗后，患者颈部活动明显好转，肩颈疼痛症状减轻，左肩可上抬。3 次治疗后患者症状基本消失，颈肩活动正常。

【按语】长期不正确的低头工作，或颈部负荷过重，或颈部劳损、外伤、感受风寒湿邪，均可致颈部血运不畅、肌肉痉挛，疼痛加重。端提推按手法可缓解或矫正椎体反弓现象。但是推按手法要求轻巧柔和，不可盲目发力。另外，八字分拨法可缓解肌肉痉挛，改善肩关节活动功能。

案 2. 颈部扭伤

安某，女，63 岁，北京市退休职工。

【就诊经历】患者 1990 年 4 月 2 日快速回头后出现颈部疼痛，休息后疼痛未改善，颈部旋转困难。于 1990 年 4 月 15 日至罗有明骨伤医院就诊。

【检查】患者神清，痛苦面容，一般情况尚可。颈椎曲度变直，第 3～6 颈椎棘突上压痛阳性，第 4、5 节颈椎棘突左偏。双侧斜方肌、胸锁乳突肌紧张，压痛阳性。

【影像检查】X 线片示：颈椎生理曲度后凸、反弓。

【诊断】颈部扭伤。

【治疗】患者取端坐位，医者站于患者身后，双手拇指呈"八"字置于右右侧斜方肌上缘，自上而复贴松解局部（同法用于左侧胸锁乳突肌）；助手捧拢患者下颌将头部向上端提（待关节间隙加大时），医者拇指抵在第 4、5 颈椎椎体棘突左下缘；助手轻轻向左旋转患者颈部，医者就势向右推拨偏歪棘突，指下有"咕噜"滑动感提示复位。复位后，医者掌根复贴患者颈椎棘突上及左侧颈部肌肉 2～3 遍。

【疗效】经治疗后患者颈部疼痛即刻缓解，肿胀明显减轻，颈部活动自如。

【按语】该患者为回头时不慎扭伤颈部，造成颈椎棘突偏歪，小关节紊乱，继而导致患侧肌肉、韧带痉挛，颈部活动受限。罗氏端提旋转推拨手法，纠正偏歪的棘突，恢复颈椎正常序列，复贴手法松解痉挛的肌肉韧带，则疼痛即刻缓解，颈部活动自如。

案 3. 颈椎挫伤（外伤）

崔某，男，46 岁，北京市，书法家。

【就诊经历】患者 1994 年 2 月 16 日下楼时摔倒，头部着地，颈部疼痛、活动受限，遂至附近医院就诊，X 线片检查示颈椎 3、4 钩椎关节不对称，椎体倾斜，颈椎生理曲度变直。予牵引、口服止痛药治疗。1 个月后，症状未见明显好转，转至北京某医院就诊，推拿及针灸治疗 1 个月，患者自觉疼痛较前改善，但仍颈部活动受限，旋转后颈项疼痛加重，为求进一步治疗，1994

年 4 月 20 日于罗有明骨伤医院就诊。

【检查】患者神清，一般情况良好。触诊手法检查发现，患者头顶部及寰枕部皮肤肿胀，颈椎生理曲度变直，颈部活动受限，第 3、4 颈椎棘突旁双侧压痛，双侧斜方肌紧张，左侧明显。双手握力尚可，双上肢无明显感觉障碍，左侧臂丛牵拉试验阳性，叩顶试验阳性。

【影像检查】X 线片示：第 3、4 颈椎可见钩椎关节不对称，椎体倾斜，颈椎生理曲度变直。

【诊断】颈椎挫伤。

【治疗】患者取坐位，医者站于患者后侧，复贴、按拨患者颈肩部，拿捏、捋顺左上肢数次；助手站于患者前方，双手掌贴紧患者下颌上提颈椎，医者右手拇指贴按第 3、4 颈椎棘突左侧，斜向右前方推拨，触及弹响感手法即停；最后复贴、捋顺颈肩部，点按局部穴位，以通行气血。

【疗效】手法治疗后，患者颈部活动恢复正常，颈部疼痛较前明显好转，头部及寰枕部头皮肿胀症状减轻。3 次治疗后患者症状基本消失。

【按语】该患者因头部外伤导致颈部挫伤，理疗及针灸推拿治疗后症状未能改善，罗有明手法治疗矫正错位关节，改善供血不足，患者颈肩部疼痛明显减轻，颈椎功能活动恢复正常。

案 4. 颈椎挫伤

王某，女，34 岁，北京市，文员。

【就诊经历】患者 1992 年 3 月乘公交车颠簸后出现耳鸣，颈部僵硬不适，活动受限。3 个月后耳鸣缓解，但颈部不适无明显改善，为求进一步诊治，1992 年 7 月 6 日于罗有明骨伤医院就诊。

【检查】患者神清，一般情况可。左侧颈部肌肉僵硬，压痛。颈椎生理曲度变直，第 4 ~ 6 颈椎棘突旁压痛，第 4、5 颈椎棘突左偏，可触及结节感。

【治疗】患者取端坐位，医者站于患者身后。双手拇指呈"八"字，置于颈部，自上而下拿捏松解颈部肌肉。待紧张的肌肉松解后，嘱一助手捧拢患者下颌将头部向上端提，医者将拇指抵在第 4、5、6 颈椎椎体棘突左下缘。此时助手轻轻向左旋转患者颈部，医者顺势向右推拨偏歪棘突，待指下有"咕噜"滑动感提示复位。复位后医者掌根复贴患者颈部肌肉 2 ~ 3 遍，点按风池、肩井、肩髃等穴位。每周治疗 2 次。

【疗效】经 2 周治疗后，患者颈部僵硬得到改善，颈部活动自如。

【按语】该患者长期伏案，颈椎曲度变直，乘坐公交车颠簸后出现棘突偏歪，颈椎小关节紊乱，压迫交感神经节导致耳鸣，经休息后耳鸣缓解。但患侧肌肉、韧带仍痉挛紧张，颈部活动受限。罗氏正骨通过牵拉旋转推拨使偏歪的棘突得到纠正，恢复颈椎正常序列。继以复贴手法松解痉挛的肌肉韧带，使疼痛缓解，颈部活动自如，有立竿见影之效。

案 5. 颈部挫伤（幼儿）

张某，女，1 岁，北京市居民。

【就诊经历】1 周前幼儿（母亲抱放）着床不当致颈部扭伤，患儿哭闹不止，颈部歪斜，送往附近医院就诊，X 线检查未发现颈椎明显异常，建议减少颈部活动，未予特殊处理。回家后患儿仍颈部歪斜，被动活动时哭闹不止，1997 年 6 月 17 日于罗有明骨伤医院就诊。

【检查】患儿神清，颈部活动受限，触诊手法检查发现，患儿颈椎右弯，按压右侧胸锁乳突肌中段哭声较大，可触及拇指样粗硬条索束。

【诊断】颈部挫伤。

【治疗】母亲抱患儿取坐位，医者与患者对坐，八字复贴手法沿胸锁乳突肌复贴数次；助手双手贴住患儿双侧下颌轻轻上牵并缓缓左右转动头部，医者右手拇指贴紧胸锁乳突肌中段推拨，手下触及条索感消失，手法即停；捋顺右侧胸锁乳突肌，以疏通气血。

【疗效】复贴、牵引、推按及捋顺手法治疗后，患儿颈部活动恢复正常。

【按语】患儿年纪较小，尚不能言语，无法自行表达所伤之处，治疗难度加大。对于婴幼儿无法自行表达的伤病，罗氏凭借特殊的手法检查、诊断技术和独特的治疗手法，解除了患儿的病痛，体现了罗有明深厚的手法功夫及高超的治疗技术。

第三节　腰扭伤

案 1. 急性腰扭伤

李某，女，68 岁，北京市，退休工人。

【就诊经历】患者 1987 年 11 月 23 日晨起后弯腰穿鞋姿势不当扭伤腰部。腰部疼痛、活动不能，卧床休息 1 天后未见缓解，为求进一步治疗，11 月 24 日家属搀扶就诊于罗有明骨伤医院。

【查体】患者神清，痛苦面容，一般情况尚可。触诊手法检查发现，患者腰部肿胀、第 5 腰椎、第 1 骶椎棘突旁压痛阳性，椎间隙增宽，可触及条索状物。

【诊断】急性腰扭伤。

【治疗】患者取坐位，上身前倾，双肘趴在凳子上，医者双拇指呈"八"字贴压在患者脊柱上，从上到下贴压数次（若伴棘上韧带损伤，双手分拨漂浮之条索物，至手下无剥离感为止），然后掌根在患处复贴推按至肌肉松软；助手站在患者前方，双臂从腋下穿过并环抱向上拔伸；患者稳坐下坠，医者点按弹拨患处扭伤出槽筋节，手下有滑动感即停；最后手掌顺滑下压，通行血脉。

【疗效】手法治疗 1 次后，腰痛症状减轻，腰部活动明显改善。

【按语】急性腰扭伤患者一般有明显的闪、扭外伤史，治疗时应该根据患者体质施加不同的力度。该患者体质较弱，条索复平，手法即停，不可暴力反复拨推，以免加重损伤。

案 2. 腰扭伤

任某，女，60 岁，江苏省，退休职工。

【就诊经历】患者 1990 年 11 月 3 日起身不慎扭伤腰部，弯腰、站立时疼痛加重，贴敷膏药休息后未见明显缓解。为求进一步治疗，患者 1990 年 11 月 8 日于罗有明骨伤医院门诊就诊。

【检查】患者神清，一般情况良好。触诊手法检查发现，患者腰椎生理曲度变直，第4、5腰椎棘突右偏，棘突上压痛，腰骶部肌肉紧张，右骶髂关节处微肿伴压痛，双下肢等长。

【诊断】腰扭伤。

【治疗】①复贴松解：患者取坐位，上身前倾，双肘趴在凳子上，医者掌根于脊柱自上而下复贴推按至腰骶部松软。②提拉拨推：患者放松腰部，助手站在患者面前，抱住患者双腋下向上提拉；医者拇指抵在第4、5腰椎椎体棘突旁向左推按，手下有"咕噜"滑动感即示复位。③按压点穴：双手掌根适度按压第4、5腰椎棘突和右侧骶髂关节后方，点按肾俞、委中穴。

【疗效】手法治疗后，患者腰部活动明显好转，疼痛症状减轻。2次治疗后患者症状基本消失，腰椎活动正常。

【按语】患者不慎扭伤腰部，腰部肌肉损伤伴腰椎棘突右偏。复贴松解腰部肌肉后，采用提拉推拨的方法即可使偏歪棘突复位。右侧骶髂关节肿胀无凸起，下肢等长，按压松解肌肉即可恢复。

案3. 急性腰扭伤

魏某，男，65岁，北京市退休工人。

【就诊经历】患者1988年3月2日打扫卫生时不慎扭伤腰部。腰部疼痛、活动受限，卧床休息后症状未见缓解，为求进一步治疗，1988年3月4日于罗有明骨伤医院就诊。

【检查】患者神清，一般情况良好。触诊手法检查发现，患者腰椎生理曲度左侧弯，左侧腰部肌肉紧张、肿胀疼痛，局部可触及条索状物，皮肤温度较高。

【诊断】急性腰扭伤。

【治疗】患者取坐位，身体前屈45°趴在矮凳上，医者坐于患者后侧，复贴手法顺压患者左侧腰部，放松肌肉；助手立于患者前方，双手从腋下环抱患者上提，患者稳坐身体下坠，依靠自身重力与助手对抗牵引；医者右手拇指推拨患者左侧腰大肌条索结节处，手下有滑动感手法即停，继而捋顺腰骶部以疏通气血。

【疗效】手法治疗后，患者症状基本消失，腰椎活动恢复正常。

【按语】急性腰扭伤为多发病、常见病，本病除肌肉筋膜损伤外，有时伴有腰椎小关节紊乱及滑膜嵌顿，拔伸推按理筋手法及扳推手法可以纠正小关节紊乱及滑膜嵌顿，使痉挛缓解，疼痛消除。急性腰扭伤经正规治疗后，绝大多数可痊愈，若治疗不及时或损伤过大，易转成慢性腰痛。

案 4. 腰扭伤

温某，女，45 岁，北京市，干部。

【就诊经历】患者 1981 年劳动时不慎扭伤腰部。腰部疼痛、活动受限，于附近医院就诊，建议卧床静养。患者静养后疼痛持续存在，近 1 周加重，为求进一步治疗，1982 年 6 月 19 日于罗有明骨伤医院就诊。

【检查】患者神清，一般情况可。触诊手法检查发现，患者第 5 腰椎棘突向左侧偏歪，左侧压痛阳性，患处肌肉紧张僵硬、皮肤温度较低，双侧直腿抬高试验阴性，双下肢肌力正常，腱反射未见异常，病理反射未引出。

【影像检查】X 线片示：骨质未见异常。

【诊断】腰扭伤。

【治疗】患者取俯卧位，医者复贴手法松解局部僵硬的肌肉；助手站于患者前方，双手分别握于患者腋下，向前上方拔提，医者掌根按压第 5 腰椎棘突左下缘，并斜向右上方推按，手下有轻微弹响感即完成治疗；然后采用理筋手法疏通局部气血，配合活血化瘀药物加强疗效。

【疗效】患者症状明显减轻，腰部活动范围明显改善。

【按语】罗氏牵引推按手法可使后凸、偏歪的棘突归位，减轻对神经根或筋膜的压迫，复贴手法可促使局部气血贯通，治疗效果明显。

案 5. 腰扭伤　腰椎小关节错缝

杨某，男，71 岁，北京市朝阳区，退休干部。

【就诊经历】患者 1986 年 8 月 10 日提重物时不慎扭伤腰部。左侧腰部剧痛，腰部活动功能受限，起坐、弯腰时疼痛加重，遂由家人搀扶就诊于罗有明骨伤医院。

【检查】患者神清，一般情况可，经人搀扶弯腰步入门诊，痛苦面容。腰部活动受限，腰椎向左侧弯，腰部左侧肌肉紧张，皮温升高，第 3 腰椎棘突左偏，棘突旁左侧压痛，左下肢直腿抬高试验 50°阳性。

【诊断】腰扭伤；腰椎小关节错缝。

【治疗】①复贴松解：患者取坐位，上身前倾，双肘趴在凳子上，医者坐于患者背后，掌根自上而下复贴推按部肌肉。②坐位侧扳推按：患者放松腰部，助手扶患者双肩使脊柱右侧弯，医者顺势向右推按偏歪的第 3 腰椎棘突，指下有滑动感即示复位。③提拉推拨：助手站在患者面前从双腋下抱住患者向上提拉，医者用拇指分别置第 3 腰椎～第 5 腰椎棘突两侧，八字分拨推按紧张、痉挛的棘旁韧带，手下感"咕噜"滑动感示已复位。嘱患者回家卧床静养，3 天后复诊。

【疗效】手法治疗后，患者腰部疼痛明显缓解，功能活动明显改善。3 天后复诊，患者痊愈。

【按语】患者提重物时扭伤腰部，第 3 腰椎棘突左偏，小关节紊乱。罗有明在助手帮助下侧扳患者上身，牵开关节，就势横推，纠正了腰椎小关节紊乱。复位后复贴松解棘旁韧带，效果显著。

第四节　腰椎间盘突出症

案 1. 腰椎间盘膨出　腰椎滑脱

曹某，女，42 岁，内蒙古乌兰浩特工人。

【就诊经历】患者 1995 年 8 月腰部被砸伤，曾于多家医院就诊，疗效不佳。现患者腰部酸胀不适，久坐双下肢发麻，为求进一步治疗，1994 年 6 月 16 日于罗有明骨伤医院就诊。

【检查】患者神清，一般情况良好。患者腰部活动尚可，第 4、5 腰椎右侧肿胀、压痛阳性，肤温未见明显异常，右侧直腿抬高试验阳性，双下肢肌力尚可，病理征阴性。

【影像检查】X 线片示：腰椎生理曲度加大，第 4 腰椎椎体向前轻度滑脱，第 5 腰椎椎体骶化，第 4、5 腰椎骨质增生。CT 示：第 3 腰椎至第 1 骶椎椎间盘膨出，第 4、5 腰椎椎体前缘可见广泛性增生。

【诊断】腰椎间盘膨出；第4腰椎椎体向前滑脱（Ⅰ°）。

【治疗】①腰椎间盘膨出：患者取俯卧位，腹下垫枕，医者复贴手法松解腰部紧张的肌肉组织；两助手分别握住患者左右踝关节，稍向外展牵拉下肢，医者掌根置于患处两棘突之间，由轻到重向下推按（力量以患者耐受情况为度），手下有滑动感示已复位；医者复贴、捋顺腰部及双下肢，疏通局部气血。②腰椎滑脱：患者坐位（以免加重腰椎滑脱），腰椎前屈，双手扶双足，医者复贴手法松解腰部紧张的肌肉组织；助手手掌压在患者肩背部（防止患者上身抬起），医者双臂环绕患者腹部，双手交叉于腹前，用力向后上提拉，重复3～4次；最后医者复贴、捋顺腰部，疏通局部气血。

【疗效】治疗后患者腰腿疼痛症状明显缓解。

【按语】掌推法治疗腰椎间盘膨出简单易行，安全可靠，无论病程长短，疗效均理想。该患者腰4椎体向前轻度滑脱，施法时需定位准确，同时注意力度轻重的掌握，以防加重腰椎滑脱。

案2. 腰椎间盘突出症（第4、5腰椎）

高某，男，29岁，辽宁省沈阳市，工人。

【就诊经历】患者1982年4月12日手提重物下火车时，左脚踏空不慎扭伤腰部，1小时后出现左下肢外侧疼痛，2小时后出现腰臀部疼痛，18小时后腰部疼痛加重，屈伸受限，起坐、行走、站立、翻身疼痛难忍，于4月18日担架运送至罗有明骨伤医院。

【检查】患者腰背部及左下肢疼痛剧烈，拒按，第4、5腰椎棘突旁压痛明显，肌肉肿胀。双下肢不能抬离床面，膝腱反射亢进，肌张力增强。

【影像检查】X线片示：腰椎曲度变直，第4腰椎棘突左侧偏歪，第4、5腰椎椎间隙狭窄，左宽右窄，第4腰椎右下缘骨质增生。

【诊断】腰椎间盘突出症。

【治疗】患者取俯卧位，全身放松，医者复贴松解患处紧张肌肉；患者双肘置于枕头上，上半身呈脊柱背伸姿势，医者前臂肘部平放于患椎棘突间，由轻到重（以患者能耐受为度）颤动性下压（富于弹性），重压1次后，松解一下腰背肌；然后松解手法复贴、拿捏腰部疏通气血。

【疗效】治疗后疼痛缓解，次日傍晚可扶拐下地行走。

【按语】该患者为急性腰椎间盘突出，治疗采用俯卧手肘压法。其原理是调整椎间隙的平衡，纠正棘突的偏歪，减轻神经根的压迫，从而使症状减轻或消失。但在施法前要松解患处紧张挛缩的肌肉，并遵循罗氏手法"两轻一重"的原则，切忌暴力。此法对于腰椎侧弯、后突畸形效果极佳。

案 3. 腰椎间盘突出症（第 4、5 腰椎）

黄某，女，35 岁，北京市，农民。

【就诊经历】患者 1982 年 5 月 28 日发生车祸，撞伤腰部，就诊于当地县医院，腰椎 X 线片提示软组织损伤。2 个月后因腰部疼痛，左下肢麻木、无力，行走困难。就诊于罗有明骨伤医院。

【检查】腰椎生理曲度变直，腰部肌肉紧张，第 1～3 腰椎棘突左偏，第 4、5 腰椎棘突上压痛，左臀部及左下肢肌肉萎缩，左侧直腿抬高试验阳性。

【影像检查】X 线片示：第 1～3 腰椎棘突偏歪，第 4、5 腰椎椎间隙变窄，腰 5 椎体陈旧性骨折。

【诊断】腰椎间盘突出症。

【治疗】患者取俯卧位，医者站于患侧，以复贴法松解受伤椎体周围痉挛肿胀的肌肉韧带；医者一手放患者右肩，另一手放在侧弯椎体棘突旁，掌根（或肘尖）顶住棘突向右侧推按，同时放在右肩的手向左侧扳，扳住稳定 1 分钟左右，感腰部滑动及"咕噜"声响，提示复位（图 3-3-1）。复位后松解周围肌肉 2～3 遍。

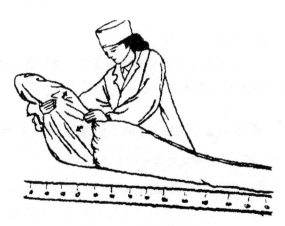

图 3-3-1　俯卧侧扳法

【疗效】治疗后患者症状改善，腰痛及左下肢麻木减轻，可持单拐行走。1982年8月26日复查X线片显示：棘突偏歪，错位均有所改善。

【按语】该患者为车祸外伤导致腰椎间盘突出压迫左侧神经所致，查体发现腰椎侧弯。对于腰椎侧弯者多采用侧扳法，此法稳妥可靠，无论急性、慢性期患者均可采用。注意施法前松解患处周围紧张的软组织，以减少患者痛苦。

案4.腰扭伤致腰椎间盘突出

林某，男，31岁，北京市，工人。

【就诊经历】患者1982年7月28日搬抬重物时将腰扭伤，当即感腰痛无力，4天后出现右下肢疼痛，某医院对症治疗后症状无明显改善。患者腰部不能伸直，腰腿痛严重，行走困难。1982年8月24日于罗有明骨伤医院就诊。

【检查】腰椎生理曲度尚可，第4、5腰椎棘突右偏、压痛阳性，右侧臀部肌肉萎缩，下肢无力，右侧直腿抬高试验20°阳性。

【诊断】腰椎间盘突出症。

【治疗】患者取俯卧位，医者复贴法松解偏歪椎体周围痉挛肿胀的肌肉韧带；医者站在患者右侧（患侧一方），一手放患者左肩，另一手放在第4、5腰椎椎体棘突旁，拇指顶住棘突向左侧推按，同时放在左肩的手向右侧扳，稳定1分钟左右，感腰部滑动感及"咕噜"声响，提示复位。复位后松解周围肌肉2～3遍。

【疗效】患者症状改善，返家静养。

【按语】罗氏正骨治疗腰椎间盘突出手法多样，侧扳复位法稳妥可靠，一次复位不成功者可还原体位后再扳一次。

案5.腰椎间盘突出症（第5腰椎、第1骶椎）

刘某，男，71岁，北京市延庆区电焊厂工人。

【就诊经历】患者1974年因搬重物致右下肢麻木、窜痛，针灸、药物治疗后症状未见明显改善。1984年7月患者腰腿麻木、疼痛加重，反复发作，为求进一步治疗，1984年9月29日于罗有明骨伤医院就诊。

【检查】患者神清，一般情况良好。双拇指八字检查发现，患者第 5 腰椎、第 1 骶椎椎间隙狭窄，棘突旁压痛阳性，第 5 腰椎棘突向右侧偏歪，右侧直腿抬高试验阳性，左侧直腿抬高试验阴性。

【影像检查】X 线片示：第 5 腰椎、第 1 骶椎椎间隙狭窄，腰椎曲度变直，第 5 腰椎前缘骨质增生。

【诊断】腰椎间盘突出症。

【治疗】①松解法：患者取俯卧位，医者站在患者右侧，复贴、掌压松解第 5 腰椎、第 1 骶椎部位，拿捏右下肢 2 ～ 3 遍。手法轻重结合，力量由轻到重。②侧扳复位法：助手双手固定患者左腿，医者右手扒住患者左肩，使脊柱右旋（在患者承受范围内），同时左肘尖顶压第 5 腰椎、第 1 骶椎棘突右侧，肘下有轻微滑动弹响感，提示偏歪棘突复位。复位后松解理筋手法通行患肢气血。

【疗效】治疗后，患者腰痛及右下肢症状明显减轻。

【按语】罗氏侧扳复位法可矫正偏歪的椎体，解除椎间盘对神经根的压迫，缓解肢体麻木症状，效果显著。

案 6. 腰椎间盘突出症（第 4、5 腰椎）

王某，男，36 岁，河北省，教师。

【就诊经历】患者 1977 年开始出现腰痛伴右下肢窜痛，症状反复，每年春节前后发作，症状较重。当地医院就诊为腰椎间盘突出症，针灸、按摩治疗后症状改善。1982 年 2 月症状再次加重，同年 5 月已不能走路，当地医院治疗 1 个月可行走约 40m。患者腰痛伴右下肢疼痛、麻木，行走困难，不能久坐、久站。为求系统治疗，患者 1982 年 6 月 26 日就诊于罗有明骨伤医院。

【检查】患者神清，一般状况好。弯腰弓背呈"蚌形背"。第 4、5 腰椎后凸、向右侧弯，棘突压痛阳性。右侧直腿抬高试验 15°阳性，左侧直腿抬高实验 30°阳性。双下肢无力，右侧肌力 3 级，左侧肌力 4 级。

【影像检查】X 线片示：骶椎腰化，第 4、5 腰椎软组织损伤。

【诊断】腰椎间盘突出。

【治疗】①手肘压法：患者取俯卧位，医者复贴法松解后凸椎体周围痉挛肿胀的肌肉、韧带；医者站在患侧，肘尖放于患者第4、5腰椎椎体间下压，力量由轻到重，以患者能承受为度。每重压1分钟松解周围组织1次，重复3次（图3-3-2A，图3-3-2B）。肘压有"咕噜"滑动感提示复位。复位后松解周围肌肉2～3遍。治疗后，患者膝关节以上至腰部疼痛缓解。

②坐位旋转法：1982年7月17日复诊，予旋转复位法：患者坐在特制的"A梯形治疗固定座"（图3-3-2C）上，医者一手从患者右侧的腋下穿过，经过后颈部，把住左肩颈部；患者向左前方弯腰，放松肌肉；医者另一手掌根推住偏歪的第4、5腰椎棘突；此时医者使脊柱大回环旋转，同时放在棘突旁的手用力向左推偏歪的棘突拨正。旋转至右后方时，医者两手形成对抗性推扳，造成后伸即为一次。治疗时推棘突的手下有"咕噜"滑动感，即达目的（图3-3-2D，图3-3-2E）。治疗后，患者右下肢放射性麻木消失，仅感腰部胀痛。

【疗效】患者腰部偶有酸胀感，右下肢麻木感消失。

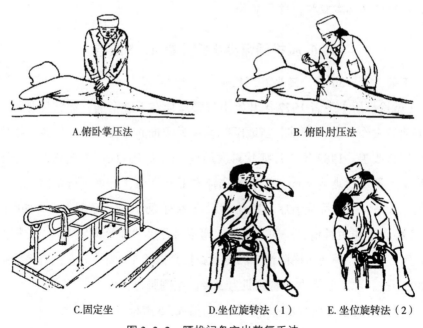

A.俯卧掌压法　　　　　　　　　　　B. 俯卧肘压法

C.固定坐　　　　　D.坐位旋转法（1）　　　E. 坐位旋转法（2）

图 3-3-2　腰椎间盘突出整复手法

【按语】该患者为劳损导致腰椎间盘突出压迫右侧神经所致。查体发现第4、5腰椎后凸，向右侧弯。罗氏正骨治疗腰椎间盘突出，对于椎体侧后凸者采用手肘压法复位。该患者同时伴向右侧弯，复诊时采用旋转复位法是以恢复椎体关节平衡，进一步缓解椎间盘压迫神经症状。罗氏正骨治疗椎间盘突出，一般根据分期分型的不同，选用不同的治疗手法，以在一法多用，多法共用的基础上取得更好的疗效。

案 7. 腰椎间盘突出症（第 4、5 腰椎）

王某，女，35 岁，北京市，农民。

【就诊经历】患者 1982 年 5 月 28 日因车祸导致腰部疼痛伴功能活动受限，于当地县医院就诊，X 线片示软组织损伤，予对症处理后症状未见明显缓解。现患者腰腿疼痛 2 个多月，为求进一步治疗，1982 年 8 月 5 日于罗有明骨伤医院就诊。

【检查】患者神清，一般情况尚可。拇指触诊法检查发现，患者第 1～3 腰椎棘突向左侧偏歪，第 4、5 腰椎椎体椎间隙变窄，左臀部及左下肢肌肉萎缩，左下肢肌力 1 级，左侧直腿抬高试验 10°阳性。

【影像检查】X 线片示：第 1～3 腰椎椎体棘突偏歪，第 4、5 腰椎椎间隙变窄，第 5 腰椎椎体陈旧性骨折，第 3～5 腰椎椎体骨质增生，左侧第 12 肋错位。

【诊断】腰椎间盘突出症（第 4、5 腰椎）。

【治疗】患者取俯卧位，医者复贴法松解腰部周围痉挛肿胀的软组织，肘压法纠正棘突偏歪，当肘下有滑动感及"咕噜"声响提示棘突偏歪矫正成功，松解腰部及双下肢肌肉 2～3 遍，以促进局部气血运行。

【疗效】治疗后症状改善，可扶拐步行。

【按语】该患者为外伤性腰椎间盘突出压迫左侧神经所致。肘压法治疗为首选，注意施法前先松解患处周围紧张的软组织。

案 8. 腰椎间盘突出症（第 4、5 腰椎）

许某，女，38 岁，广东省干部。

【就诊经历】患者 1969 年劳动时不慎扭伤腰部，即感腰部疼痛、右下肢麻木疼痛，当地医院予封闭治疗后症状减轻。1973 年患者腰腿疼痛呈进行性加重，行走困难，当地医院予牵引治疗 20 天，症状缓解，但患仍感右下麻木、疼痛，不能久站、久坐。为求进一步治疗，患者 1981 年 9 月 13 日于罗有明骨伤医院就诊。

【检查】患者神清，一般情况可。拇指触诊手法检查发现，患者第 4、5 腰椎间隙变窄，第 5 腰椎棘突右偏，棘突右侧压痛阳性，右侧直腿抬高试验 50°阳性，右下肢肌肉轻度萎缩，肌力减弱。

【影像检查】X 线片示：第 4、5 腰椎椎体间隙改变。

【诊断】腰椎间盘突出症。

【治疗】患者取俯卧位，医者复贴手法放松腰骶部及双下肢；医者站于患者右侧，一手放在健侧肩部，另一手放在第 5 腰椎椎体右侧棘突旁，掌根顶住棘突向健侧推按，置健侧肩部的手向相对方向扳拉，听到弹响声，示复位成功，松解理筋手法通行患肢气血。

【疗效】1981 年 9 月 13 日患者复诊，不适症状基本消失。

【按语】腰椎间盘突出症患者，腰椎旁多可触及偏歪的棘突，罗氏正骨手法治疗该病可取得满意的临床效果。其原理是调整椎间隙的平衡，纠正棘突的偏歪，减轻神经根压迫，从而缓解症状。但在施法前要松解患处紧张挛缩的肌肉，施法应遵循罗氏手法的"两轻一重"原则，切忌暴力。

案 9. 腰椎间盘突出症伴神经根病变

杨某，男，60 岁，山西省太原市，干部。

【就诊经历】患者 1980 年 9 月出现腰腿痛，严重时腰部不能伸直，翻身困难。2 年来间断性推拿、按摩、针灸、火罐、牵引、红外线等治疗，症状无明显缓解。2 个月前下台阶时不慎扭伤腰部，腰痛加重，疼痛向右下肢放射。1982 年 4 月 29 日就诊于罗有明骨伤医院。

【检查】腰椎右侧弯，棘突旁压痛伴向右下肢放射，第 4、5 腰椎棘上、棘间韧带有条索样剥离，第 4 腰椎棘突向右侧偏。直腿抬高试验左侧 50°阳性、右侧 30°阳性，右侧臀部肌肉、股四头肌外缘轻度萎缩。

【影像检查】X 线片示：第 1、3、4 腰椎椎体前缘骨质增生，腰椎生理曲度变直。

【诊断】腰椎间盘突出症伴神经根病变。

【治疗】患者取俯卧位，医者推、按、复贴手法松解第4、5腰椎局部肌肉；医者站于患者右侧，一手放在患者左侧肩部，另一手放在第4腰椎右侧棘突旁，掌根顶住棘突向左侧推的同时，放在左侧肩部的手呈相对方向扳拉，手下有"咕噜"滑动感，提示矫正手法成功。复位后医者拿捏、松解、捋顺患者右下肢，以缓解右下肢窜痛症状。

【疗效】患者规律复诊，症状基本消失。

【按语】该患者长期劳累造成腰椎间盘突出，再次扭伤致症状加重。应用俯卧侧扳法复位，以拿捏、松解手法活血止痛，疏通经络，症状基本消失。此类患者的后期康复训练至关重要，医者应予指导。

案 10. 腰椎间盘突出症　骶椎裂

于某，男，52岁，吉林省通化市，干部。

【就诊经历】患者1973年8月下坡时不慎摔伤，出现腰部疼痛伴右下肢酸胀麻木，翻身困难。于通化市某医院按摩治疗3年，症状暂时缓解，但久行久坐即感腰部疼痛。1977年冬季再次摔倒致腰部疼痛加重，患者为求进一步治疗，1981年12月7日于罗有明骨伤医院就诊。

【检查】患者神清，一般状况良好。患者第2腰椎棘突右侧偏歪，右下肢肌力减退，左下肢肌力正常，直腿抬高试验右侧30°阳性、左侧40°阳性，右下肢腱反射阴性，病理反射阴性。

【影像检查】X线片示：第3～5腰椎椎体骨质增生，第4、5腰椎椎间隙改变，腰椎骶化、骶椎裂。

【诊断】腰椎间盘突出症；骶椎裂。

【治疗】患者取坐位，身体稍向前倾，医者坐于患者后侧采用复贴、推按及分筋手法松解腰部紧张的肌肉，然后采用坐位旋转复位法，将偏歪的第2腰椎棘突拨正，使脊柱恢复正常的内在平衡关系。

【疗效】3次手法治疗后，患者腰腿疼痛症状基本消失。

【按语】摔倒、扭伤、久坐、劳力过度常为腰椎间盘突出症的诱发因素，腰椎间盘突出后压迫神经常引发一系列症状，罗氏正骨手法治疗本病疗效显著。

案 11. 腰椎间盘突出症（中央型）

张某，女，38 岁，山东省五莲，烟草公司工人。

【就诊经历】患者 1993 年 10 月搬运重物时不慎扭伤腰部致腰痛，卧床休息后症状改善。受凉后腰痛加重，于当地医院就诊，治疗后症状未见明显缓解，转而至日照市某医院就诊，CT 示：第 4 腰椎至第 1 骶椎椎间盘脱出（中央型），建议手术治疗，患者拒绝。为求进一步治疗，患者 1994 年 5 月 28 日就诊于罗有名骨伤医院。

【检查】患者神清，一般状况良好。拇指八字触诊法检查发现，患者腰椎生理曲度变直，第 3 腰椎至第 1 骶椎椎体棘突压痛，其中第 4、5 腰椎棘突压痛阳性，右下肢直腿抬高试验 35° 阳性，左下肢直腿抬高试验 25° 阳性，双侧坐骨神经压痛阳性。

【影像检查】X 线片示：腰椎生理曲度变直，第 2 腰椎前缘外伤性骨质增生，脊柱轻度 "S" 形变，第 1 骶椎先天隐性裂。

【诊断】腰椎间盘突出症（中央型）。

【治疗】患者取俯卧位，全身放松，医者复贴、推按、捋顺腰骶部；一助手双手握住患者双踝，另一助手双手扒住患者腋下，两者对抗牵拉；医者掌根依次按压第 3 腰椎至第 1 骶椎椎间隙（根据患者耐受程度，由轻到重呈颤动性下压）。重压 1 次后，复贴松解腰背肌、拿捏捋顺双下肢。

【疗效】患者住院治疗 50 余天，腰椎活动度明显改善，腰部疼痛基本消失。

【按语】本案例为外伤致腰椎纤维环破损，椎间盘突出压迫刺激硬囊膜及神经根，进而引发一系列症状。罗氏牵引按压法可使狭窄椎间隙恢复正常（必要时可嘱患者双手支撑背部，行背伸位压法，以解除椎间盘与硬囊膜或神经的粘连），拿捏、复贴、捋顺手法可疏通气血，从而达到缓解疼痛的治疗目的。

案 12. 腰椎间盘突出症（第 4、5 腰椎）

赵某，男，46 岁，北京市，干部。

【就诊经历】患者 1982 年 1 月 16 日不慎将腰扭伤，腰痛剧烈，不能起床。卧床十余天后，某医院 X 线片诊断为骨质增生，按摩治疗后症状未减轻。

后就诊于另一医院拍X线片诊断为腰椎间盘突出症，返家静养，症状仍无明显缓解。现患者腰痛不能伸直，左下肢酸胀麻木至足趾，行走约10m即感腰痛难忍，为进一步治疗，1982年5月31日于罗有明骨伤医院治疗。

【检查】第3～5腰椎后凸畸形，第4腰椎椎体棘突向左侧偏歪，第4、5腰椎棘突旁压痛明显，腰部活动受限，左下肢肌张力下降，直腿抬高试验左侧30°阳性、右侧70°阳性，左足蹬趾背肌力下降，左侧臀部肌肉及股四头肌外缘轻度萎缩。

【影像检查】X线片示：第1～4腰椎棘突偏歪，脊柱侧弯，第4、5腰椎椎间盘变性，椎间隙左窄右宽，呈腰椎骶化征，第2～5腰椎椎体前沿唇样轻度骨质增生。

【诊断】腰椎间盘突出症。

【治疗】患者取俯卧位，医者站于患者左侧，推挤、复贴手法松解第4、5腰椎椎体局部肌肉；医者站于患者左侧，一手放在右侧肩部，另一手放在第4腰椎左侧棘突旁，掌根顶住棘突向右侧推的同时，右手呈相对方向扳拉，触及"咕噜"滑动感，提示矫正手法成功；医者松解手法松解患处，以行气血。嘱患者定时复诊。

【疗效】1982年10月17日，患者复诊诉腰腿痛症状消除。

【按语】此病例为急性扭伤引发的腰椎间盘突出症，伴椎体棘突偏歪、下肢麻木等症状。罗氏俯卧侧扳法治疗，为症状消除起到了关键作用。并嘱患者注意保暖，避免过度劳累，以防止复发。

案13.腰椎间盘突出症（扭伤）

赵某，男，38岁，北京市，工人。

【就诊经历】患者1985年6月20日不慎扭伤腰部，当即感腰痛无力，外院对症处理后症状未见明显改善。现患者腰腿疼痛严重，腰部活动受限，影响睡眠，为求进一步治疗，1985年7月4日就诊于罗有明骨伤医院。

【检查】患者神清，一般情况良好。第4、5腰椎棘突向右偏歪，压痛阳性，右侧臀部肌肉萎缩，右下肢无力，右足蹬趾背伸肌力减弱，右侧直腿抬高试验20°阳性，腱反射迟缓。

【影像检查】X线片示：第4、5腰椎椎间盘突出，先天性骶椎腰化。

【诊断】腰椎间盘突出症。

【治疗】患者俯卧位，医者复贴法松解偏歪椎体周围痉挛肿胀的软组织，然后采用俯卧侧板复位法，矫正偏歪的棘突。复位后继续松解伤椎周围肌肉2～3遍，以通行腰部气血。

【疗效】治疗后患者症状缓解，返家静养。

【按语】该患者为腰扭伤导致腰椎间盘突出压迫右侧神经所致，施法时要由轻到重用力，不可用力过猛；正确施法后腰部有轻松感，可使疾病除半。

第五节　第3腰椎横突综合征

第3腰椎横突综合征

赵某，女，35岁，天津市，农民。

【就诊经历】患者1995年4月无明显诱右侧腰臀部疼痛，疼痛牵扯至右大腿外侧，活动后加重，休息时稍有缓解。经针灸、理疗及抗炎止痛等治疗后未见明显改善，病情反复，近半个月症状明显加重。为求进一步治疗，患者1996年7月18日就诊罗有明骨伤医院。

【检查】患者神清，一般情况良好。患者腰部活动受限，右侧腰肌紧张，右侧第3腰椎横突位置压痛阳性，可触及条索状物，直腿抬高试验阳性，加强试验阴性。

【诊断】第3腰椎横突综合征。

【治疗】患者取俯卧位，医者双手自第12胸椎至腰骶部从上而下揉、贴、按放松肌肉；然后一助手双手扒住患者双腋下，另一助手握患侧踝部，对抗牵拉；此时医者双拇指复贴在患处第3腰椎横突坚硬结处推拨数次，时间不宜长；最后推挤、顺压右下肢至踝部，使气血上下贯通。

手法治疗隔日1次，共治疗2周。

【疗效】患者腰部功能恢复正常。

【按语】第3腰椎横突综合征是以第3腰椎横突部有明显压痛为特征的慢性腰痛，尤以体力劳动者多见。急性期患者应卧床休息，起床活动需腰围保护；治疗期间避免腰部过度屈伸和旋转；注意腰部防寒保暖，加强腰背部功能锻炼。

第六节　腰椎棘间韧带损伤

第 5 腰椎、第 1 骶椎棘间韧带损伤

李某，女，63 岁，北京市平谷区，农民。

【就诊经历】患者 1989 年 7 月 15 日抬重物扭伤腰部，腰部疼痛、活动受限，口服止痛药及外贴膏药后症状未见好转。现腰部受凉后疼痛加重，影响生活，为求进一步治疗，1989 年 7 月 21 日于罗有明骨伤医院就诊。

【检查】患者神清，一般情况良好。患者腰椎生理曲度反张，腰部板僵、肌肉紧张，第 5 腰椎、第 1 骶椎棘间韧带压痛，触及条索感，腰椎屈伸活动受限。

【诊断】第 5 腰椎、第 1 骶椎棘间韧带损伤。

【治疗】患者取坐位，身体前屈 45°，医者坐于患者后侧，复贴顺压腰骶部 5 ~ 6 次；然后医者拇指推按顶压棘突间条索处，双手分拨条索状物，感觉有滑动感即为矫正；继而点按、复贴腰骶部，以疏通局部经络气血。

【疗效】手法治疗后，患者症状基本消失，腰椎活动恢复正常。

【按语】棘间韧带位于深层，是连接两个棘突之间的腱性组织，其纤维之间交叉排列，易产生磨损。由于第 5 腰椎、骶 1 处无棘上韧带，棘间韧带处于活动腰椎和固定的骶椎之间，受力最大，故此处棘间韧带损伤机会也最大。罗氏触诊手法灵敏、准确，复贴、推拨治疗后收到立竿见影效果。

第七节　腰椎棘上韧带损伤

案 1. 第 4 腰椎棘上韧带损伤

付某，男，36 岁，北京市，司机。

【就诊经历】患者 1990 年 8 月 5 日换轮胎时扭伤腰部，腰部疼痛无力。腰围固定 2 周，症状未见好转。为求进一步治疗，1990 年 8 月 20 日于罗有明骨伤医院就诊。

【检查】患者神清，一般情况良好。患者腰椎生理曲度变直，腰部肌肉紧张，第 4 腰椎棘突上韧带压痛，可触及条索感，腰部背伸活动受限。

【诊断】第 4 腰椎棘上韧带损伤。

【治疗】患者取坐位，前屈 45°，医者坐于患者后侧，复贴顺压患者腰部以松解肌肉；一助手站在患者前方，从腋下向上拔抱患者，嘱患者坐稳臀部下坠形成牵拉；医者点按弹拨第 4 腰椎棘上韧带，手下有滑动感即示矫正；最后手掌顺滑下压腰部，通行血脉。

【疗效】手法治疗后，患者症状基本消失。

【按语】棘上韧带损伤多由脊柱突然前屈暴力所致，好发于重体力劳动者。棘上韧带损伤较轻者，仅感腰部疼痛无力，前屈及旋转活动受限；较重者，通常伴有棘上韧带断裂，断裂时患者可自感有一突然响声，随之腰部似"折断"状，失去支撑感。棘上韧带损伤在助手环抱拔提下牵开关节间隙，以利于复位，起顺筋、顺气、通血之效，治疗效果更佳。

案 2. 第 4、5 腰椎棘上韧带损伤

洪某，女，40 岁，北京市朝阳区，教师。

【就诊经历】患者 1991 年 1 月 10 日上午 11 时健身锻炼时不慎扭伤致腰部疼痛剧痛，活动受限，当即躺地，感疼痛轻微缓解后回家休息，当日下午 1 时家人陪同就诊于罗有明骨伤医院。

【检查】一般情况可，轮椅推入门诊，痛苦面容，被动直立体位。腰部活

动受限，腰部肌肉紧张，左侧竖脊肌压痛、皮温略高，第4、5腰椎椎体棘上韧带压痛，可触及条索感。

【诊断】第4、5腰椎棘上韧带损伤。

【治疗】①患者取坐位，面前放置方凳，屈肘趴在方凳上，医者复贴手法松解腰部左侧紧张的肌肉。②一助手站在患者面前，抱住患者双腋下向上提拉，嘱患者放松腰部，医者拇指推按、复贴第4、5腰椎棘突上的条索，手下感"咕噜"滑动感即可。③复位后复贴腰部肌肉，点按肾俞、大肠、委中穴。

【疗效】手法治疗后，患者腰部疼痛明显缓解，腰部屈伸功能明显改善。3日后复诊，患者腰痛症状基本消失，腰部活动正常。

【按语】患者锻炼导致腰椎棘上韧带损伤，牵拉腰背部可使腰椎小关节打开，有利于推按复位，治疗及时症状很快消失。韧带损伤后若不及时治疗，可产生后遗症影响生活质量。

案3. 第4腰椎棘上韧带损伤

李某，男，44岁，北京市，司机。

【就诊经历】患者1个月前无明显诱因出现腰骶部疼痛，未特殊处理。半个月前腰骶部疼痛加重，腰部活动受限。于北京某医院X线检查，未见腰骶部明显异常，予针灸、理疗及外贴膏药治疗，未见明显好转。为求进一步治疗，患者1990年4月3日于罗有明骨伤医院就诊。

【检查】患者神清，一般情况良好。患者腰椎曲度变直，第2腰椎至第1骶椎棘突肥大，椎间隙变窄，第4腰椎棘上韧带触及硬条索。

【诊断】第4腰椎棘上韧带损伤。

【治疗】患者取坐位，身体前屈45°，医者坐于患者后侧，复贴顺压腰骶部5～6次；然后医者拇指推按顶压第4腰椎棘突硬条索处，指下有弹响感即为矫正；继而点按、复贴腰骶部，以疏通局部经络气血。

【疗效】手法治疗后，患者腰部活动恢复正常。

【按语】该患者常年开车久坐，加之既往有腰部损伤病史，腰部缺乏活动久而久之导致棘上韧带损伤，虽经针灸、理疗治疗，未见好转。罗有明认为：手法检查很重要，灵敏的手法能准确触摸到筋伤的具体部位，再根据筋伤情况予以相应的推按复位等治疗措施，手法治疗，因人而异，效果立竿见影。

案 4. 第 4、5 腰椎棘上韧带损伤

孟某，女，35 岁，北京市朝阳区，干部。

【就诊经历】患者 1990 年 10 月 10 上午 9 时搬重物转身时不慎扭伤，致腰部剧痛，活动受限，卧床休息疼痛轻微缓解后，于当日上午 11 时就诊罗有明骨伤医院。

【检查】患者一般情况可，经人搀扶步入门诊，痛苦面容，被动直立体位。腰部活动受限，腰部肌肉紧张、僵直，第 4 腰椎至第 1 骶椎棘上压痛阳性，棘突上可触及条索感。

【诊断】第 4、5 腰椎棘上韧带损伤。

【治疗】患者取坐位，双手扶在前方凳子上，医者复贴手法松解腰部紧张的肌肉。一助手站在患者面前抱住患者双腋下向上提拉，嘱患者放松腰部，医者拇指推按、复贴第 4 腰椎至第 1 骶椎棘突上的条索，手下有"咕噜"滑动感即可。复位后，复贴腰部肌肉，点按肾俞、大肠俞穴位。疏通局部气血。

【疗效】手法治疗后，患者诉腰部疼痛明显缓解，功能活动明显改善。3 日后患者复诊已痊愈。

【按语】患者用力过大伤及腰部肌肉及棘上韧带。复贴手法放松腰骶部肌肉，牵拉推按腰部棘上韧带使之复位，痉挛消除，疼痛立减。

案 5. 第 4、5 腰椎棘上韧带损伤

王某，男，66 岁，北京市，退休干部。

【就诊经历】患者 1992 年 3 月 12 日打扫卫生时不慎扭伤腰部，腰部疼痛，活动受限。就诊北京某医院，摄 X 线片检查：腰骶部未见明显异常，予活血止痛药物对症处理。1992 年 3 月 16 日患者腰部酸痛加重，腰椎屈伸活动受限，为求进一步治疗，1992 年 3 月 17 日于罗有明骨伤医院就诊。

【检查】患者神清，一般情况良好。患者腰椎曲度变直，双侧腰肌紧张，第 4、5 腰椎棘突上触及条索感，腰椎前屈活动受限，双侧直腿抬高试验阴性，

双侧 4 字试验阴性。

【诊断】第 4、5 腰椎棘上韧带损伤。

【治疗】患者坐位前屈 45°，医者坐于患者后侧，采用复贴手法顺压患者腰骶部 5～6 次；助手站于患者前方，双手环抱患者向上提起，患者全身放松，医者拇指贴紧第 4、5 腰椎棘突条索横向推拨，手下有滑动感手法即停；最后复贴腰骶部，以疏通腰骶部气血经络。

【疗效】手法治疗 1 次，患者症状基本消失，腰部活动恢复正常。

【按语】患者棘上韧带损伤，卧床休息并口服活血止痛药物治疗后症状未见明显缓解，罗有明手法检查、治疗后患者症状消失。罗有明认为：韧带损伤，单纯服用药物治疗作用有限，后期可能遗留并发症，罗氏正骨"正筋"疗法，治疗周期短，见效快，可首选。

第八节　梨状肌损伤

案 1. 右梨状肌损伤

张某，男，26 岁，河北省廊坊市燕郊，学生。

【就诊经历】患者 1991 年 6 月踢球后出现右侧臀部疼痛，伴腰部活动受限，外贴膏药、口服止痛药物等治疗，症状轻微缓解。1992 年 5 月 14 日踢球后症状加重，为求进一步治疗，1992 年 6 月 8 日就诊于罗有明骨伤医院。

【查体】患者一般情况可，步入门诊。右侧梨状肌压痛，触及条索感，腰部活动前屈受限，右侧直腿抬高试验 45°。

【影像检查】X 线片示：骨盆骨质未见异常。

【诊断】右侧梨状肌损伤。

【治疗】患者取俯卧位，医者复贴手法松解放松右侧腰骶部至右下肢；助手牵拉患者右下肢，医者双手拇指指腹压于梨状肌条索感处垂直深按，并沿梨状肌走形分拨、顺压隆起部位使之复平；最后复贴松解右侧臀部至下肢。

1992 年 6 月 8 日，第 1 次手法治疗后，患者右侧臀部疼痛有所减轻，腰部活动功能有所改善。

1992年6月12日复诊，第2次施以手法，治疗后患者右侧臀部疼痛明显缓解，腰部活动功能明显改善。

【疗效】右臀部疼痛明显缓解，腰部活动功能明显改善。

【按语】根据罗有明经验，梨状肌损伤，一般为牵拉所伤，治疗采用分拨、顺压松解，可促使损伤之肌肉形态还原，气血畅通，疼痛消除，功能恢复。

案 2. 左梨状肌损伤

张某，女，54岁，山东省，个体户。

【就诊经历】患者1990年3月2日下楼不慎踩空，出现左髋部及大腿外侧麻木疼痛、屈伸受限，遂卧床休息。次日疼痛加重，下床困难，患者为求进一步治疗，1990年3月3日于罗有明骨伤医院就诊。

【查体】患者神清，一般情况良好。患者腰部功能活动尚可，无畸形及压痛，左梨状肌处压痛明显，可触及钝厚粗条索感，直腿抬高试验阳性，左梨状肌紧张试验阳性。

【诊断】左侧梨状肌损伤。

【治疗】患者取俯卧位，医者站于患者左侧，双手掌根置臀部按、压、贴、揉，力度由轻渐重，至臀部肌肉皮肤微微发热；然后医者双手拇指指腹置梨状肌处，垂直深按，并沿梨状肌走形推拨、顺压隆起部位；最后点按环跳穴、坐骨部、承山穴、足三里穴，以疏通气血。

【疗效】手法治疗后，疼痛明显缓解。3次治疗后，患者疼痛消失，活动自如。

【按语】梨状肌综合征临床上容易误诊，只有明确诊断才可有的放矢，对症治疗。治疗时拨按手法不宜过重，次数不宜过多，以免加重损伤。治疗后复贴局部及下肢，并点按相关穴位，以疏通局部气血。手法得当，短时间即可获得满意的疗效。

第九节　骶髂关节扭伤

案 1. 左骶髂关节损伤

王某，女，45 岁，北京市，工人。

【就诊经历】患者 1987 年 3 月 12 日搬运重物不慎扭伤腰骶部，腰部疼痛、活动受限，遂卧床休息。次日疼痛加重，下床困难，在家人陪同下就诊附近医院，行 X 线检查未见明显异常，予口服药及外贴膏药治疗。用药 3 天，症状未见好转，为求进一步治疗，患者 1987 年 3 月 20 日于罗有明骨伤医院就诊。

【检查】患者神清，一般情况良好。腰椎曲度左侧弯，左侧腰骶部肌肉紧张，左侧骶髂处压痛，触有条索感及骨突起感，左侧"4"字试验阳性，骨盆分离试验阳性，左下肢较右下肢短缩 1cm。

【诊断】左骶髂关节损伤。

【治疗】患者取坐位，身体前屈 45°，医者坐于患者后侧，复贴手法顺压患者左侧腰骶部 5 ～ 6 次；助手立于患者右前侧，固定患者右下肢，患者前屈 45°并左侧屈，同时医者右手拇指贴紧左骶髂关节条索处推拨，闻及弹响手法即停；后患者取俯卧位，医者复贴左侧腰骶部及左下肢，点按环跳、委中及承山穴，最后捋顺患肢以疏通气血。

【疗效】治疗后患者症状基本消失，腰部活动恢复正常。

【按语】骶髂关节为骶骨与髂骨连接的关节，也是重力由此传入下肢桥梁，当活动姿势不正确，力量无法传入下肢，即可引发骶髂部疼痛、活动受限。若无有效的治疗，则影响生活质量；若病程迁延则可致骶髂关节处骨质增生，稍微用力不当损伤就会再次复发。罗氏治疗骶髂关节损伤经验丰富，疗效独特，治疗后患者疼痛消失，活动自如。

案 2. 左骶髂关节扭伤

王某，女，38 岁，河北省张家口市，工人。

【就诊经历】患者 1989 年 9 月 15 日不慎扭伤致左侧腰骶部疼痛，站立、行走困难。休息 1 周，疼痛未明显减轻。患者为求进一步治疗，1989 年 10 月 2 日于罗有明骨伤医院就诊。

【检查】患者神清，一般情况良好。触诊手法检查发现，腰椎生理曲度变直，第 4 腰椎～骶 1 附近肌肉紧张，肤温略高。第 5 腰椎、骶 1 左侧压痛，可触及条索感。直腿抬高试验 60°阳性，"4"字试验阳性，左下肢较右下肢长 2cm。

【诊断】左骶髂关节扭伤。

【治疗】①复贴松解：患者取坐位，面前放一个凳子，双肘趴在凳子上，医者掌根患处复贴推按患处至骶髂松解。②牵拉拨推：助手扶患者腋下并将患者上身向左侧偏，医者双手呈"八"字置左侧髂后上棘压痛之条索处，向两侧拨推，手下有"咕噜"滑动感，条索消除，手法即停。③盘髋：患者取仰卧位，助手按压双侧髂前上棘固定，医者站立在患者左侧，一手持患肢脚踝，另一手置膝关节上屈髋、屈膝、内收、内旋，然后松解下肢，3～5 次后比较双下肢长度对等。④点穴：复位后点按患者环跳、风市、阴门、委中穴位。

【疗效】手法治疗后，患者腰骶部活动明显好转，疼痛症状减轻。第 2 次治疗后患者症状基本消失，活动正常。

【按语】该患者骶髂关节扭伤，左下肢较右下肢长，在复位骶髂关节后应将患肢屈髋、屈膝、内收、内旋，使两下肢等长，不可外展拖拉，以防起到相反作用。

案 3. 左骶髂关节损伤

李某，女，23 岁，学生。

【就诊经历】患者 1995 年 5 月 12 日打排球扭伤腰部，腰部疼痛、活动受限，遂至校医务室就诊，予活血化瘀药物及膏药治疗。治疗 1 周后，疼痛未见明显好转，为求进一步治疗，1995 年 5 月 20 日就诊于罗有明骨伤医院。

【查体】患者神清，精神尚可，一般情况良好。触诊手法检查发现，腰骶部肌肉紧张，左侧明显，左侧骶髂关节处可触及条索状物，"4"字试验阳性。

【诊断】左骶髂关节损伤。

【治疗】患者取俯卧位，医者站于患者左侧，双手掌根自上而下复贴按压松解肌肉至腰骶部松软；然后拇指或掌根部顶贴左侧骶髂关节处，横向推拨条索状物，手下有滑动感提示复位；最后医者双手掌根部在患处推揉，复贴按压至踝部，引气血下行，以减轻疼痛。

【疗效】手法治疗后，患者腰骶部疼痛症状消失，腰部活动改善。

【按语】骶髂关节损伤多由间接暴力所致，是引起下腰痛常见原因之一。该患者打球不慎扭伤骶髂关节，手法检查未见骶髂关节错缝，治疗应复贴理顺气血，以正筋手法为主，操作手法应轻巧柔和，不可过久过重，以免加重损伤。

案 4. 右骶髂关节损伤　腰椎间盘突出症

张某，男，60 岁，北京炼钢厂工人。

【就诊经历】患者 1977 年因外伤致腰部疼痛，经治疗后好转。1986 年无明显诱因出现腰骶疼痛、屈伸活动受限，休息症状未明显减轻。当地医院就诊，诊断为腰椎间盘突出症，针灸、推拿治疗 2 年，疼痛无明显缓解。患者为求进一步治疗，1988 年 8 月 2 日于罗有明骨伤医院门诊进行治疗。

【检查】患者神清，一般情况良好。触诊手法检查发现，腰椎生理曲度变直，第 4 腰椎～第 1 骶椎棘突后凸，棘突旁压痛，右骶髂关节后凸，压痛明显，"4"字试验阳性。

【诊断】右骶髂关节损伤；腰椎间盘突出症。

【治疗】①复贴松解：患者取俯卧位，医者站于患者左侧，双手掌根自上而下复贴按压松解肌肉至腰骶部松软。②手肘压法：患者全身放松，双肘置于枕头上，使脊柱呈背伸姿势，医者掌根平放于第 4 腰椎至第 1 骶椎椎体棘突间和骶髂关节后凸处，由轻到重弹性颤动下压（以患者能够耐受为度），手下有滑动感即可。③挦顺点穴：复位后，医者双手在腰骶患侧推、拿、按、贴，并点按环跳、委中、昆仑、太溪等穴，以活血化瘀，疏经止痛。

【疗效】手法治疗后，患者腰骶部活动明显好转，疼痛症状减轻。2 次治疗后患者症状基本消失，活动正常。

【按语】此患者为骶髂关节损伤合并腰椎间盘突出症，为慢性劳损。因患者疼痛并非间盘突出引起，所以治疗以骶髂关节损伤为主，兼治腰椎间盘突出。调理骶髂关节错缝，维持骨盆的平衡，以达到解除疼痛的目的。

案 5. 左骶髂关节扭伤　右膝关节创伤性关节炎

张某，男，60 岁，北京市朝阳区，工人。

【就诊经历】患者 1987 年 10 月 2 日下楼梯踩空后，听到骶髂部"弹响声"，随即左侧骶髂部剧痛，跪倒在地，搀扶就诊于当地卫生所，给予止痛药物口服，回家静养。2 个月后，患者左侧腰骶部仍疼痛，腰部活动轻微受限，右膝关节疼痛，伴活动受限，晨起关节僵硬及轻度肿胀。为求进一步治疗，患者 1988 年 1 月 5 日就诊于罗有明骨伤医院。

【查体】患者一般情况可，步入门诊。腰部活动略受限，左骶髂关节突起，骶髂部压痛阳性，左下肢直腿抬高试验 45°阳性，可触及左骶髂部硬性条束状感，腰肌紧张，腰椎向右侧凸。左下肢"4"字试验阳性。右膝关节屈伸活动略受限，浮髌试验阳性，内、外膝眼压痛。

【诊断】左骶髂关节扭伤；右膝关节创伤性关节炎。

【治疗】①骶髂关节扭伤的治疗：患者取坐位，腰向前倾，医者复贴手法捋顺腰部及腰骶部至左下肢，顺压复贴推按至腰骶部松软；医者坐于患者背后，患者上身向左侧偏，医者双手呈"八"字置压痛、条索处，向两侧拔推，手下有肌腱滑动感，手法即停。②创伤性膝关节炎的治疗：患者取仰卧位，医者立于右侧，双手捧拢右膝部，自上而下，用力均匀，松解局部软组织；医者双手拇指按于痛点，即双侧膝眼部，助手双手握患者踝部，辅助患者右下肢做屈伸动作，屈伸数次，待膝关节活动略好转后停止。

1988 年 1 月 5 日，第 1 次手法治疗后，患者腰骶、右膝疼痛症状明显减轻，腰部及右膝关节活动有所改善。嘱患者回家静养，适当活动右膝关节。

1988 年 1 月 10 日复诊，施以第 2 次手法，治疗后患者诉腰骶、右膝疼痛症状明显好转，腰部及右膝关节活动明显改善。

【疗效】腰膝疼痛症状明显好转，活动明显改善。

【按语】治疗时间较久的创伤性膝关节炎，罗有明认为，复贴是必不可少的松解手法，只有局部软组织松解后，患者才能顺利配合做屈伸膝关节活动。手法需循序渐进，切记不可暴力施治。

案 6. 左骶髂关节扭伤

王某，女，55 岁，北京市朝阳区，工人。

【就诊经历】患者 1985 年 7 月 2 日搬重物扭腰时，听到腰部"弹响声"，遂左侧腰骶疼痛，腰部活动受限，外贴膏药、口服止痛药物治疗后，症状无明显改善。为求进一步治疗，1985 年 7 月 6 日就诊于罗有明骨伤医院。

【查体】患者一般情况可，步入门诊。腰部屈伸受限，左骶髂关节后凸，骶髂部压痛阳性。左侧直腿抬高试验 50°阳性，左侧"4"字试验阳性。左下肢较右下肢短 1cm。

【影像检查】骨盆 X 线片示：骨盆骨质未见异常。

【诊断】左骶髂关节扭伤。

【治疗】①复贴松解：患者取坐位，上身前倾，双肘趴在凳子上，医者掌根在患处复贴推按至骶髂松解。②坐位旋转推按：患者身体稍前倾，医者坐于患者后侧，一手从患者左侧腋下穿过，绕过后颈部，把住患者右肩；患者向右前方弯腰放松，医者另一只手掌根抵在左侧骶髂关节后凸处推按，手下有滑动感示复位即停推按。③捋顺点穴：复位后，医者双手在腰骶患侧推、拿、贴、按，点按环跳、委中、昆仑、太溪等穴，以活血化瘀，疏经止痛。

1985 年 7 月 6 日，第 1 次手法治疗后，患者腰骶疼痛症状明显减轻，腰部活动明显好转。

1985 年 7 月 10 日复诊，给予第 2 次手法治疗后，患者诉腰骶痛症状不明显，自觉双下肢等长。

【疗效】腰骶疼痛好转，双下肢等长。

【按语】患者搬抬重物致骶髂关节急性扭伤，治疗时患者向健侧弯腰牵拉，主要是打开受损的患侧骶髂关节。医者掌根在骶髂关节后凸处按压以复位。手法简单，疗效显著。

案 7. 左骶髂关节扭伤

许某，男，47 岁，北京化工厂工人。

【就诊经历】患者 1989 年 9 月 15 日搬抬重物不慎扭伤，致左侧腰骶部疼痛，活动受限，休息后疼痛无明显减轻。患者为求进一步治疗，1989 年 10 月 2 日于罗有明骨伤医院就诊。

【检查】患者神清，一般情况良好。触诊手法检查发现，双侧腰背肌肉紧张，左侧较重。左骶髂关节后突，压痛阳性，向左下肢放射麻木。左侧髂后上棘压痛阳性，可触及条索感。"4"字试验阳性，左下肢比右下肢短缩 2.5cm。

【诊断】左骶髂关节扭伤。

【治疗】①患者取坐位，上身前倾，双肘趴在凳子上，医者掌根在患处复贴推按至骶髂部松解。②坐位旋转推按：患者身体稍前倾，医者坐患者后侧，一手从患者左侧腋下穿过，绕过后颈部，把住患者右肩；患者向右前方弯腰放松，医者另一只手掌根抵在患者左侧骶髂关节后凸处推按，手下有滑动感示复位即停推按。③牵拉拨推：助手扶患者腋下并将患者上身左偏，医者双手呈"八"字形置左侧髂后上棘压痛之条索处，向两侧拨推，手下有"咕噜"滑动感，条索消除，手法即停。④捋顺点穴：复位后，患者取俯卧位，医者双手于腰骶患侧推拿、贴按，并点按环跳、委中、昆仑、太溪穴，以活血化瘀，疏经止痛。

【疗效】经罗有明手法治疗后，患者腰疼痛明显减轻，腰骶部活动自如。

【按语】搬抬重物可使一侧骶髂关节发生急性损伤，治疗时注意放松手法要适度，拨推时手法要柔和，感到条索复平，手法即停，不可反复拨推，易造成关节水肿，加重患者痛苦。

案 8. 右骶髂关节损伤

张某，男，49 岁，河北省廊坊市，工人。

【就诊经历】患者 1987 年 10 月 31 日久坐火车后出现腰骶部疼痛，向右下肢放射，站立时右下肢不敢吃力，久行后疼痛明显。曾拍腰椎、骨盆 X 线片，结果正常。自行口服活血化瘀药治疗，效果不佳。由于近 2 周受凉后，疼痛有所加重，为求进一步治疗，患者 1987 年 12 月 1 日就诊于罗有明骨伤医院。

【查体】患者一般情况尚可，跛行步入门诊。腰椎生理曲度尚可，第 5 腰椎棘突右偏，双侧竖脊肌紧张，右侧较重。右侧骶髂关节轻度后凸，压痛阳性，右下肢较左下肢长 0.5cm。右侧直腿抬高试验 50°阳性，"4"字试验阳性。

【诊断】右骶髂关节损伤。

【治疗】①复贴松解：患者取俯卧位，医者站于患者右侧，双手掌根自上而下复贴按压松解肌肉至腰骶部松软。②手肘压法：患者全身放松，双肘置枕头上，使脊柱呈背伸姿势，医者掌根平放于第 5 腰椎骶 1 椎体棘突间和骶髂关节后凸处，由轻到重颤动性弹性下压骶髂关节，手下有滑动感即可。③卧位拖拉：患者取仰卧位，助手按压双侧髂前上棘固定，医者站立在患者右侧，一手持患肢脚踝，另一手辅助膝关节屈髋、屈膝、外展、外旋，拖拉下肢 3 ～ 5 次，比较双下肢长度对等即可。④点穴：治疗后点按患者环跳、风市、殷门、委中穴。

1987 年 12 月 1 日，第 1 次手法治疗后，患者腰骶痛症状明显减轻，行走正常。嘱患者注意保暖，3 天后复诊。

1987 年 12 月 4 日复诊，第 2 次手法治疗后，患者诉不适症状基本消除。

【疗效】患者腰腿不适症状消除。

【按语】患者骶髂关节损伤，退行性改变，受凉后症状加重，松解局部软组织，同时纠正骶髂关节偏歪，注意颤动性下压手法力度，应以患者能耐受为度。

案 9. 右骶髂关节扭伤

张某，男，35 岁，北京市工人。

【就诊经历】患者 1982 年 6 月 1 日搬重物不慎扭伤腰部，当即腰部疼痛，但活动尚可，未予特殊处理，继续工作。次日患者腰部疼痛加剧，下地困难，步行受限，至当地卫生院拔火罐治疗，症状未缓解。患者为求进一步治疗，1982 年 6 月 7 日于罗有明骨伤医院就诊。

【检查】患者神清，一般情况可，搀扶至诊室。患者腰部活动受限，弯腰时疼痛加剧，触诊手法检查发现，患者右骶髂关节处肿胀，压痛阳性，局部皮肤温度较对侧高。

【诊断】右骶髂关节扭伤。

【治疗】患者取坐位，助手站于患者前面抱提患者，医者坐于患者后侧，用特制木棒推按右骶髂关节处 3 ～ 5 次，手下有滑动感即示复位，然后采用复贴理顺手法通行气血。

【疗效】治疗后患者腰部疼痛消失，腰部活动明显改善。

【按语】罗氏正骨运用"代指"治疗时，手法重复 3 ～ 5 次为宜，不可反复手法刺激，以免加重局部损伤。

案 10. 右骶髂关节损伤

武某，男，66 岁，退休工人。

【就诊经历】患者 1987 年 7 月 2 日搬抬重物时不慎扭伤腰骶部，当即腰部疼痛，右下肢屈伸受限，右侧臀部麻木酸痛，自行外贴膏药、口服止痛药，症状未见明显改善。为求进一步治疗，1987 年 7 月 12 日于罗有明骨伤医院就诊。

【检查】患者神清，一般情况良好。触诊手法检查发现，患者腰部活动受限，腰椎向右侧弯，双侧腰肌紧张，右侧明显，右侧直腿抬高试验 50° 阳性，右侧骶髂关节压痛，可触及骨突起，右侧"4"字试验阳性。

【诊断】右骶髂关节损伤。

【治疗】患者取俯卧位，医者双手拇指及掌根交替于腰骶部行顺压复贴推按至腰骶部松软；嘱患者放松，医者一手从患者患侧腋下穿过，经过后颈部，把住患者健侧的肩部，另一手掌根部顶在患处推按，双手交叉用力，手下有滑动感，手法即停；继而患者取仰卧位，医者持右踝做屈髋、屈膝、外旋、拖拉，矫正下肢短缩；然后医者推拿、揉按右下肢以疏经通络止痛。

【疗效】3 次手法治疗后，患者疼痛症状消失，腰部活动恢复正常。

【按语】骶髂关节是躯干与下肢负荷传递的枢纽，由于骶髂关节毗邻关系复杂，涉及腹部众多脏器及神经管，因此骶髂关节损伤容易引起多器官功能障碍综合征。骶髂关节损伤的治疗效果对骨盆功能的恢复具有决定性的意义。正骨缝、理筋手法治疗骶髂关节损伤效果较好，对早期损伤者，手法治疗立竿见影。因此，患者只要抓住早期治疗，往往能起到事半功倍的效果。

第四篇　骨错缝医案

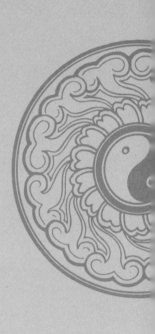

第一章　脊柱错缝

第一节　颈椎关节错缝

案 1. 第 5 颈椎关节错缝

陈某，女，49 岁，河南省，中原油田工人。

【就诊经历】患者 1985 年 3 月 14 日汽车翻车砸伤身体，短暂意识丧失，紧急送往医院，苏醒后言语功能短暂丧失，左手中指、无名指、小指麻木。住院卧床 1 个月，患者生活无法自理，拔罐、牵引治疗后症状仍未缓解，患者颈部疼痛，活动受限，左手中指、无名指、小指麻木，遂于 1985 年 8 月 8 日至罗有明骨伤医院就诊。

【检查】患者神清，一般状况良好。患者颈椎生理曲度变直，颈椎功能活动受限，双侧斜方肌紧张，第 5 颈椎棘突后凸、左偏，压痛阳性，第 5、6 颈椎椎间隙狭窄，第 6 颈椎棘突上触及摩擦感。

【诊断】第 5 颈椎关节错缝。

【治疗】患者取坐位，医者立其背后，医者一手复贴、拿捏患者颈肩部放松痉挛紧张的局部组织；助手立于患者前方，双手捧拢患者双下颌向上端牵，继而旋转，医者拇指向右侧推按第 5 颈椎椎棘突旁，矫正颈椎棘突后凸、侧偏，以恢复颈椎的生理曲度。后复贴颈肩部以宣通气血（图 4-1-1 A，图 4-1-1B）。

1985 年 8 月 15 日，第 1 次复诊，患者诉治疗后颈肩关部疼痛及左手麻木感改善。手法治疗，以颈肩部推、拿、复贴手法及左上肢捋顺法为主。

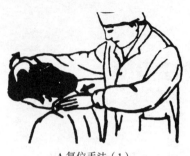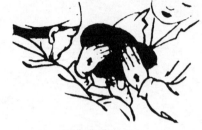

A.复位手法（1）　　　　　　　　　　B.复位手法（2）

图 4-1-1　第 5 颈椎关节错缝复位手法

1985 年 8 月 25 日，第 2 次复诊，患者诉颈肩部痛明显改善，左手麻木基本消失。手法治疗，以颈部复贴、捋顺法为主。

1985 年 8 月月 30 日，第 3 次复诊，患者诉颈肩部疼痛消失。嘱患者切勿着凉，禁忌颈椎大幅度活动。

【疗效】颈肩部疼痛及左上肢麻木症状消失，颈部活动基本自如。

【按语】患者因外伤致颈椎关节错缝，牵引、理疗、药物治疗后症状略见好转，但疗效有限。罗有明根据病因对症处理，矫正颈椎关节错缝，解除神经压迫，从而缓解疼痛、麻木症状，再复贴、拿捏、捋顺疏通经络气血，最终达到治疗的效果。

案 2. 第 5 颈椎关节错缝

王某，男，40 岁，天津市，污水公司工人。

【就诊经历】患者 1981 年开始颈部疼痛不适伴右上肢麻木窜痛，伴头晕、头痛，外院多次治疗症状未见明显缓解。患者为求进一步治疗，1984 年 9 月 29 日至罗有明骨伤医院就诊。

【检查】患者神清，一般情况尚可。触诊手法检查发现，患者第 5、6 颈椎椎体、椎旁压痛阳性，颈椎前屈 20°、后伸 10°、左右侧屈各 10°、左右旋转各 15°，第 5 颈椎棘突向右侧偏歪，第 6 颈椎椎体棘上韧带僵硬肥厚，触及条索感。

【影像检查】X 线片示（自带）：第 5、6 颈椎椎间隙变窄，第 5、6 颈椎椎体边缘骨质增生。

【诊断】第 5 颈椎关节错缝。

【治疗】患者取坐位，医者站于患者后侧，复贴手法推按患者颈部及双肩，放松局部肌肉；助手站于患者前方，双手紧贴双侧下颌向上拔伸，医者右手拇指紧贴第5颈椎棘突右下缘向对侧推按，触及弹响即示复位；复位后继续采用复贴、理筋手法疏通局部气血。

【疗效】治疗后患者颈部活动明显改善，头晕头痛症状明显减轻。3次治疗后患者症状基本消除，颈肩部活动正常。

【按语】颈部疾病中小关节错缝较为常见，但X线片不易诊断，一般性的治疗也难以奏效，罗氏正骨手法治疗小关节错缝独具优势，常可手到病除。

案3. 第6、7颈椎关节错缝

刘某，女，46岁，北京市通州区，农民。

【就诊经历】患者1987年8月8号行走时不慎被重物从侧面砸中头部，回家后左上肢麻木至手指，伴有酸胀感，外院针灸、理疗后症状轻微好转，回家休养。近期夜间受凉，症状加重，1987年8月26日于罗有明骨伤医院就诊。

【检查】患者神清，精神尚可，一般状况良好。触诊法检查发现，患者颈椎旋转活动受限，第6、7颈椎棘突后凸左偏，颈部肌肉紧张，左侧斜方肌压痛阳性，可触及条索感，皮肤温度略高于正常。

【影像检查】X线片示：颈椎生理曲度消失，项韧带钙化。

【诊断】第6、7颈椎关节错缝。

【治疗】患者取坐位，医者立于患者身后，一手扶患者后枕部，另一手置患者颈部，单手拇指从上而下按压紧张的肌肉至松软；助手向上端提颈椎稳定头部，医者一手拇指深顶于偏歪的棘突旁，向右侧推按，手下有滑动感示复位，手法停止；复位后，医者一手掌复贴在颈部两侧肌肉处，贴压至皮肤温热，并点按风池、肩井穴以疏通气血。

【疗效】手法治疗后，患者颈部疼痛明显减轻，左上肢麻木消失，颈部活动恢复正常。

【按语】颈椎关节错缝亦称颈椎关节紊乱，是颈椎关节突发超过正常范围的侧向微小移动而不能自行复位造成，常导致颈部疼痛、颈部活动障碍，部分患者可出现双侧或单侧上肢麻木、无力，或头晕、视物模糊等症状。治疗应以恢复颈椎关节正常的生理关系，解除周围软组织及神经血管的压迫为主。罗氏正骨牵引推扳法治疗颈椎关节错缝效果显著，配合点按风池、肩井、大椎、列缺穴，可加强疗效。

案 4. 第 6 颈椎关节错缝

李某，男，45 岁，北京市，客车汽运公司工人。

【就诊经历】患者 1980 年无明显诱因颈肩部疼痛，未予特殊处理。1981 年 7 月 15 日修车时不慎扭伤颈部，遂头晕伴颈部活动受限，局部热敷、外用膏药症状未见缓解。患者为求进一步治疗，1981 年 7 月 16 日于罗有明骨伤医院就诊。

【检查】患者神清，一般情况良好。触诊手法检查发现，患处皮温高于正常，第 5 颈椎棘突旁肿胀，压痛阳性，第 6 颈椎椎体棘突向右偏歪，臂丛神经牵拉试验阴性，椎间孔挤压试验阴性。

【影像检查】X 线片示：颈椎未见明显异常。

【诊断】第 6 颈椎关节错缝。

【治疗】患者取坐位，医者站在患者后侧，复贴、分拨颈部痉挛紧张的软组织；助手双手紧贴患者下颌向上拔伸，医者推按复位向右偏歪的第 6 颈椎棘突，复贴、提拿理顺疏通局部气血。

【疗效】手法治疗后，患者颈部疼痛明显缓解，头部活动正常。

【按语】罗氏正骨手法对骨错缝及牵拉伤具有独特的疗效，一般在推、拿、按、压松解手法后，再矫正错位的小关节，患者痛苦小，见效快，且不易复发。

案 5. 第 5 颈椎关节错缝

韩某，女，48 岁，北京市西城区居民。

【就诊经历】患者颈部疼痛伴双上肢麻木 9 年余，平素头晕、头痛。1980 年 10 月 9 日曾于北京某医院就诊，X 线检查示：颈椎生理曲度变直，第 5、6 颈椎椎间隙变窄，颈椎骨质增生。患者为求进一步治疗，1982 年 1 月 4 日于罗有明骨伤医院就诊。

【查体】患者神清，一般情况良好。触诊法检查发现，患者第 2～7 颈椎棘突旁压痛阳性，第 5 颈椎棘突后凸，第 5、6 颈椎棘上韧带增厚，有条索状物。颈椎活动受限，前屈 15°、后伸 10°、左右侧屈各 10°，左右旋转各 20°。

【诊断】第 5 颈椎关节错缝。

【治疗】患者取坐位，医者站于患者后侧，右手拇指复贴双侧颈肩部；助手站于患者前方，双手贴紧双侧下颌向上拔伸牵引，同时医者右手拇指贴紧第 5 颈椎椎体棘突下缘向前方推按，手下有弹响感即示复位。

【疗效】治疗后头晕、头痛症状明显减轻。第 2 次手法治疗（颈肩部复贴、双上肢拿捏捋顺）后，患者头痛、头晕症状消失，颈肩部疼痛及双手麻木感基本消失。

【按语】颈椎关节错缝为常见的损伤性疾病，不仅 X 线检查难以显示，内外用药也不易见效。罗氏拔伸、牵引、推按等手法可纠正小关节错缝，缓解肌肉痉挛紧张，临床疗效显著。

第二节　胸椎关节错缝

案 1. 第 8、9 胸椎关节错缝

陈某，男，47 岁，北京市朝阳区，干部。

【就诊经历】患者 1990 年 8 月长时间伏案工作后出现胸椎疼痛，背部有紧缩感，大口吸气后疼痛剧烈，当地医院行胸椎正侧位 X 线检查显示：骨质未见异常。自行贴膏药治疗，症状有所缓解。为求诊治，患者 1990 年 9 月 15 日就诊于罗有明骨伤医院。

【检查】一般情况良好。触诊手法检查发现，背部肌肉紧张，皮温略低于正常，第 8、9 胸椎棘突右偏，压痛阳性，叩击痛阳性。

【诊断】第 8、9 胸椎关节错缝。

【治疗】患者取坐位，身体前倾，医者掌按松解背部肌肉；患者端坐，双手交叉于颈后部，医者立于患者身后，一腿屈膝放置患者第 8、9 胸椎棘突右侧，双手从患者双肩前部绕至后部，托住双腋下，缓缓向上提拉，感到膝下有响声即示复位；最后医者手掌放松患者背部肌肉，以通畅气血。

1990年9月15日，治疗1次后，患者诉背部背重物感明显减轻，呼吸时疼痛不明显。

1990年9月20日，第2次治疗后，患者诉不适症状基本消失。嘱患者避免长时间伏案工作及负重着凉。

【疗效】背部疼痛不适消除。

【按语】膝顶复位法是治疗胸椎小关节紊乱的常用手法，膝顶提拉时，患者头尽量上抬深，眼观屋顶，深深吐气。

案2. 第3~5胸椎关节错缝

史某，女，44岁，河北省张家口市，工人。

【就诊经历】患者1996年7月10日晨起伸懒腰后出现右侧背部疼痛，深呼吸、咳嗽时疼痛加重，当天就诊于罗有明骨伤医院。

【检查】患者神清，一般情况良好，含胸体位不能伸仰。触诊手法检查发现，第3~5胸椎棘突旁压痛，棘突右偏后凸，右侧背部肌肉紧张，背伸侧屈活动受限。

【诊断】第3~5胸椎关节错缝。

【治疗】①贴揉：医者复贴、推按肩背部肌肉（右侧为主）至僵硬感消除。②提肩膝顶：患者取端坐位，双手交叉置于颈后部，医者立于患者身后，一腿屈膝置第3、4、5胸椎椎体棘突右后方，双手从患者双肩前部绕至后部，托住肩关节，缓缓向上提拉脊柱至膝下有感觉时，将患者上胸椎及肩部紧贴医者膝部向后仰伸，此时医者膝向前顶，膝下有响声示已复位。③松解：医者双手拇指复贴捋顺肩背部肌肉。

【疗效】手法治疗后，患者背部活动明显好转，疼痛等症状减轻。1周后复诊，患者症状基本消失，活动正常。

【按语】胸椎关节错缝可由肩、颈、背部前屈或后伸运动过度，或做前滚翻，或肩扛重物，或双手托举重物用力过猛导致。临床采用提肩膝顶法治疗有效，提肩时胸椎关节被动牵拉打开，膝关节推顶偏歪棘突即可复位，复位后疼痛立即缓解。需要注意的是该治疗方法需要患者放松配合，不可暴力膝顶。

第三节　腰椎关节错缝

案1. 第4腰椎关节错缝

胡某，女，58岁，北京市朝阳区，退休职工。

【就诊经历】患者做家务后出现腰部不适，活动受限，坐下站起时疼痛加重（30年前曾有骶尾部摔伤史，治愈后每日坚持锻炼身体），1999年12月1日就诊于罗有明骨伤医院。

【检查】腰骶部两侧肌肉紧张呈条索状，第4腰椎棘突左偏、后凸伴压痛，并向左臀、大腿后侧放射，左下肢皮肤温度低于右下肢，直腿抬高试验：左70°阳性、右阴性，腰椎功能活动：前屈60°、后伸10°、左侧屈10°、右侧屈10°。

【诊断】第4腰椎关节错缝。

【治疗】①患者取坐位，前置一方凳，双肘趴在方凳上，医者八字复贴、掌按法将腰骶部疏通松解。②坐位旋转推法：患者腰骶部前屈，一手扶后颈部，助手固定，患者大腿部。医者一手从患侧腋下穿过，经后颈部，把住患者健侧肩颈部，另一手拇指贴在第4腰椎椎体左偏的棘突；此时医者放在肩部的手，使脊柱回环旋转，同时将偏歪的棘突推拨顺压，旋转至患侧后方时两手对抗用力推扳，造成患者脊柱后伸位为1次。③复贴按压局部，以疏通气血、活络止痛。

【疗效】手法治疗后，患者腰背部活动明显好转，坐下站起时疼痛明显减轻，活动不受限。

【按语】此患者多年前曾有外伤史，由于年龄增大，致使椎间盘形成退化，因腰部用力不均，将腰部扭伤产生疼痛，功能活动受限。治疗应以矫正腰椎间关节错缝为主。罗有明采用坐位旋转推按法后立竿见影，患者疼痛减半。

案 2. 第 5 腰椎滑脱

于某，女，68 岁，北京市丰台区，退休职工。

【就诊经历】患者年轻时搬抬重物不慎将腰扭伤，此后腰痛反复发作，偶感下肢窜痛。1989 年 2 月 8 劳累后现腰痛，向双侧大腿放射窜痛，休息、外贴膏药后症状无明显缓解。患者为求进一步治疗，1989 年 7 月 10 日就诊于罗有明骨伤医院。

【检查】患者神清，一般情况良好。手法检查发现，腰椎曲度略直，第 4 腰椎至第 1 骶椎棘突间轻微压痛，腰部活动轻度受限。双侧臀部、坐骨神经走行区压痛。双侧直腿抬高实验 70°阳性，"4"字试验阳性。

【影像检查】X 线片提示：第 5 腰椎椎体向前滑脱 I°。

【诊断】第 5 腰椎滑脱。

【治疗】①松解：患者取俯卧位，腹部垫枕（高约 10cm），医者立于患者右侧，双手掌根放至腰部，自上而下推拿揉按腰骶部及双下肢至肌肉松软。②双踝牵引推按：一助手站在患者头侧，双手固定患者双腋下，另一助手站在患者足下，双手握双踝关节，两助手相对用力牵拉，医者掌根自上而下推按第 4 腰椎至第 1 骶椎椎体两侧 3 遍。③捋顺点穴：医者分别沿坐骨神经走行方向拿捏双下肢 3 ～ 5 遍，点按环跳、委中、承山、涌泉等穴位。

【疗效】首次手法治疗后，患者腰部活动明显好转，腰腿疼痛症状减轻。3 次治疗后患者症状基本消失，活动正常。

【按语】患者病史较长，有腰椎前滑脱，劳累后腰部肿胀、疼痛加重。手法治疗时，患者腹部加垫枕可防止滑脱加重，椎体侧方施力可消除患部水肿，减轻症状。治疗时不宜采用俯卧肘压等向下用力的手法，以免加重腰椎滑脱。

案 3. 第 4 腰椎关节错缝

赵某，男，65 岁，河北省张家口市，退休职工。

【就诊经历】患者 1991 年 2 月 9 日不慎将腰部扭伤，腰部屈伸活动受限，休息后疼痛无缓解，附近医院拍 X 线片示：腰椎骨质无明显异常。患者为求进一步治疗，1991 年 2 月 16 日于罗有明骨伤医院门诊就诊治疗。

【检查】患者神清，一般情况良好，腰椎背伸功能活动受限。触诊手法检查发现，腰椎生理曲度反张，第4腰椎棘突右偏，腰椎棘突旁肌肉紧张，右侧较重。

【诊断】第4腰椎关节错缝。

【治疗】①患者取坐位，前置一方凳，双肘趴在方凳上，医者八字复贴、掌按法疏通腰骶部。②患者腰骶部前屈，一手扶后颈部，助手固定患者大腿部。医者一手从患侧腋下穿过，经后颈部，把住患者对侧肩部，另一手掌根部贴在第4腰椎右偏的椎体棘突；此时医者放在对侧肩部的手，使脊柱大回环旋转，同时推拨顺压偏歪的棘突，旋转至患侧后方时两手对抗性用力推扳，造成脊柱后伸为1次。③复贴按压局部，以疏通气血、活络止痛。

【疗效】1次手法治疗后，患者腰部活动明显好转，疼痛减轻。3次治疗后患者症状基本消失，活动正常。

【按语】腰椎错缝是骨伤科常见病，复贴松解腰部肌肉后，采用坐位旋转推按法以使偏歪棘突复位。

第四节 骶髂关节错缝

案1. 左骶髂关节错缝

刘某，女，42岁，北京市通州区漷县镇，工人。

【就诊经历】患者1986年1月23日搬抬重物时扭伤腰部，左侧腰骶部疼痛，行走困难。当地卫生院予膏药治疗后，疼痛有所改善。此后10年腰骶疼痛反复发作，走路跛行。为求进一步诊治，1996年4月5日就诊于罗有明骨伤医院。

【查体】患者一般情况尚可，跛行步入门诊。手法检查发现，患者腰椎下段侧弯"S"畸形。左侧髋关节屈伸、内收受限，左侧骶髂关节压痛阳性，可触及"结节感"。

【影像检查】X线片示：骨盆倾斜。

【诊断】左骶髂关节错缝。

【治疗】①复贴松解：患者取俯卧位，医者站于患者左侧，双手掌根部自上而下复贴按压松解腰骶部肌肉。②俯卧侧扳：患者全身放松，呼吸均匀，右手掌置后枕部；医者位于患者左侧，左臂自患者右肩前方环绕至右腋下向左侧扳拉脊柱，同时右掌根部顶贴于左侧后凸的骶髂关节处向下推按，手下有滑动感即可。可重复操作 2 ~ 3 次。③卧位盘旋：患者取仰卧位，助手按压双侧髂前上棘固定；医者站在患者左足下方，一手持患肢脚踝，另一手辅助膝关节屈髋、屈膝、内收，盘旋 3 ~ 5 次后，双下肢等长即可。④点穴：点按患者环跳、风市、阴门、委中穴位。每周治疗 1 次。

【疗效】2 次治疗后，患者腰骶疼痛消失，行走正常。

【按语】该患者 10 年前扭伤骶髂关节，伴脊柱侧弯畸形，双下肢不等长。手法复位后做患侧屈髋、屈膝、内旋的下肢盘旋动作，使双下肢等长。患者病史较长，故需规律治疗，循序渐进。

案 2. 右骶髂关节错缝

宋某，男，41 岁，北京市西城区，职员。

【就诊经历】患者 1987 年 5 月 22 日参加跳远比赛后，出现腰骶部不适，尤以右侧为著，伴右下肢放射痛。院外就诊，予 X 线片检查示：腰椎骨质及骨盆骨质未见异常。按摩、针灸、口服药物等治疗，效果不明显。为求进一步治疗，患者 1987 年 6 月 3 日就诊于罗有明骨伤医院。

【查体】患者神清，精神尚可，一般情况良好。腰椎生理曲度平直，第 3 ~ 4 腰椎棘突轻度后凸，棘突旁压痛，右侧骶髂关节骨突起。右侧直腿抬高试验 70°阳性，"4"字实验阳性，右下肢比左下肢短缩 1.5cm。

【诊断】右骶髂关节错缝。

【治疗】①复贴松解：患者取俯卧位，医者站于患者右侧，双手掌根部自上而下复贴按压松解肌肉至腰骶部松软。②手肘压法：患者全身放松，双肘置枕头上，使脊柱呈背伸姿势；医者掌根平放于第 3、4 腰椎棘突间右侧骶髂关节突起处，由轻到重颤动性下压（以患者能够耐受为度），手下有滑动感即可。③卧位拖拉：患者仰卧位，助手按压双侧髂前上棘固定，医者一手持右侧脚踝，另一手辅助膝关节做屈髋、屈膝、外展、外旋、拖拉手法，3 ~ 5 次后，双下肢等长即可。④将顺患者右下肢，点按环跳、风市、阴门、委中等穴位。

【疗效】1987年6月3日，第1次手法治疗后，患者腰骶痛症状明显减轻，右下肢窜痛减轻，腰部活动改善。

1987年6月15日，第3次复诊，治疗后患者不适症状消除90%，腰部活动不受限，双下肢长度对等一致。

【按语】患者扭伤致骶髂关节错位，腰椎棘突后凸，压迫右侧神经根。采用俯卧手肘压法整复脊柱关节序列，纠正骶髂关节后凸。屈髋、屈膝、外展、外旋、拖拉缩短的患肢，使双下肢等长。患者发病时间短，治疗及时，恢复较快。

案3. 右骶髂关节错缝

王某，女，56岁，北京市，退休工人。

【就诊经历】患者1987年9月4日移床用力不当致腰骶部疼痛，家人陪同就诊北京某医院，X线片检查：腰椎生理曲度变直，第4、5腰椎椎间隙变窄，予止痛药、膏药对症治疗。2天后患者疼痛加重，无法下地，为求进一步治疗，1987年9月7日于罗有明骨伤医院就诊。

【检查】患者神清，一般情况良好。触诊手法检查发现，患者腰椎曲度反张，腰骶部右侧肌肉紧张，右侧骶髂关节肿胀、压痛，可触及骨突起，局部皮温略低。右侧"4"字试验阳性，骨盆分离试验阳性，右下肢较左下肢短缩2cm。

【诊断】右骶髂关节错缝。

【治疗】患者取俯卧位，医者站于右侧，复贴手法顺压患者右侧腰骶部至其松软，继而拿捏右下肢数次；患者双手扒握住床边，助手握患者右踝对抗牵引、轻度外展患肢；同时医者掌根贴紧右侧骶髂向前下方推按，手下有响声示复位，手法即停；复贴、捋顺右下肢，点按环跳、委中及承山穴，以促进气血运行。

【疗效】俯卧牵引按压手法治疗2次后，患者症状基本消失。

【按语】患者因弯腰用力不当导致右侧骶髂关节错缝，外院就诊仅对症处理，并没有消除产生该类症状的病因，故药物及膏药治疗后症状未见好转。俯卧牵引按压手法治疗1次，患者病除大半，再次复诊手到病除。罗有明认为：很多疾病都会导致腰部疼痛，但需查明病因，有的放矢。骶髂关节错缝导致的腰骶疼痛，活动受限，手法矫正错缝，可有立竿见影之效。

案 4. 左骶髂关节错缝

王某，女，34 岁，工程师。

【就诊经历】患者 1988 年 5 月 2 日搬重物扭伤腰骶部，腰骶部疼痛不适，尤以左侧为著，伴左下肢放射痛。院外就诊，X 线片检查未见骨质异常，口服活血药物治疗，效果不明显。为求进一步治疗，1988 年 5 月 10 日就诊于罗有明骨伤医院。

【查体】患者神清，精神尚可，一般情况良好。手法检查发现，患者腰骶部肌肉紧张，左侧明显，左侧骶髂关节较右侧高，压痛明显，可触及条索感，腰椎前屈、后伸活动受限，左侧 "4" 字实验阳性，左侧直腿抬高试验 60° 阳性，左下肢较右下肢缩短 2cm。

【诊断】左骶髂关节错缝。

【治疗】患者取俯卧位，医者站于患者左侧，双手掌根部自上而下复贴按压松解肌肉至腰骶部松软；患者双手扒住床边，全身放松，呼吸均匀，助手双手握踝适当牵拉、轻度外展左下肢，医者双手掌根部顶贴在左侧高凸的骶髂关节处向下推按，手下有滑动感时即可；患者改仰卧位，医者一手握患踝部，一手置膝关节处，助手双手分别按压双侧髂前上棘，医者将患肢屈髋、屈膝、外旋数次，待髋关节放松后，顺势拖拉踝部数次，以矫正双下肢不等长症状；最后医者双手掌根部在患处推揉、复贴按压至踝部，使气血运行，以减轻疼痛。

【疗效】手法治疗 1 次，腰骶部疼痛减轻，活动改善，双下肢等长。

【按语】患者扭伤腰骶部致骶髂关节错缝，推按牵拉手法纠正骶髂关节后凸，矫正骶髂关节错缝，骨缝得以平复，则肿胀疼痛立减。屈髋、屈膝、外旋髋关节、牵拉拖拽踝关节以矫正左下肢短缩之症，双下肢均衡受力，则可避免骶髂关节因受力不均出现的疼痛等后遗症。

案 5. 左腰骶关节错缝

王某，男，45 岁，北京市，教师。

【就诊经历】患者 1988 年 3 月 12 日种树致腰骶部扭伤，腰骶部疼痛、活动受限，同事搀扶前往附近医院就诊，X线片检查示：腰骶部未见明显异常，予推拿治疗，疼痛未见缓解。为求进一步治疗，患者1988年3月14日于罗有明骨伤医院就诊。

【检查】患者神清，一般情况良好。触诊手法检查发现，患者腰椎生理曲度变直、活动受限，腰骶部肌肉紧张，左侧明显，局部肤温较高，左髂后上棘处肿胀、压痛，可触及条索感。

【诊断】左腰骶关节错缝。

【治疗】患者取俯卧位，医者复贴、按压法松解腰骶部肌肉；助手固定患者双下肢，患者右手置于枕部，医者站于患者左侧，右肘贴紧患者腰骶角左侧，左手穿过患者右肩握于腋下向左后方侧扳，右肘斜向右前方点压，听弹响声手法即停；复位后复贴左侧腰骶部及左下肢，点按环跳、委中、承山穴位，以疏通气血。

【疗效】手法治疗后，患者腰部活动恢复正常，症状基本消失。

【按语】腰骶关节错缝是腰部扭伤一种，但相对腰椎小关节错缝及骶髂关节错缝发生较少。此患者经推拿治疗后虽症状临时缓解，但错缝未予矫正，则症状难以消除。手法整复后，患者疼痛消失，腰部活动恢复正常。罗有明认为：对于错缝类损伤，必须先诊断清楚部位，再准确施法治疗，才能达到预期的治疗效果。

案6. 左骶髂关节错缝

熊某，男，45岁，北京市，农民。

【就诊经历】患者1988年8月12日推运土方扭伤腰骶部，腰部疼痛，活动受限，卧床休息3天后疼痛加重，下床困难。为求进一步治疗，1988年8月16日于罗有明骨伤医院就诊。

【检查】患者神清，一般情况良好。触诊手法检查发现，患者腰椎曲度向左侧弯，第4、5腰椎棘突压痛，腰骶部肌肉紧张，左侧明显，左侧骶髂关节压痛，触及骨突起。左侧直腿抬高试验阴性，"4"字试验阳性，左下肢较右下肢短缩2cm。

【诊断】左骶髂关节错缝。

【治疗】患者取俯卧位，医者站于患者左侧，复贴手法顺压患者左侧腰骶部至其松软，继而拿捏左下肢数次；嘱患者双手扒握住床边，一助手握患者左踝关节对抗牵引，并将患肢轻度外展。医者掌根贴紧左侧骶髂向前下方推按，手下有响声示复位，手法即停；最后复贴、捋顺左下肢，点按环跳、委中及承山穴，以促进气血运行。

【疗效】罗有明2次手法治疗后，患者症状基本消失，腰椎活动恢复正常。

【按语】患者推土时用力不当致左侧骶髂关节错缝，损伤后腰部疼痛、活动受限，休息后未见好转，罗有明手法治疗1次后，患者腰部活动明显改善，治疗2次后症状消失。一些患者扭伤后，习惯于休息静养而不及时就医，等疼痛难以忍受再就医，殊不知这样常常影响治疗效果。该患者伤后及时就诊，则短时间治愈。

案 7. 左骶髂关节错缝

闫某，女，55岁，北京市，农民。

【就诊经历】患者1990年9月12日不慎摔倒，站起后感左侧腰骶部疼痛，活动受限，卧床休息未见缓解，次日在家人陪同下前往附近医院就诊，查X线片腰骶部未见明显异常，予膏药及止痛药治疗。服药后，患者腰部疼痛缓解，但腰椎不能屈伸，为求进一步治疗，1990年9月19日于罗有明骨伤医院就诊。

【检查】患者神清，一般情况良好。触诊手法检查发现，患者腰椎生理曲度变直，活动受限，腰骶部肌肉紧张，左侧较重，左侧骶髂部压痛，髂后上棘较对侧凹陷。左侧坐骨神经压痛阳性，左侧直腿抬高试验阴性，"4"字试验阳性，骨盆分离试验阳性，左下肢较对侧长约1.5cm。

【诊断】左骶髂关节错缝（前错位）。

【治疗】患者取坐位，前屈45°，医者坐于患者后侧，复贴手法顺压患者腰骶部5～6次，放松腰骶部肌肉；患者改仰卧位，助手站于右侧固定骨盆，医者一手握患者左踝，另一手握左膝，屈膝、屈髋、内旋，闻及响声提示复位，手法即停。

【疗效】手法治疗后，患者症状基本消失，腰椎活动明显改善，3次治疗后患者完全康复。

【按语】该患者不慎摔倒，骨盆部位产生旋转剪切力作用于骶髂关节，当外力使骶髂关节活动超过正常生理范围时，可损伤周围韧带，甚至致骶髂关节错缝。骶髂关节错缝依据损伤机制不同分为前错位和后错位两种，但前错位较少见。罗有明手法检查后确诊为骶髂关节前错位，采用推按复贴盘髋法治疗，症状消除，双下肢等长。值得注意的是，此类错缝不能采用常规的牵引按压法，否则会加重病情，增加患者痛苦。

案8. 左骶髂关节错缝

张某，男，31岁，北京市西城区，职员。

【就诊经历】患者1987年5月22日参加跳远活动后，出现腰骶部不适，尤以左侧为著，伴腰部活动功能受限。院外就诊，X线片检查示：腰椎骨质及骨盆骨质未见异常。予按摩、针灸、口服药物等治疗，效果不明显。现天气转凉，症状加重，为求进一步治疗，1987年10月22日就诊于罗有明骨伤医院。

【查体】患者一般情况尚可，跛行步入门诊，腰部活动略受限。触诊第4腰椎至第1骶椎棘突左偏，左侧腰骶部肌肉紧张，左侧骶髂部后凸，压痛明显，无放射痛，左下肢较右下肢短2.0cm。

【诊断】左骶髂关节错缝。

【治疗】①复贴松解：患者取俯卧位，医者站于患者左侧，双手掌根部自上而下复贴按压松解肌肉至腰骶部松软。②俯卧侧扳：患者全身放松，呼吸均匀，右手掌置后枕部；医者位于左侧，左臂自患者右肩肩前方环绕至右腋下向左侧扳拉脊柱，同时右手拇指顶贴左侧后凸的骶髂关节向下推按，手下有滑动感示复位。如一次不成功，可将脊柱还原后，再重复做一次。③卧位拖拉：患者仰卧位，助手按压双侧髂前上棘固定，医者站立在左侧，一手持患肢脚踝，另一手辅助膝关节屈髋、屈膝、外展、外旋，继而拖拉下肢3～5次后，比较双下肢长度对等即可。④点穴：复位后，点按患者环跳、风市、阴门、委中等穴位。

【疗效】1987年10月22日，第1次手法治疗后，患者腰骶痛症状明显减轻，腰部活动改善。

1987年10月27日，第3次复诊，手法治疗后患者诉不适症状消除

90%。腰部活动不受限，双下肢长度对等一致。

【按语】患者扭伤至骶髂关节错位，腰椎棘突左偏。俯卧侧扳，以恢复脊柱序列，纠正骶髂关节后凸。屈髋、屈膝、外展、外旋及拖拉，以使双下肢等长一致。

案 9. 左骶髂关节错缝

邹某，男，34 岁，北京市通州区潞县镇，工人。

【就诊经历】患者 1986 年 1 月 23 日从高约 2m 处跳下，左脚先着地，后左侧腰骶部疼痛，但可行走。当地卫生院给予膏药治疗后，疼痛轻微缓解，但自觉左下肢较右下肢短。3 个月后患者左侧腰骶部仍有疼痛，为求进一步治疗，1986 年 4 月 5 日就诊于罗有明骨伤医院。

【查体】患者一般情况可，跛行步入门诊。腰部活动略受限，左侧骶髂关节凸起，骶髂部压痛阳性，左侧直腿抬高试验 50°阳性，左侧"4"字试验阳性。左下肢较右侧缩短 2.5m。

【诊断】左骶髂关节错缝。

【治疗】①复贴松解：患者取坐位，上身前倾，双肘趴在凳子上。医者掌根复贴、推按患处至骶髂部松解。②坐位旋转：患者坐位稍前倾，医者一手从患者左侧腋下穿过，绕过后颈部，把住患者右肩；嘱患者向右前方弯腰放松，医者另一手掌根抵在左侧骶髂关节后凸处，双手相对用力，手下有滑动感即停。③卧位拖拉：患者取仰卧位，助手按压双侧髂前上棘固定，医者站立在左侧，一手持患肢脚踝，另一手辅助膝关节屈膝、外展、外旋，待患者配合熟练后嘱患者用力蹬腿，医者辅助下拉，3～5 次后比较双下肢长度对等即可。④点穴：治疗后点按患者环跳、风市、阴门、委中等穴位。

【疗效】1986 年 4 月 5 日，第 1 次手法治疗后，患者腰骶痛症状明显减轻，腰部活动明显好转。

1986 年 4 月 8 日复诊，给予第 2 次手法治疗后，患者诉腰骶疼痛症状及跛行步态不明显。

【按语】该患者高处跳下，单腿着地，伤及骶髂关节，患肢缩短明显。治疗应先复位骶髂关节，再医患配合整复使双下肢等长。

第五节 脊柱多发伤

案 1. 颈椎关节错缝　腰椎间盘突出症

方某，女，46 岁，河北省张家口市，工人。

【就诊经历】患者 1 年半前骑车时不慎摔倒，当即感颈部疼痛伴视物模糊。当地医院就诊，X 线片示：第 5、6 颈椎后凸错位，口服药物治疗，未见明显改善。遂转北京某医院颈椎牵引配合药物治疗 3 个月后，又转另一医院颈部石膏固定 2 月有余。返家静养，症状仍未缓解，患者颈部疼痛，双侧肩部酸胀疼痛，四肢麻木胀痛，双足感觉迟钝，遂于 1981 年 12 月 12 日至罗有明骨伤医院就诊。

【检查】患者神清，一般状况尚可。第 5、6 颈椎后凸畸形，棘突旁压痛，双手握力减退，第 5 腰椎棘突向左偏歪，双下肌肉轻度萎缩，下肢肌张力减退。

【影像检查】X 线片示：第 5、6 颈椎后凸畸形；第 4、5 腰椎椎间隙变窄，第 3～5 腰椎骨质增生。

【诊断】颈椎关节错缝；腰椎间盘突出症。

【治疗】颈椎关节错缝：患者取坐位，医者立其背后，一手稳住患者头部，免其摇晃，另一手拇指在患者颈椎两侧自上而下推、拿、贴、按，拿捏两侧颈肌及双上肢至松软；助手用双手捧拢患者双下颌向上端牵，加大颈椎间隙，医者一手拇指放在第 5、6 颈椎棘突向前推拨，手下有"咕噜"滑动感即可。

腰椎间盘突出症：患者取俯卧位，全身放松，呼吸均匀，右手掌置后枕部；医者位于左侧，左臂自患者右肩前方环绕至右腋下，向左侧扳拉脊柱，同时右手肘部顶贴在向左偏歪的第 5 节棘突侧，向右侧推按，手下有滑动感示复位。如一次不成功，可将脊柱还原后，再重复做一次。最后复贴棘上韧带及两侧腰背肌肉。

【疗效】手法整复后，复诊继续以颈部复贴、松解治疗，患者自觉颈部疼痛及四肢麻木症状持续减轻。

【按语】该患者为外伤后颈椎后凸致颈椎关节错位挤压神经出现上肢麻木、无力症状。对于颈椎后凸畸形，采用坐位端提推按法矫正，以恢复颈椎生理曲度，减轻神经根的压迫症状；对于腰椎间盘突出，采用俯卧侧扳法复位；后辅以复贴、拿捏、捋顺手法，患者痊愈。

案 2. 颈椎、腰椎关节错缝

梁某，女，46 岁，河北省宣化，工程机械厂工人。

【就诊经历】患者 1980 年 7 月 6 日骑自行车不慎摔倒，遂感颈部疼痛、两眼昏花，附近医院就诊，查 X 线片示：第 5、6 颈椎后凸错位，予牵引治疗。此后患者曾多次转大型医院治疗，症状均未明显改善。就诊前患者颈肩部酸胀、疼痛，双下肢麻木、胀痛。为求进一步治疗，1981 年 12 月 12 日于罗有明骨伤医院就诊。

【检查】患者神清，一般情况良好。拇指触诊手法检查，患者第 5、6 颈椎后凸畸形，第 5 腰椎棘突向左偏歪，第 4、5 腰椎椎间隙狭窄，双手握力下降，双下肢肌力减弱，肌张力下降，膝腱反射迟缓，病理反射未引出。

【诊断】颈椎关节错缝；腰椎关节错缝。

【治疗】颈椎治疗：患者取坐位，医者站于患者后侧，右拇指复贴双侧颈肩部，助手站于患者前方，双手贴紧双侧下颌向上拔伸，同时医者右手拇指贴紧第 5、6 颈椎棘突下缘向前方推按，手下有弹响感即示复位。

腰椎治疗：患者取坐位，助手立于右前方，双手掌按压大腿固定；医者一手从患腋下穿过，经后颈部，把住患者右侧肩颈部（患者向右侧前方弯腰，放松肌筋），另一手拇指推住偏歪的棘突；两手呈相对定位时，行大回环旋转，放在棘突之手用力推偏歪的棘突，当旋转至左侧后方时，两手对抗用力推扳，造成脊柱后伸为 1 次。若手下无响声，可重复做此手法，但最多不超过 3 次。

【疗效】患者颈肩部酸胀疼痛明显改善，双下肢麻木基本消失。

【按语】脊椎关节移位为小关节错缝的进一步发展，常因外伤、惯性伤及某些姿势不当，使关节活动超出正常范围而致。当出现关节移位时，X 线检查可以观察到，但西医学对于这种尚未构成脱位的损伤无法行手术治疗，针灸、理疗及药物等保守治疗效果也不明显。罗氏正骨通过矫正脊椎关节移位及小关节错缝，可达到缓解临床症状的目的，疗效显著。临床上坐位旋转复位法适用于有外伤史或第5腰椎、骶1椎间盘中央型突出的患者，若伴有腰椎曲度变直、后凸、侧弯以及风湿性脊柱炎或畸形者慎用。

案3. 颈椎小关节紊乱　腰椎间盘突出症

杨某，女，38岁，北京市丰台区，农民。

【就诊经历】患者1981年4月10日与他人肢体冲突致颈部、腰部扭伤，出现双侧肩背部、双下肢疼痛。经北京某医院治疗未见明显好转，患者双上肢麻木、胀痛，手指麻木尤甚，右下肢酸胀、疼痛，坐卧不安，影响睡眠。为进一步治疗，1981年12月13日于罗有明骨伤医院就诊。

【检查】患者神清，精神尚可，一般情况良好。触诊颈椎曲度反张，第4、5颈椎棘突后凸，压痛阳性，颈椎活动受限。腰椎曲度变直，第5腰椎、第1骶椎棘突压痛，椎间隙变窄。右下肢较左下肢短缩约1cm，右侧直腿抬高试验30°阳性，左侧直腿抬高试验60°阳性。

【影像检查】X线片示：第4、5颈椎后凸畸形，第5腰椎、第1骶椎椎间隙狭窄。

【诊断】颈椎小关节紊乱；腰椎间盘突出症。

【治疗】颈部治疗：患者取坐位，医者立其背后，一手稳定患者，另一手拇指自上而下推、拿、贴、按患者颈椎两侧，拿捏两侧颈肌及双上肢至松软，以消除痉挛紧张之疼痛、麻木感；助手双手捧拢双下颌向上端牵，加大颈椎间隙，医者一手拇指放在第4、5颈椎棘突间隙推拨矫正后凸棘突。

腰部治疗：患者取俯卧位，全身放松，双手握住治疗床前缘，助手握双踝向下牵引，医者掌根置患者第5腰椎、第1骶椎椎体之间，由轻到重颤动性下压（以患者能耐受为度）。重压1次后，复贴再次松解腰背肌并捋顺右下肢。治疗后患者诉颈背部及腰部疼痛明显缓解。

12月20日第1次复诊，治疗颈肩部以推、拿、贴、按为主，治疗腰骶部以牵引按压法为主。

12月25日第2次复诊，患者诉颈背部疼痛消失，双上肢麻木感消失，腰腿部疼痛基本消除。治疗颈肩部以推、拿、复贴法为主，治疗腰骶部以牵引按压法为主。嘱患者避免颈腰部超范围活动，禁忌搬运重物，注意保暖。

【疗效】手法治疗 3 次，患者痊愈。

【按语】颈椎骨关节错缝常因颈部突然旋转或急刹车等惯性或突然的超颈椎范围活动而致，损伤后患者颈部不适、疼痛、活动受限，头晕，双手麻木。对于骨错缝，X 线片检查无法显示，西医只能对症治疗，收效甚微。罗氏手法，不仅可确诊骨错缝的病变部位，而且可有效治疗，体现了罗氏正骨"稳、准、轻、快"的手法特色。

第二章　四肢关节错缝

第一节　肘关节错缝

左上尺桡关节错缝

满某，男，28岁，北京市，工人。

【就诊经历】患者1987年6月1日不慎摔倒，左肘关节着地，遂感左肘关节疼痛，活动受限，于附近医院查X片示：骨质未见明显异常。休息3天症状未见好转，1987年6月5日就诊于罗有明骨伤医院。

【检查】患者神清，一般情况良好。触诊手法检查，患者左肘关节肿胀、压痛明显，可触及摩擦感，肘关节活动受限伴弹响声。

【诊断】左上尺桡关节错缝。

【治疗】患者取坐位，患肢放松，医者与患者对坐，双手捧握患肢，自上而下复贴，捋顺，以缓解患肢肌肉紧张；一助手双手对握患者左侧肱骨部，医者一手拇指放在桡骨小头外后侧，余四指握患肢尺侧与拇指相对用力，另一手握患腕，与助手相对牵拉至伸肘位；嘱患者放松，握患肢肘部的手瞬间托顶肘关节至过伸位，拇指用力按压桡骨小头，手下有轻微响声示复位，屈伸肘关节1～2次，使尺桡关节贴实；最后复贴、捋顺患肢以疏通气血。

【疗效】1周后复查，患者肘关节疼痛基本消失，关节活动基本正常。

【按语】患者摔伤致肘关节错缝，治疗后错缝整复，肿胀疼痛基本消失。注意手法治疗时，应避免肘关节剧烈的被动活动，以防发生骨化性肌炎。

第二节 腕骨间错缝

案 1. 左腕骨间关节错缝

戴某，女，63 岁，北京市退休职工。

【就诊经历】患者 1993 年 4 月 12 日骑自行车时不慎摔倒，左手着地，遂感左腕关节疼痛、活动受限。附近医院拍 X 线片未见骨质明显异常，予活血止痛药治疗，自行回家休息。患者 1 周前提重物再次扭伤左腕，疼痛加重，1993 年 6 月 14 日就诊于罗有明骨伤医院。

【检查】患者神清，一般情况良好。左侧腕关节肿胀，尺骨小头压痛阳性，未及明显骨擦感，左腕关节屈伸活动受限。

【诊断】左腕骨间关节错缝。

【治疗】①复贴：患者取坐位，医者与患者对坐，双手握住左前臂，自腕横纹上 20cm 处向下复贴至掌部。②牵拉转腕：患者坐位，医者一手握桡腕关节掌背处，另一手握尺侧部，拇指在上余四指在下，缓缓牵腕至掌屈位，再缓慢左右摆动腕部，同时尺侧拇指推、按、压尺骨小头处，手下有响声示复位；然后一手牵拉患者手掌，另一手自上而下复贴、捋顺左腕及左掌 3 遍。每周治疗 2 次，共治疗 2 周。

【疗效】3 周后复查，患者腕关节疼痛消失，关节活动正常。

【按语】患者左腕关节先后两次损伤，周围筋腱受损较重。腕关节复位后，仍需多次复贴捋顺伤处，以行气活血消肿，以免导致慢性损伤影响日常生活。

案 2. 左腕骨间关节错缝

刘某，女，80 岁，北京市（东大桥）居民。

【就诊经历】患者 1989 年 8 月 12 日不慎摔倒，左腕关节着地戳伤，随即疼痛，腕及手部肿胀，活动受限。遂家属陪同前往罗有明骨伤医院就诊。

【检查】患者神清，一般情况尚可。触诊手法检查，患者左腕及手掌肿胀，腕关节背侧压痛，可触及骨性突起，活动时有摩擦感。

【影像检查】X线片示：腕关节桡侧偏移，未见骨折。

【诊断】左腕骨间关节错缝。

【治疗】患者取坐位，一助手握前臂固定，医者双手握腕掌部，双拇指在上，余四指在下托住掌心，与助手对抗牵引；手下感觉腕关节松动后屈腕，顺时环转，拇指按压，用继而上下活动腕关节数次，有复位响声，手法即停；复贴法疏通局部气血，用塑型软板包扎固定3周。解除固定后，活血化瘀药物熏洗患处。

【疗效】2次手法治疗后，患者腕部肿胀、疼痛明显改善，功能活动恢复正常。

【按语】老年人腕部摔伤后肿胀疼痛、活动受限，若拍片未见骨折则要考虑腕骨错缝的可能，牵拉转腕按压法可使错缝得以矫正，利于关节功能恢复，避免后遗症的发生。

案 3. 左下尺桡关节错缝

吕某，男，30岁，北京市，工人。

【就诊经历】患者1987年4月12日摔倒，左手撑地，遂感腕关节疼痛，活动受限。附近医院拍X线片，未见骨质明显异常，予活血止痛药物，自行回家休息。伤后1个月，左腕肿胀缓解，但仍疼痛、活动受限，1987年5月14日就诊于罗有明骨伤医院。

【检查】患者神清，一般情况良好。患者左腕关节轻度肿胀，左腕尺桡关节压痛，触及摩擦感，旋前、旋后活动受限，活动时闻及关节弹响声。

【诊断】左下尺桡关节错缝。

【治疗】①贴按：患者取坐位，伤肢前臂伸平，掌心向下，医者与患者对坐，双手上下对握腕部，加以复贴、按捋。②环转归挤：医者一手拇食二指捏住左侧桡骨远端，另一手食指半屈曲顶压尺骨小头，拇指按压尺骨小头背面，双手协同动作内、外环转腕关节，并将尺骨小头向桡侧横推归挤靠拢，手下有弹响感，无浮动感，即示复位成功。

【疗效】治疗后患者自觉疼痛减轻，1周后复查，患者腕关节疼痛消失，关节活动基本正常。

【按语】患者摔伤致尺桡关节错缝，在诊断治疗时，应与腕关节扭伤鉴别。尺桡关节错缝，触诊压痛明显，旋前、旋后活动受限。罗氏正骨，对于骨错缝不仅可诊断鉴别，而且对应手法丰富，治疗效果显著。

案 4. 左腕骨间关节错缝

齐某，女，35 岁，饭店服务员。

【就诊经历】患者 1991 年 3 月 12 日打扫卫生扭伤左腕，遂感左腕关节疼痛，活动受限，自行贴敷膏药治疗，未见明显好转，1991 年 3 月 14 日就诊于罗有明骨伤医院。

【检查】患者神清，一般情况良好。触诊手法检查发现，患者左手腕关节背侧肿胀，桡背侧压痛明显，触及骨突起感，左腕关节尺偏活动受限。

【影像检查】X 线片示：左腕关节可见腕骨与尺桡关节联合不对缝。

【诊断】左腕骨间关节错缝。

【治疗】患者取坐位，医者坐于患者对侧，从患者左前臂中段至手指尖复贴；助手握患者左前臂固定，医者一手握患手掌，掌屈背伸腕关节并适当牵拉，另一手拇指按压骨突处，手下有弹响感示复位；最后将顺患肢以通行气血，配合罗氏 2 号洗药外用，以加强活血祛瘀、舒筋通络之功效。

【疗效】手法治疗后，患者左腕关节疼痛消失，功能活动恢复正常。

【按语】此患者因用力不当致腕关节错缝，自行贴膏药后症状轻未见好转，手法治疗后，患者疼痛当即消失，功能活动恢复正常。罗有明认为：关节错缝若及早治疗，可获立竿见影之效；若延迟治疗或误治，则会迁延病程，导致腕关节长期疼痛，影响日常生活。

案 5. 左腕骨间关节错缝　陈旧性左腕关节骨折

王某，女，65 岁，北京市海淀区，退休工人。

【就诊经历】患者 1986 年 7 月 2 日下楼摔伤左腕关节，腕关节疼痛、肿胀，功能活动受限，X 线片显示：腕关节粉碎性骨折。外固定治疗后回家静养，患者未按时复诊。1 个半月后患者左腕关节疼痛，活动受限。为求进一步治疗，1986 年 8 月 18 日就诊于罗有明骨伤医院。

【检查】患者一般情况良好，精神尚可。左腕关节轻微肿胀，皮温稍高，腕关节屈伸受限，尺桡骨远端压痛，腕关节背侧触及骨突起。

【影像检查】左腕关节 X 线片示：腕关节骨折骨痂形成，腕关节错缝。

【诊断】左腕骨间关节错缝；陈旧性左腕关节骨折。

【治疗】①患者取坐位，医者与患者对坐，双手握腕关节自腕上 10cm 处向下至掌部复贴松解。②医者一手握桡腕关节掌背骨突起处，另一手握尺侧部，拇指在上，余四指在下，缓缓牵腕至掌屈尺偏位，再左右轻轻摇晃腕部，并按压腕关节背侧突起处，手下有滑动感示复位。③复位后，复贴捋顺患处通行气血。

1986 年 9 月 1 日，给予手法治疗 1 次，患者诉腕关节疼痛有所减轻。嘱患者适当活动左腕关节。

1986 年 9 月 5 日复诊，给予手法治疗 1 次，患者诉腕关节疼痛有所缓解，腕关节活动有所改善。

1986 年 10 月 6 日第 10 次复诊，患者诉腕关节疼痛明显减轻。嘱患者回家后锻炼运动关节。

【疗效】腕关节疼痛明显好转。

【按语】腕关节骨折复位后应按时复诊治疗，在治疗骨折的同时，更要关注腕关节的变化，防止骨错缝同时存在。此患者治疗后未按时复诊，导致症状迟迟不能缓解。另外，外固定骨痂形成后，需尽早行关节功能锻炼，若制动时间过久则会出现关节粘连，影响腕部活动。

第三节　膝关节错缝

左膝关节错缝

李某，男，50 岁，北京市通州区，工人。

【就诊经历】患者 1988 年 4 月 3 日赶马车时不慎摔倒伤及左膝，左膝肿胀、疼痛，膝关节活动受限。就诊附近医院，摄 X 线片示：骨质未见明显异常，口服活血化瘀药物治疗，效果不佳。为求进一步治疗，1988 年 4 月 8 日就诊于罗有明骨伤医院。

【检查】患者神清，一般情况良好。触诊手法检查发现，左膝关节轻微肿胀，压痛明显，髌骨轻微向内侧偏移，髌骨内侧缘压痛，推按可闻及复位响声，左膝关节屈伸活动受限，且屈伸时伴有摩擦音。

【诊断】左膝关节错缝。

【治疗】患者取仰卧位，医者立于伤肢侧，双手贴在膝关节两侧，拇指与余四指捧拢、复贴、拿捏，髌骨周围并捋顺，使膝关节及周围肌肉放松。然后医者双拇指顶在双侧膝眼处，余四指托端住腘窝，一助手握踝上，缓慢牵拉下肢至伸直位稳住，医者双手拇指下压数次；助手再将膝关节缓慢屈曲，医者向上加力端托膝关节。一压一托数次至手下有滑动感时，错缝纠正，手法停止。最后双手捧住患膝关节，自上而下捋顺至小腿，以活血通脉。

【疗效】2次手法治疗后，患者膝关节疼痛明显减轻，关节活动恢复正常。

【按语】中医讲"膝为筋之府"，膝关节周围韧带组织较多，加之关节囊及肌肉的包裹，故膝关节较为稳定，因此膝关节错缝较为少见。罗氏认为：膝关节损伤，治疗手法应柔和有力，避免暴力施法，以防止膝关节周围韧带及半月板的损伤。

第四节　踝关节错缝

案1. 右踝关节错缝

窦某，女，39岁，北京市，工人。

【就诊经历】患者1989年4月16日走路时扭伤右踝关节，即感踝关节疼痛、肿胀，活动受限。遂由家人陪同至罗有明骨伤医院就诊。

【检查】患者神清，一般情况良好。触诊手法检查发现，患者右足踝关节肿胀，踝关节活动受限，胫腓联合韧带及外踝前部压痛，触及条索感，牵拉右踝关节可闻及复位响声。

【影像检查】X线片示：踝关节间隙不等，未见骨折及脱位征象。

【诊断】右踝关节错缝。

【治疗】患者坐于治疗床上，一助手握住患者小腿固定，医者复贴患者右踝部松解局部肌肉；医者一手掌托患足跟部，另一手握足背部与助手对抗牵拉，并背伸、跖屈、摇转右踝关节，力量从小到大；手下感踝关节微微松动时，双手迅速拖拉右踝关节 3～4 次；然后横向推拨条索处，手下有滑动感提示复位，手法即停。最后，双拇指置踝关节处，复贴、捋顺以疏通气血。

【疗效】手法治疗后，患者踝关节疼痛消失，踝关节活动恢复正常。

【按语】踝关节扭伤错缝在临床中较为常见，若损伤暴力较大则可导致踝关节骨折或者脱位等，手法治疗前需鉴别诊断，从而确定治疗手法。单纯踝关节错缝，手法整复后多可恢复正常，日后少有并发症发生。

案 2. 左踝关节错缝

王某，男，32 岁，北京市，砖厂工人。

【就诊经历】患者 1990 年 3 月 16 日推砖时不慎扭伤左踝关节，当即左踝关节肿胀、疼痛。被同事送往附近医院就诊，摄 X 线片未见明显骨折征象，予消炎、止痛药治疗。半个月后患者症状改善，但走路时疼痛明显，为求进一步治疗，1990 年 4 月 2 日于罗有明骨伤医院就诊。

【检查】患者神清，一般情况良好。手法检查发现，患者左足肿胀、左足外踝距腓韧带处压痛，可触及撕裂感，踝关节横径稍增宽，局部皮肤温度较高，牵拉踝关节可触及复位响声。

【影像检查】X 线片示：未见明显骨折征象。

【诊断】左踝关节错缝。

【治疗】患者取仰卧位，医者立于患侧，复贴、捋顺患者左小腿中下段至足尖处，以利矫正手法操作；然后一助手固定患者左小腿，医者双手握住患足，与助手对抗牵拉左踝关节 3～5 次；医者一手握患足使其处于跖屈内收位，另一手拇指贴紧外踝下缘进行推拨，触及弹响感提示复位，手法即停；最后自上而下复贴、捋顺左足，以疏通气血。

【疗效】手法治疗后，患者症状基本消失。

【按语】患者工作时不慎踩空致左踝关节损伤，对症处理后症状好转，但走路时疼痛明显，影响工作。罗有明手法检查后确诊为踝关节错缝，治疗后患者下地活动时疼痛消失。罗有明认为：关节骨错缝常因用力不当所致，但错缝不能自行归位，需手法进行矫正，单纯消肿止痛治疗，未从根本上解决问题，久而久之，则会引起关节后遗症，影响生活质量。

案 3. 左踝关节错缝

许某，女，51岁，北京市朝阳区，教师。

【就诊经历】患者1988年12月23日下楼踩空扭伤左踝，当即左踝关节疼痛、肿胀，急送医院，X线片示：骨质未见异常。返家静养，口服活血化瘀药物，外用膏药治疗。1个月后，患者左踝仍肿胀、疼痛，需拄双拐跛行。为求进一步治疗，1989年1月20日就诊于罗有明骨伤医院。

【查体】患者神清，一般情况尚可，跛行步入门诊。左踝关节功能活动受限，左足内翻畸形，肿胀、青紫。触诊左踝关节横径增宽，胫腓联合处压痛，环转踝关节有弹响声。

【诊断】左踝关节错缝。

【治疗】①松解：患者取仰卧位，医者站于左足侧，双手掌捧拢左小腿下1/3处，自上而下捋顺至足尖部，重点复贴踝关节外侧。②拽拉：助手双手固定左小腿上1/3处，医者一手托握足跟部，另一手握足背部，与助手对抗牵拉，并被动背屈、摇转左足，力量由轻渐重，手下感踝关节微微松动时，握足背部之手向下猛然拽拉数下，同时托足跟部之手拇指向内上推按左踝胫腓联合压痛处，关节弹响提示复位，手法停止。③包扎固定：复贴左足外侧，包扎固定左踝关节。嘱患者回家制动左踝关节。

【疗效】1989年1月20日，第1次手法治疗后，患者诉左踝关节疼痛较前有所好转，可不拄拐行走。

1989年1月23日复诊，治疗后患者诉左踝关节疼痛明显改善。嘱患者继续回家静养。

1989年1月26日第3次复诊，患者诉不适症状基本消失，行走自如。

【疗效】左踝疼痛消除，行走自如。

【按语】该患者为左脚扭伤，伤及左踝关节（骨错缝）及关节周围韧带。治疗首先要判断错缝的部位，拽拉复位要待关节松动时顺势而为，不可暴力牵拉。复位后固定、制动，以免错缝的反复发生。

案 4. 右踝关节错缝

叶某，男，28 岁，北京市海淀区，职工。

【就诊经历】患者 1989 年 6 月 13 日跳远时扭伤右踝关节，扭伤时感右踝关节有响声，稍有活动即疼痛难忍，20 分钟后右踝关节肿胀，某医院行 X 线片检查，未见骨质异常。为求治疗，患者 1989 年 6 月 15 日就诊于罗有明骨伤医院。

【检查】患者神清，一般情况尚可，跛行步入门诊。右踝关节肿胀，瘀血青紫，内翻畸形。触诊皮温略高，右腓骨头前方压痛阳性，可触及骨突起，被动活动右踝关节有响声。

【影像检查】右踝关节 X 线片示：踝关节骨质未见异常。

【诊断】右踝关节错缝。

【治疗】①松解：患者取仰卧位，医者站于患足侧，双手捧拢右小腿下 1/3 处，自上而下捋顺至足尖部，重点复贴右踝关节外侧。②背屈拽拉：患者取仰卧位，助手双手固定右小腿上 1/3 处，医者一手掌托患足足跟部，另一手握患足跖部（足背）与助手对抗牵拉，并背伸、跖屈、摇转踝关节，力量从小到大；手下感踝关节微微松动时，握足背部手瞬间拽拉下肢 1～3 下，同时托足跟部手的拇指向内上推按右踝突起处，手下有弹响示复位，手法停止。③医者双拇指置踝关节处，在踝关节前、内、外、后侧交替复贴、捋顺，疏通气血。

1989 年 6 月 15 日，手法治疗后，患者诉疼痛明显减轻。嘱患者回家静养，3 天后复诊。

1989 年 6 月 18 日复诊，给予手法治疗 1 次后，患者诉疼痛基本消失，右踝活动不受限。

【疗效】右踝疼痛消失，活动灵活。

【按语】踝关节错缝及扭伤的鉴别：踝关节错缝常见骨突起，而踝关节扭伤可触及条索感。诊断明确后再施对症手法，即可使踝关节复原，功能恢复。

案 5. 左踝关节错缝伴韧带损伤

张某，男，14 岁，北京市密云区，学生。

【就诊经历】1995 年 12 月 1 日打篮球被同学撞倒，压伤左踝关节，遂送至医院，X 线摄片未见骨折，石膏固定后回家调养。当日夜间患者踝部疼痛难忍，下肢跳痛不能眠，第 2 天由家人陪同到罗有明骨伤医院就诊。

【检查】患者神清，精神尚可，一般状况良好。触诊手法检查发现，患者踝关节前后肿胀，左足外侧缘有瘀血斑，胫腓关节前方压痛，触及骨突起、压痛明显，外踝前方触及条索感、压痛明显，踝关节屈伸活动受限。

【影像检查】X 线片示（自带）：未见骨折与骨骺损伤。

【诊断】左踝关节错缝伴韧带损伤。

【治疗】患者取仰卧位，一助手固定左小腿，医者立于左足下侧，一手掌托住脚跟，一手握住足背拔伸牵拉，待关节松动时屈伸踝关节数次，手下有响声，手法即停；然后将左足跖屈内翻，同时一手拇指拨按损伤韧带，顺势将左足背伸数次；最后捋顺，疏通气血。手法结束后，石膏固定踝于中立位，配合活血化瘀药物治疗。

【疗效】2 次手法治疗后，患者踝部肿胀、疼痛消失。

【按语】踝关节外伤后会导致多处损伤，踝关节错缝伴韧带损伤也是较严重的一种病症，如处理不当，会遗留后遗症，影响生活质量。患者虽然没有骨折征象，但是患足肿胀疼痛、功能障碍，需要对症治疗。牵拉、屈伸、摇转、拨按、捋顺联合手法，使错缝得以矫正，筋腱归位，功能恢复。同时按"固而须则适"的原则，继续石膏固定，以增强维持踝关节的正常生理解剖状态。

案 6. 左踝关节错缝

郑某，女，55 岁，北京市，农民。

【就诊经历】患者 1989 年 6 月 23 日下台阶扭伤左踝关节，遂就诊于北京某医院，X 线检查未见明显异常，予口服药物治疗。一周后患者左踝关节肿胀、疼痛未见缓解，1989 年 7 月 2 日就诊于罗有明骨伤医院。

【检查】患者神清，一般状况良好。触诊法检查发现：患者左踝关节瘀血、肿胀，左足外踝压痛明显，可触及条索感，内踝可触及骨棱感，踝关节横径稍增宽，踝关节屈伸活动受限。

【诊断】左踝关节错缝。

【治疗】①捧拢复贴：患者取仰卧位，医者立于伤肢侧，双手捧拢伤肢小腿下 1/3 处，自上而下捋顺至足尖部松解局部肌肉。②拗拉屈伸：助手握患者小腿上 1/3 处固定，医者一手掌托患足跟部，另一手握患足背部，与助手对抗牵拉，并背伸、跖屈、摇转踝关节，力量从轻到重；待踝关节微微松动时，握足背部之手迅速拗拉数下，听到响声提示复位，拗拉手法即停。③复贴顺压：医者双拇指置踝关节处，在踝关节周围复贴、顺压疏通气血。

【疗效】手法治疗后，患者疼痛消失，无其他不适症状。

【按语】该患扭伤左足致踝关节错缝，X 线检查未见明显异常，予口服药物治疗效果不显。罗有明手法检查后，明确患者疼痛的根源在于踝关节错缝，拗拉正位手法治疗后错缝矫正，患者疼痛消失。"正骨（缝）、正筋、正肌肉"之三兼治是罗氏正骨的特色治疗手法，可使筋骨归顺本位，局部血运改善，达到舒筋活血、消肿止痛目的。

案 7. 右踝关节错缝

周某，男，38 岁，北京市，工人。

【就诊经历】患者 1987 年 5 月 16 日下楼梯致右足扭伤，伤后踝关节疼痛、肿胀，不能行走。送附近医院检查，摄 X 线片未见骨折，予冰敷及膏药贴敷，回家休养。回家后患者肿胀疼痛持续，1987 年 5 月 19 日至罗有明骨伤医院就诊。

【检查】患者神清，一般情况良好。触诊检查发现，患者右足踝关节肿胀、瘀血，内翻畸形，活动受限。胫腓联合韧带及外踝前压痛，触及条索感，牵拉踝关节闻及摩擦响声。

【影像检查】X 线片示：踝关节间隙不等，未见骨折及脱位征象。

【诊断】右踝关节错缝。

【治疗】①松解：患者取仰卧位，医者站于右足侧，双手掌捧拢右小腿下 1/3 处，自上而下捋顺至足尖部，重点复贴踝关节外侧。②牵拉背屈拗拉：一助手双手固定右小腿上 1/3 处，医者一手托握右足跟部，另一手握右足背部，与助手对抗牵拉，并缓慢被动背屈、摇转右足，力量由轻渐重；手下感踝关节微微松动时，握足背部手向下猛然拽拉数下，同时托足跟部之手改为向内上推按右踝胫腓联合压痛处，闻及关节弹响示复位，手法即可停止。③包扎固定：然后复贴右足外侧，包扎固定右踝关节，嘱患者回家制动右踝关节。

【疗效】手法治疗后，患者踝关节疼痛消失，踝关节活动恢复正常。

【按语】踝关节扭伤错缝在临床中较为常见，若损伤暴力较大可导致骨折或者脱位，故治疗前应先进行影像学检查，排除骨折、脱位后再整复错缝，固定、制动，以免错缝的复发。

第五节　指（趾）间关节错缝

案1. 右手无名指远端指间关节错缝

韩某，男，45岁，北京市，砖厂工人。

【就诊经历】患者1989年6月16日搬砖时挫伤右手无名指，随之手指疼痛、指间关节活动受限，未予重视。伤后第2天患指肿胀明显，不能屈伸，严重影响工作，遂至罗有明骨伤医院就诊。

【检查】患者神清，一般情况良好。触诊手法检查发现，患者右手无名指远端指间关节瘀血肿胀，压痛明显，尺侧触及骨突起，牵拉指间关节闻及复位响声。

【诊断】右手无名指远端指间关节错缝。

【治疗】①捋顺：患者取坐位，医者坐于患者对侧，一手固定患侧腕关节，另一手拇食二指捋顺患指数次。②拽拉推按：医者一手继续固定患侧腕关节，另一手拇食二指捏住患指牵拉，然后屈曲拽拉患指远端指间关节2～3次，继而将远端指间关节向桡侧推按，手下有关节滑动感，手法即停。③最后捋顺患指以通行气血，配合活血化瘀药物外用。

【疗效】手法治疗后，患者指间关节疼痛明显减轻，功能活动好转。

【按语】患者指间关节错缝，手法治疗后错缝关节复位，患者症状当即减轻。罗有明认为：指间关节错缝，需及时复位，若复位不及时，时间一久则可能导致关节畸形，再治疗的难度加大。

案 2. 左足第 3～5 趾间关节错缝

何某，女，32 岁，央企职工。

【就诊经历】患者 1992 年 9 月 8 日被踩伤左足，左足背、足趾肿胀疼痛，不能行走。附近医院拍 X 线片检查，未见骨折脱位迹象，嘱回家休养，症状无明显缓解，1992 年 9 月 11 日于罗有明骨伤医院就诊治疗。

【检查】患者神清，一般情况良好，拄拐步入诊室。触诊手法检查发现，患者左足背至第 3～5 趾间关节肿胀，压痛阳性，足趾上翘，足趾跖屈活动受限。左足底跟骨结节前方压痛，可扪及一约黄豆大小骨性硬结节，推之不动，足底部肿胀。左小腿下 1/3 僵硬，压痛阳性。

【诊断】左足第 3～5 趾间关节错缝。

【治疗】①拿捏松解：患者取俯卧位，医者自左小腿下方至足趾复贴、拿捏、松解。②患者正坐床上，足伸出床边，助手两手掌相对，双拇指在足背，食指在足底，余三指在后，兜住足跟，固定不动。医者一手牵拉左足第 4、5 足趾远端，另一手拇指与余 4 指分别置于足背、足底部，一边牵拉，一边按压、推顶，感手下关节滑动，足趾可伸平，即示复位。③复位后，双手捧拢左足，自近端向远端拿捏松解 3 遍。

【疗效】手法治疗后，患者足背部活动明显好转，疼痛肿胀症状减轻。2 次治疗后患者症状基本消失，第 5 足趾上翘消失，可放平走路，行走自如。

【按语】患者趾间关节错缝致足背部肿胀、瘀血，足底凸起并可触及骨性硬结。手法复位需先牵拉患趾，松动趾间关节，然后按压、推顶相对施力，关节复位。

案 3. 右手拇指掌指关节错缝

兰某，女，28 岁，北京市海淀区，职员。

【就诊经历】患者 1988 年 9 月 2 日持重物不慎扭伤右手拇指，外贴膏药治疗，效果不佳，拇指关节疼痛，时轻时重。为求进一步治疗，1988 年 9 月 11 日就诊于罗有明骨伤医院。

【检查】患者一般情况良好，精神尚可。右手拇指掌指关节微肿，尺侧压痛，触及条索感，关节活动受限，牵拉、屈伸指掌关节有弹响声。

【诊断】右手拇指掌指关节错缝。

【治疗】患者取坐位，医者与患者对坐，一手牵拉右手拇指指尖并轻轻摇转关节，另一手拇指推拨、压按尺侧条索使之复平，并拖拉拇指掌指关节，出现弹响声示复位。

【疗效】手法治疗1次，患者诉拇指掌指关节疼痛基本消失，嘱患者近3天避免牵拉、活动右手掌指关节。3日后复诊拇指活动恢复正常。

【按语】掌指关节常由于扭挫伤至筋出槽、骨错缝，在治疗时应充分牵拉、摇转关节并就势推按复位，手法要求柔和连贯，不可暴力。

案 4. 右足第 2 跖趾关节错缝

马某，6岁，北京市，学生。

【就诊经历】患者1995年9月8日玩耍时被小伙伴从背后推倒，摔伤右下肢，出现右膝关节及右足尖疼痛，行走时右足疼痛加重，到附近医院拍X线片检查，未见骨折及脱位迹象，回家休养。休息1周，患者症状未见缓解，1995年9月15日于罗有明骨伤医院就诊。

【检查】患者神清，一般情况良好。触诊手法检查发现，右足第二跖趾关节错缝，触及骨凸起，牵拉趾间关节有弹响声。

【诊断】右足第2跖趾关节错缝。

【治疗】①拿捏、摇晃：患者坐在床上，助手固定右足，医者一手拿捏右足跖趾关节凸起处左右转动数次，然后环转摇晃右足前部6～7次，松动关节。②拔伸、戳按：在持续拔伸下，先使右足背伸，同时拇指用力向下戳按，手下有复位响声，即示复位成功。

【疗效】手法治疗后，患者足背部活动明显好转，疼痛、肿胀症状减轻。3天后复查，患者症状基本消失，行走自如。

【按语】患者右足跖趾关节错缝，行走时疼痛、活动受限，罗有明手法检查明确诊断后，予拔伸戳按手法平复骨错缝，患者疼痛立减。"正筋、正骨缝"手法为罗氏特色手法，往往可收到立竿见影的效果。

案 5. 右手拇指掌指关节错缝

燕某，女，61 岁，北京市，退休干部。

【就诊经历】患者 1995 年 2 月 16 日用力不当致右手拇指掌指关节损伤，后出现疼痛、肿胀，关节活动受限，遂至附近医院就诊，行 X 线片检查未见明显异常，予膏药贴敷等对症治疗。患者用药 1 个月后，症状未见明显缓解，遂于 1995 年 3 月 25 日就诊罗有明骨伤医院。

【检查】患者神清，一般情况良好。触诊手法检查发现，患者右手拇指掌指关节压痛、肿胀，可触及突起，掌指关节活动受限，未触及骨擦感。

【影像检查】X 线片示：未见明显异常。

【诊断】右手拇指掌指关节错缝。

【治疗】患者取坐位，医者站于患者前方，从右前臂上 1/3 至右手指尖复贴 5～6 次；然后助手固定患者右前臂，医者左手拇食指捏住患者右手拇指远端牵引，右手拇指推按患者右拇指基底凸起处，闻及响声示复位，手法即停；再次将顺右腕关节及右手拇指，以通行气血。

【疗效】手法治疗后，掌指关节疼痛消失，右手拇指功能活动恢复正常。

【按语】患者掌指关节错缝，外贴膏药，休息及减少活动即可恢复，1 个月后症状未见好转。罗有明手法治疗后错缝关节复位，症状当即消除。手法"正骨缝"是传统中医正骨治疗特色之一，应加以发扬传承。

第六节　跗骨间错缝

案 1. 右足跗跖关节错缝

焦某，男，58 岁，北京化肥厂工人。

【就诊经历】患者 1992 年 9 月 8 日行走时扭伤右足，右足肿胀疼痛、活动受限，附近医院拍片检查，未见骨折脱位迹象，回家休养。患者为求进一步治疗，1992 年 9 月 11 日于罗有明骨伤医院就诊治疗。

【检查】患者神清，一般情况良好，拄拐步入诊室。触诊手法检查发现，患者右侧踝关节至足趾部肿胀、瘀血，右足内翻畸形。右足跗跖关节压痛阳性，有凸起骨棱感，戳按闻及复位响声。

【诊断】右足跗跖关节错缝。

【治疗】患者正坐床上，足伸出床边，助手两手掌相对，双拇指在足背，食指在足底，余三指在后，兜住足跟，固定不动。医者双手拇指按住跗跖关节凸起处，余四指在足底拿住伤足，与助手相对用力拔伸，同时医者将足前部环转摇晃 6～7 次，使关节松动。在持续拔伸下，右足背伸、跖屈连续缓慢活动同时，医者双手拇指用力向下戳按关节凸起处，手下有复位响声，即示复位成功。

【疗效】手法治疗后，患足活动明显好转，疼痛肿胀、症状减轻。3 次治疗后患足症状基本消失，活动正常，行走自如。

【按语】患者扭伤跗跖关节致踝关节肿胀瘀血、凸起，并可触及骨棱感。因此在诊断治疗时应仔细观察患者伤处肿胀情况，并与踝关节扭伤错缝鉴别，行手法治疗后，夹板或塑形纸板固定 3～4 天，有利于软组织愈合。

案 2. 右足跗跖关节错缝

张某，女，48 岁，河南省洛阳市，工人。

【就诊经历】患者 1992 年 7 月 1 日下台阶扭伤右脚，当时右足足背肿胀疼痛、活动受限。附近医院拍 X 线片检查，未见骨折脱位迹象，回家休养。休息多日，症状无明显改善，为求进一步治疗，1992 年 7 月 19 日于罗有明骨伤医院就诊治疗。

【检查】患者神清，一般情况良好，跛行步入诊室。触诊手法检查发现，患者右足踝关节至足趾部肿胀、瘀血，第 3 跗跖关节触及骨突起，足背跗跖关节压痛阳性，足底部触及团块状结节。

【诊断】右足跗跖关节错缝。

【治疗】患者正坐床上，足伸出床边，助手两手掌相对兜住足跟固定。医者双手拇指按住第 3 跗跖关节凸起处，余四指在足底拿住伤足，与助手相对用力拔伸，同时将足前部环转摇晃 6～7 次；拔伸右足的同时，医者双手拇指用力向下戳按凸起，手下有响声示复位成功。复位后双拇指点按、分拨足底团块结节处 2～3 次，推按捋顺足趾，疏通气血。

【疗效】手法治疗后，患者右足活动明显好转，疼痛、肿胀症状减轻。3 次治疗后患者症状基本消失，活动正常。

【按语】患者跗跖关节错缝后未及时复位，在家静养时间较长，导致足底筋膜挛缩。所以在行手法复位后，需分拨、推按、捋顺足底受伤之肌腱、筋膜，以促其尽快修复。

附篇 其他骨伤疾病医案

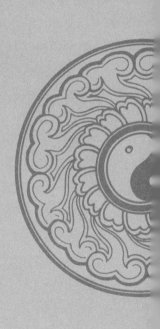

案 1. 胸骨挫伤

林某，女，49岁，北京纺织厂工人。

【就诊经历】患者1989年7月21日因车祸致胸骨受压，即感胸痛、胸闷，上身不能伸直，深呼吸、咳嗽疼痛加重，当天下午就诊于罗有明骨伤医院。

【检查】患者神清，被动体位（含胸），呼吸困难，咳嗽胸部作痛。触诊手法检查发现，胸肋关节及胸骨柄处肿胀、凸起，压痛阳性，未触及骨擦感。

【诊断】胸骨挫伤。

【治疗】患者取坐位，助手双手分别按住患者双腿固定。医者站在患者身后，双臂穿过患者两腋，抱住患者，手掌贴按伤处，将患者徐徐提起，轻轻摇晃；待患者上身可伸直后，提端法向上提起患者，并使其尽量后仰，令患者深吸气后，咳嗽一声；同时以医者之胸压患者之背，使患者微微前屈，贴按伤处之手向后戳按，手下有"咕噜"滑动感时，示复位手法即停。将顺患者伤处数次后手法结束。

【疗效】手法1次治疗后，患者上身可伸直，呼吸困难等症状减轻。2次治疗后患者症状基本消失，活动正常。

【按语】治疗胸部挫伤，端提摇晃戳按法效果良好。

案 2. 左膝关节骨性关节炎

聂某，女，69岁，河北省廊坊市人，无业。

【就诊经历】患者1983年开始无明显诱因出现左膝关节疼痛，久行、久站后疼痛加重，膝关节屈伸活动稍受限，曾就诊于当地卫生院，给予针灸、口服药物等治疗，效果不佳。为求进一步治疗，1987年10月15日就诊于罗有明骨伤医院。

【检查】患者神清，一般情况良好，缓慢步入门诊。左膝关节肿大畸形、屈伸活动略受限。左膝关节周围温度稍低，膝关节内、外侧压痛阳性，可触及条索感。

【影像检查】X线片示：膝关节退行性变。

【诊断】左膝关节骨性关节炎。

【治疗】患者仰卧于治疗床上，医者站于患者左侧，复贴手法松解左下肢。医者双手沿左膝的上缘及下缘对抓捏住髌骨，向上轻提2～3次。然后一助手双手握左足踝部，辅助患者左下肢适当屈伸，医者双手拇指按在左膝内外膝眼处，戳按分拨膝关节内外侧条索。最后医者双手握于踝上，小幅度颤动下肢，点按委中穴、承山穴结束治疗。每周治疗 2 次，4 周 1 个疗程。

【疗效】手法治疗后，患者左膝肿胀有所减轻，膝关节活动有所改善。治疗 1 个疗程，患者左膝疼痛明显好转，可行走约 2 站地。

【按语】膝关节退行性变是不可逆的骨病，治疗老年性骨性关节，罗氏松解手法可改善膝关节功能，减轻膝关节疼痛；罗氏抓捏提拉髌骨、牵拉抖动下肢手法，可增大膝关节间隙，防止关节肌肉韧带日久粘连。

案 3. 足底筋膜炎

赵某，男，49 岁，北京市朝阳区，干部。

【就诊经历】患者 1991 年 1 月长距离行走后出现双足底肿胀、疼痛。经理疗、热敷等治疗，效果不明显。为求进一步治疗，1991 年 3 月 10 日就诊于罗有明骨伤医院。

【检查】患者一般情况良好，精神尚可，跛行步态。双足底部肿胀，左侧较右侧严重，可触及面积约 4cm×4cm 软性包块，压痛阳性。踝关节活动尚可，跖趾关节活动受限。

【诊断】足底筋膜炎。

【治疗】①患者取坐位，暴露足底部，医者双手捧拢复贴双足，自上而下按压足底，以促进血液循环。②助手按踝关节上部固定，医者一手握住足趾，牵拉并将脚趾往上扳至筋膜有被拉扯感觉时，另一手拇指贴推按压足底软性包块，感指下包块减小即可。③医者双手捧拢复贴足部 2～3 遍，手握足部先内外转动继而跖屈背伸踝关节 5～6 次。罗氏洗药每晚泡脚。

1991 年 3 月 10 日手法治疗后，患者诉足底部疼痛有所减轻。

1991 年 3 月 13 日复诊，患者诉足底部疼痛明显好转，行走 200 米无明显胀痛感。

1991 年 3 月 17 日第 3 次复诊，患者诉不适症状基本消失。

【疗效】患者症状消失，可正常行走。

【按语】该患者长距离行走，鞋子不适致足底筋膜痉挛、水肿，属于"筋出槽"范畴。临床在牵拉足底时，推按手法可使气血通畅，水肿自消。治疗后患者应减少跑、跳运动及久行。罗氏洗药每晚泡脚可促进局部血液循环，加快恢复。